TRAUMAFOLGESTÖRUNGEN – VORBEUGEN, BEHANDELN UND REHABILITIEREN

Herausgegeben von Robert Bering und Christiane Eichenberg

Krieg, Erdbeben, Hochwasser, Corona, häusliche Gewalt, Amokläufe, Gewalt im Internet – psychische Beeinträchtigungen als Folge von Gewalt, Unfällen oder Naturkatastrophen finden in der Öffentlichkeit und in Fachkreisen zunehmend Aufmerksamkeit und stellen Psychotherapeutinnen und sozialpädagogische Helfer vor besondere Herausforderungen. Die psychosoziale Versorgung nach potenziell traumatisierenden Erfahrungen reicht von der Psychosozialen Akuthilfe über eine Psychotherapie bis zur Rehabilitation am Ende einer Versorgungskette.

Die einzelnen Bände der Reihe informieren über die Methoden der psychosozialen Versorgung für einzelne Risikogruppen, die Möglichkeiten der Prävention von Belastungsstörungen und innovative Wege der Beratung und Behandlung bei unterschiedlichen Traumata und Verlaufstypen.

Die Herausgeber:innen:
Robert Bering, Prof. Dr., war Mitgründer und zuletzt Chefarzt des Zentrums für Psychotraumatologie/Klinik für psychosomatische Medizin der Alexianer Krefeld GmbH. Heute lehrt er an der Universität zu Köln und ist Chefarzt in der Regionspsychiatrie Gødstrup in Dänemark.

Christiane Eichenberg, Prof. Dr., ist Leiterin des Instituts für Psychosomatik der Sigmund Freud PrivatUniversität Wien, Fakultät für Medizin.

Die Einzelbände behandeln folgende Themen:

1. Band: Trauma und moralische Konflikte
2. Band: Kompendium Traumafolgen – Verlauf, Behandlung und Rehabilitation der komplexen PTBS
3. Band: Trauma und digitale Medien – Therapiemöglichkeiten und Risiken
4. Band: Trauma und Gegenübertragung
5. Band: Kompendium Trauma und Akutintervention (Frühjahr 2024)

Weitere Bände in Vorbereitung

Rosmarie Barwinski

Trauma und Gegenübertragung

Den Stand der Traumaverarbeitung erkennen und Behandlungsschritte planen

Mit einem Geleitwort von Wolfgang Mertens

Klett-Cotta

MIX
Papier | Fördert gute Waldnutzung
FSC® C014496

Klett-Cotta
www.klett-cotta.de
J. G. Cotta'sche Buchhandlung Nachfolger GmbH
Rotebühlstraße 77, 70178 Stuttgart
Fragen zur Produktsicherheit: produktsicherheit@klett-cotta.de

Cover: Bettina Herrmann, Stuttgart
unter Verwendung einer Abbildung von ilkercelik / iStock by Getty Images
Gesetzt von Eberl & Koesel Studio, Kempten
Gedruckt und gebunden von GGP Media GmbH, Pößneck
Lektorat: Dipl.-Psych. Mihrican Özdem, Landau
ISBN 978-3-608-98098-1
E-Book ISBN 978-3-608-12237-4
PDF-E-Book ISBN 978-3-608-20653-1

1. Nachdruck, 2025

Bibliografische Information der Deutschen Nationalbibliothek
Die Deutsche Nationalbibliothek verzeichnet diese Publikation in der
Deutschen Nationalbibliografie; detaillierte bibliografische Daten
sind im Internet über http://dnb.d-nb.de abrufbar.

Inhalt

Geleitwort von Wolfgang Mertens

In diesem Buch entwickelt die Psychoanalytikerin Rosmarie Barwinski einen praxisnahen Leitfaden für die Therapie mit traumatisierten Menschen auf psychoanalytischer Grundlage. Aufgrund ihrer jahrelangen Zusammenarbeit mit dem 2013 verstorbenen Kölner Psychoanalytiker Gottfried Fischer, der ein dialektisches Modell der Traumatherapie entwickelt hat, ihrer Tätigkeit als Professorin an der Universität zu Köln sowie der Leitung des Schweizer Instituts für Psychotraumatologie (SIPT) verfügt sie über ein profundes Wissen und ebensolche praktischen Erfahrungen für die Therapie von traumatisierten Menschen.

In dieser Monografie geht es vor allem um den Umgang mit der Gegenübertragung und damit um ein genuin psychoanalytisches Vorgehen. Damit legt die Autorin vorrangig das Augenmerk auf das Beziehungsgeschehen, das sich aus psychoanalytischer Sicht nur dann in seiner Tiefgründigkeit verstehen lässt, wenn man die Gefühle einer Therapeutin, eines Therapeuten auf differenzierte Weise beachtet und gekonnt damit umzugehen versteht. Diese Einstellung ist angesichts von diversen traumatherapeutischen Therapieverfahren deshalb so wichtig, weil es bei dem hier vorgelegten Ansatz nicht um die Vermittlung von Techniken geht, die dann wegen ihrer leichten Empirisierbarkeit in den Rang von leitlinienorientierten Traumaverfahren erhoben werden. Vielmehr ist eine Vorgehensweise angezeigt, in der die Beziehung und Persönlichkeit einer Therapeutin, eines Therapeuten im Mittelpunkt stehen – nicht nur als Lippenbekenntnis, sondern als tatsächlich praktizierte Erfahrung.

Man kann einen Patienten nur dann wirklich verstehen, wenn man zu geschulter Gefühlswahrnehmung und Selbsterkenntnis fähig ist. Nur dass Sich-Einlassen auf das eigene Fühlen, das durch unser jeweiliges Gegenüber ausgelöst wird, kann uns einen verstehenden Zugang verschaffen, wie dies vor allem im Konzept des szenischen Verstehens ausgearbeitet wurde. Hierbei muss die Analytikerin mit dem Erkennen, der Reflexion und Regulierung ihrer eigenen Gefühle, die von ihrem Patienten permanent ausgelöst werden, gut genug umgehen können.

Es ist das Verdienst der vorliegenden Monografie, dass die Autorin das Konzept der Gegenübertragung differenziert auffächert, um nicht nur Einschätzungen darüber vornehmen zu können, wie weit ein Patient mit seiner eigenen Traumaverarbeitung, die sich etwa in der Intensität und Diffusität der Emotionen und in dem Wiederholungscharakter traumatischer Erfahrungen erkennen lässt, bereits gekommen ist, sondern um auch die entsprechend wirksamen Interventionen gezielt einsetzen zu können. Das Arbeiten mit traumatisierten Patienten verlangt einem Therapeuten eine besondere Differenzierungsfähigkeit ab. Denn je nach der Schwere der Traumatisierung und je nach dem bislang erreichten Entwicklungsstand des Patienten gilt es, verschiedene grundlegende Überlegungen und Betrachtungsebenen zu berücksichtigen.

Zunächst ist ein symboltheoretisches Verständnis der Gegenübertragung sehr hilfreich. Denn beim Erleben einer Traumatisierung geschieht in der Regel ein Verlust der Symbolisierungsfähigkeit: So kann beispielsweise in bestimmten Erlebnisbereichen eine Regression vom bereits erreichten reflexiven Niveau zu einem Äquivalenzmodus des Denkens erfolgen, oder eine bereits höhere Stufe der Symbolisierung bestimmter Affekte, wie etwa der Angst, kann sich nur noch motorisch in bestimmten Verhaltensweisen äußern. Damit geht in bestimmten Erlebnisbereichen die Fähigkeit zur Narration vollständig verloren. Diese partiellen Entwicklungsverluste machen sich nun – so die These der Autorin – unweigerlich in der Gegenübertragung bemerkbar. Angelehnt an die Theorien von Charles Sanders Peirce, Jean Piaget, Gottfried Fischer und Anna Aragno sowie an neuere Befunde der Gedächtnispsychologie konzeptualisiert sie sechs entsprechende Entwicklungsschritte der Repräsentationsfähigkeit und veranschaulicht dies mit jeweiligen Beispielen. Mit diesen Schritten korreliert das Erleben der Gegenübertragung in der konkordanten und komplementären Position, wie etwa hinsichtlich des Drucks zur Reinszenierung seitens eines Patienten mit einer noch wenig symbolisierten Traumaerfahrung.

Auf sehr sorgfältige Weise arbeitet Rosmarie Barwinski heraus, welche Abwehrprozesse bei der Wahrnehmung traumatischer Geschehnisse ablaufen können. Entsprechend der zuvor beschriebenen Symbolisierungsstufen lassen sich spezifische Abwehrmechanismen identifizieren. So sind z. B. Dissoziationen den ersten drei Stufen zuzuordnen. Ebenso können diesen Abwehrvorgängen spezifische Gegenübertragungsreaktionen wie etwa Körpersymptome oder kaum aushaltbare Affekte bei der Therapeutin idealtypisch zugeordnet werden. Das Zulassenkönnen dieser bisweilen heftigen leibseelischen Erschütterungen ist für ein zeitgenössisches intersubjektives Verständnis grundsätzlich und ermöglicht erst jenseits aller Techniken die nachhaltige Bearbeitung von Traumatisierungen.

Rosmarie Barwinski lädt den Leser, die Leserin in einem weiteren sehr gehaltvollen Kapitel dazu ein, das genuin psychoanalytische Denken hinsichtlich der Dynamik von Affekt, Trieb, Abwehr und Konflikt nicht zu vernachlässigen, denn der Prozess der Symbolisierung kann auch aufgrund von Konflikten bzw. Antinomien blockiert sein. So ist nahezu jede Traumatisierung auch von Konflikten begleitet. Für die Beziehungsgestaltung und -dynamik wird damit eine neue erkenntnistheoretische Perspektive eröffnet.

Angelehnt an das Dialektische Veränderungsmodell von Fischer, das aus der Regulierung von Gegensätzen seine Dynamik erhält, gilt es, die Wiederholung widersprüchlicher und schädigender interpersoneller Verhaltensweisen in der Gegenübertragung zu erkennen und zu dekonstruieren. Mittels des empathischen Erkennens maladaptiver Konfliktpolaritäten – »Ich wünsche mir ganz viel Nähe und Verständnis, aber kommen Sie mir bloß nicht zu nahe« – kann eine Retraumatisierung verhindert werden.

Die Stärke des vorliegenden Buches liegt ohne Zweifel in der vorzüglichen Systematik, die Frau Barwinski entfaltet. Schrittweise wird die Leserin, der Leser in die komplexe Thematik eingeführt. Ein weiterer Vorteil besteht sicherlich darin, dass viele Beispiele die jeweiligen theoretischen Ausführungen begleiten, sodass eine sehr gute Anschaulichkeit entsteht, welche die reiche klinische Erfahrung von Frau Barwinski zum Ausdruck bringt.

Ich empfehle dieses Buch deshalb vor allem als einen theoretisch hervorragend durchdachten und aufgrund der vielen klinischen Beispiele sehr gut nachvollziehbaren Ansatz für den psychoanalytischen und therapeutischen Umgang mit traumatisierten Patienten.

Wolfgang Mertens
München, im März 2023

Vorwort und Danksagung

In meinem Buch »Resilienz in der Psychotherapie« (2016b) habe ich ein Stufenmodell entworfen, das beschreibt, welche Veränderungsprozesse im Verlauf einer Traumatherapie durchlaufen werden müssen, um traumatische Erlebnisse psychisch zu integrieren. In einer folgend veröffentlichen Arbeit mit dem Titel »Steuerungsprozesse in der Psychodynamischen Traumatherapie« (2020) habe ich symboltheoretische Überlegungen (Deserno 2006) in mein Modell miteinbezogen und ausgeführt, wie die Wahrnehmung einer als überwältigend erlebten äußeren Realität im Traumaverarbeitungsprozess schrittweise repräsentiert wird. Im vorliegenden Buch wird die Bedeutung der Gegenübertragung für diesen Prozess herausgearbeitet.

Von Dr. phil. Hans Holderegger habe ich gelernt, dass der erste Schritt der Traumaverarbeitung im Therapeuten stattfinden muss. Mit seinem Konzept der »traumatisierenden Übertragung« gestattete er mir, zu verstehen, warum die Gegenübertragung in der Arbeit mit traumatisierten Patienten anspruchsvoll ist und eine zentrale Bedeutung hat. Indem die Therapeutin die für den Patienten einst überwältigenden Affekte in ihrer Gegenübertragung wahrnimmt und benennen kann, wird dem Patienten ein erster Zugang zum traumatischen Erleben möglich.

Vor allem danke ich Herrn Prof. Dr. phil. habil. Thomas Kesselring, der mir nicht nur bei der Klärung von Begriffen wesentlich weiterhalf, sondern auch für meine Arbeit wichtige Theorien einbrachte, wie z. B. seine von den kognitiven Stufen von Jean Piaget abgeleitete Entwicklung der Empathie sowie die Bedeutung der Dezentrierung für den therapeutischen Kontext. Seine Vorschläge für den Umgang mit Antinomien haben meine Überlegungen wesentlich beeinflusst.

Danken möchte ich sehr herzlich Herrn Prof. Dr. phil. Wolfgang

Mertens, dessen zahlreiche Bücher mich auf meinem beruflichen Weg begleitet und meine Identität als Psychoanalytikerin mitgeprägt haben. Es freut mich besonders, dass er das Vorwort zum vorliegenden Buch geschrieben hat.

Ganz besonders gilt mein Dank auch meinem Partner Prof. Rudolf Barmettler für die geduldige Durchsicht meiner Manuskripte und seine Hinweise zur Strukturierung des Textes.

Frau Univ.-Prof. Dr. phil. habil. Christiane Eichenberg und Herrn Prof. Dr. Robert Bering danke ich für die Möglichkeit, das Thema Gegenübertragung in ihrer Reihe »Traumafolgestörungen« einbringen zu können. Frau Katharina Colagrossi vom Klett-Cotta-Verlag danke ich für die konstruktive Zusammenarbeit und die Unterstützung bei der Realisierung des Projekts. Bei Frau Mihrican Özdem bedanke ich mich vielmals für das sorgfältige Lektorat meines Textes.

In diesem Buch werden entweder geschlechtsneutrale Bezeichnungen oder abwechselnd die weibliche und die männliche Sprachform verwendet. Menschen, die sich weder dem einen noch dem anderen Geschlecht zugehörig fühlen, sind stets mitgemeint. Ich bitte um Verständnis.

Zürich, den 15. Mai 2022
Rosmarie Barwinski

Einleitung

Dieses Buch ist ein praxisnaher Leitfaden für Psychotherapeutinnen sowie andere Berufsgruppen, die mit traumatisierten Menschen konfrontiert sind. Im Zentrum steht der Umgang mit der Gegenübertragung. Die Gegenübertragung, d.h., alle Gefühle, Einstellungen, Fantasien etc., die unser Gegenüber in uns auslöst, erlaubt Aussagen über die verinnerlichten Beziehungsmuster unserer Patienten. Diese Funktion der Gegenübertragung ist seit dem Aufsatz von Paula Heimann mit dem Titel »On Counter-Transference« (1950) bekannt, der als Schlüsseltext (Furman & Levy 2003) bzw. Klassiker (Langs 2004) der psychoanalytischen Literatur gehandelt wird. Bei traumatisierten Menschen hat sie noch eine weitere Bedeutung: Aufgrund der Gegenübertragung werden Aussagen über den Stand der Traumaverarbeitung möglich. Die Gegenübertragung kann deshalb gezielt dazu genutzt werden, um einerseits die therapeutische Beziehung entwicklungsfördernd zu gestalten, andererseits die Integrationsstufe von Traumata zu bestimmen, um wirksame Interventionen abzuleiten.

Um unterschiedliche Manifestationen der Gegenübertragung zu differenzieren, gehe ich von symboltheoretischen Überlegungen aus. Aus symboltheoretischer Sicht geht es bei der Traumaverarbeitung darum, wie ein einst äußeres Geschehen innerseelisch abgebildet wird. Dieser Symbolisierungsprozess durchläuft verschiedene Stufen: Über präsymbolische Ebenen – als Körpersymptome und Handlungen – wird allmählich ein Narrativ der Traumageschichte möglich, das die traumatische Wirklichkeit repräsentiert. Die Verfassung des Therapeuten und damit die Gegenübertragung sind für diesen Prozess zentral, da mittels der Gegenübertragung die erreichte Symbolisierungsstufe der Traumata eines Patienten bestimmt werden kann. In einer vorangehenden Arbeit (Barwinski 2020a) habe ich zwischen sechs Symbolisierungsstufen unterschieden, die im Verlauf einer Traumaverarbeitung durchlaufen und integriert werden müssen. Auf jeder dieser Stufen zeigt sich die Übertragung – und damit auch die Gegenübertragung – unterschiedlich. Mit zunehmender Symbolisierung traumatischer Geschehnisse wird die Affektintensität geringer, die Differenziertheit der Gefühle nimmt zu und der Handlungsdruck zur Wiederholung traumatisierender Beziehungserfahrungen lässt nach. Die Gegenübertragung hat hier also Indikatorfunktion, um die »aktiven Symbolsysteme« (Deserno 2006) des Patienten zu erkennen und die Beziehungsgestaltung und die Behandlungstechnik diesem Niveau anzupassen.

Die Gegenübertragung wird jedoch nicht nur durch die erreichte Symbolisierungsebene in der Traumaverarbeitung bestimmt, sondern auch durch die jeweils dominierende Abwehr des Patienten mitgeprägt. In der Gegenübertragung kann eine Therapeutin entweder mit der Abwehr des Patienten identifiziert sein oder abgewehrte Gefühle des Patienten in sich spüren – wie dies z. B. bei der traumatisierenden Übertragung (Holderegger 2012) der Fall ist. Über Inszenierungen, die im Gegenüber abgespaltene Gefühle des Patienten fassbar werden lassen, teilen Traumabetroffene mit, wie sie sich in traumatischen Situationen erlebt haben und was diese Erfahrung für sie bedeutet hat. Hier müssen Therapeuten zuerst selbst einen Umgang mit ihren heftigen Emotionen finden, um sie dann in abgemilderter Form dem Patienten zugänglich zu machen.

Am Phänomen der traumatisierenden Übertragung wird deutlich, dass der erste Schritt der Traumaverarbeitung vom Therapeuten geleistet werden muss. Erst dann ist es Patienten möglich, den Zugang zu ihren abgewehrten Gefühlen wiederzugewinnen. Traumaintegration findet also im Rahmen zwischenmenschlicher Beziehungen statt. Die Anwendung von Techniken kann diesen Prozess unterstützen, aber nicht eine tragende, Sicherheit vermittelnde Beziehung ersetzen.

Wenn von Traumatherapie die Rede ist, wird leider meist darunter die Anwendung von Techniken verstanden wie IRRT, NET, EMDR, PITT und viele andere mehr. Wie die therapeutische Beziehung gestaltet werden sollte, damit die Verarbeitung traumatischer Geschehnisse möglich wird, wird vernachlässigt. Obwohl durch zahlreiche Studien belegt ist, dass die therapeutische Beziehung als Hauptwirkfaktor für positive Veränderungen in der Therapie betrachtet werden muss, wird in den meisten Studien nach wie vor die Wirkung unterschiedlicher Techniken auf das Therapieergebnis untersucht. Für die Behandlung von traumatisierten Patienten ist sogar belegt, dass traumafokussierte Techniken allein nicht ausreichen, um positive Therapieeffekte zu erklären. Zum Beispiel zeigt eine Studie von Karen Cusack et al. (2016) auf, dass 60 bis 70 % aller PTBS-Patienten von einer traumaspezifischen Therapie nicht profitieren. In Vergleichsstudien gibt es keine signifikanten Unterschiede in der Wirkung zwischen den verschiedenen traumaspezifischen Therapieverfahren (s. hierzu auch Shedler 2018). Trotzdem bleibt der Mythos, dass in einer Traumatherapie die richtige Technik der Schlüssel zum Erfolg der Behandlung sei, nach wie vor unangetastet.

Mir ist es ein Anliegen, den Fokus auf die therapeutische Beziehung zu richten und hier den Umgang mit der Gegenübertragung ins Zentrum zu stellen. Damit Stabilisierung und schließlich Traumaintegration möglich wird, sollte die Frage im Vordergrund stehen, welches Beziehungsangebot es braucht, um diese Aufgaben leisten zu können. Hier kann mittels eines bewussten reflexiven Umgangs mit der Gegenübertragung eine entwicklungsfördernde Haltung eingenommen werden und damit der Kreislauf der Wiederholung traumatisierender Erfahrungen in zwischenmenschlichen Beziehungen unterbrochen werden.

Neben dem Symbolisierungsniveau und der dominierenden Abwehr muss noch eine weitere Komponente berücksichtigt werden, um unterschiedliche Formen der Gegenübertragung zu verstehen: die inneren Widersprüche und Konflikte, die die Prozessdynamik der Patientin prägen. Um den Einfluss der Gegenübertragung auf die Lösung von Konflikten aufzuzeigen, beziehe ich mich auf das Dialektische Veränderungsmodell von Gottfried Fischer (1989) und dessen Differenzierung aus symboltheoretischer Sicht (Barwinski 2016b, 2020a). Wie in der Psychoanalyse wird im Allgemeinen Dialektischen Veränderungsmodell (ADVM) davon ausgegangen, dass

Veränderung über die Lösung von Widersprüchen möglich wird. Um Widersprüche aufzuheben, müssen zunächst neue, positive Erfahrungen in zwischenmenschlichen Beziehungen möglich werden, die die bisherigen pathogenen Beziehungsmuster infrage stellen. Aufgrund dieser korrigierenden Erfahrungen wird es dann möglich, schädigende Verhaltensmuster zu »dekonstruieren«, wie Fischer diesen Vorgang nennt. Neue Erfahrungen werden aber nur dann möglich, wenn die Gegenübertragung bewusst reflektiert wird, um der Wiederholung traumatischer Geschehnisse in der Beziehung zum Patienten gegensteuern zu können. Wenn wir bereits zu Beginn einer Behandlung mögliche Gegenübertragungsprobleme vorwegnehmen können, verhindern wir nicht nur mögliche Retraumatisierungen, sondern fördern den Traumaintegrationsprozess durch die Auflösung von Konflikten mittels einer gezielten beziehungsorientierten Unterstützung unserer Patienten.

Ausgehend von symboltheoretischen Überlegungen, psychoanalytischen Konzepten und dem Dialektischen Veränderungsmodell von Gottfried Fischer (1989) werden Methoden vorgestellt, wie die Gegenübertragung genutzt werden kann:

- Eine systematische Gegenübertragungsanalyse kann als Instrument eingesetzt werden, um die Beziehungsdynamik des Patienten zu verstehen.
- Die Differenzierung der Gegenübertragung nach Symbolisierungsstufen erlaubt Aussagen über den Stand der Traumaverarbeitung. Auf dieser Grundlage können dem Therapieprozess angepasste Interventionen geplant werden.
- Mit Methoden, die auf dem Dialektischen Veränderungsmodell und dessen Differenzierung basieren, können aufgrund der Konfliktpolarität des Patienten die »förderliche therapeutische Haltung« abgeleitet werden, um mögliche Gegenübertragungsprobleme vorwegzunehmen und die Wiederholung traumatisierender Beziehungsmuster zu vermeiden.

Die genannten Methoden dienten als Grundlage, um konkrete Vorschläge für die Behandlungstechnik abzuleiten. Anhand von Fallbeispielen wird praxisnah aufgezeigt, welche Interventionen bei welcher Prozessdynamik angewendet werden können und sollten.

Das vorliegende Buch ist wie folgt aufgebaut: Das erste Kapitel beschäftigt sich mit der Entwicklung des Gegenübertragungsbegriffs. Es wird gezeigt, wie der Begriff immer breiter verwendet wurde. Mit dieser Ausweitung ging eine Betrachtungsweise einher, nach der die Gegenübertragung zunehmend ein interaktives Geschehen darstellt. Im zweiten Kapitel wird die Gegenübertragung aus symboltheoretischer Sicht differenziert. Es werden Ebenen der symbolischen Organisation beschrieben und diesen werden unterschiedliche Ausdrucksformen von Traumata zugeordnet sowie die entsprechende Gegenübertragung. Im dritten Kapitel geht es um die Bedeutung der Abwehr im Prozess der Traumaintegration. Wie die Abwehr die Gegenübertragung prägt, wird illustriert und theoretisch begründet. Im vierten Kapitel steht der Umgang mit Konflikten und Widersprüchen im Vordergrund. Ausgehend vom Dialektischen Veränderungsmodell von Gottfried Fischer (1989) und dessen Differenzierung aus symboltheoretischer Sicht (Barwinski 2016b, 2020a) werden Vorschläge für die Beziehungsgestaltung abgeleitet. Das fünfte Kapitel umfasst die bereits erwähnten Methoden, mittels derer schädigende Beziehungsmuster erfasst und der Stand im Traumaverarbeitungsprozess bestimmt werden kann. Ausgehend von der Abwehr und der Konfliktpolarität des Patienten wird ausgeführt, wie eine entwicklungsfördernde Haltung abgeleitet werden kann. In Kapitel 6 steht die Behandlungstechnik im Vordergrund. Auf der Grundlage der erarbeiteten Methoden wird aufgezeigt, wie wir konkret bei welcher Ausgangslage der Patienten intervenieren sollten, um Entwicklungsschritte zu ermöglichen. In Kapitel 7 schließlich wird thematisiert, welche Bedeutung der Gegenübertragung in Supervisionsgruppen zukommt. Ich wünsche Ihnen bei der Lektüre viel Freude!

Theorie

KAPITEL 1

Wie hat sich das Verständnis der Gegenübertragung seit Freud verändert?

1.1 Auffassungen über den Begriff der Gegenübertragung

Als ich begann, mich mit dem Thema »Gegenübertragung« zu beschäftigen, stieß ich auf einen regelrechten Dschungel an Definitionen des Begriffs. Einerseits wird Gegenübertragung als Vorgang verstanden, bei dem die Therapeutin ihren Patienten mit einer Figur aus seiner eigenen Kindheit verwechselt und entsprechend inadäquat auf ihn reagiert. Andererseits wird die Gegenübertragung als »Motor der Kur« (Balint 1973) betrachtet, der Veränderungsprozesse beim Patienten erst ermöglicht. In anderen Arbeiten erhält die Gegenübertragung Indikatorfunktion für das Verständnis der verinnerlichten Beziehungsmuster des Patienten, während weitere Analytiker alle Gefühle des Behandlers gegenüber Patienten als Gegenübertragung bezeichnen. Dies sind nur einige Beispiele, die bereits deutlich machen, wie unterschiedlich der Begriff gebraucht wurde und immer noch wird.

Andrea Gysling (1995) hat versucht alle Definitionen des Begriffs in einer »monströsen Super-Definition« zusammenzufassen, die ich hier zitieren möchte, um die Vieldeutigkeit und Unklarheiten bezüglich des Verständnisses der Gegenübertragung zu verdeutlichen:

> »Gegenübertragung ist die mehr oder weniger bewusste oder unbewusste, neurotische und/oder adäquate, dem Verständnis für den Patienten äußerst ab- oder zuträgliche, verbale, agierte

> oder geheim gehaltene, emotionale Ganz- oder Teilantwort des Analytikers auf bestimmte Aspekte oder auf die Ganzheit seines Patienten, oder auf bestimmtes oder alles Material seines von ihm korrekt oder verzerrt wahrgenommenen Patienten in der Behandlungssituation, abgesehen von jenen Fällen, bei welchen Gegenübertragung keine Reaktion, sondern das primäre, emotionale Angebot des Analytikers darstellt und zum Motor der Kur wird.« (S. 18 f.)

Etwas mehr Klarheit bezüglich des Begriffsverständnisses erhielt ich, nachdem ich eine Arbeit von Michael Möller (1977) gelesen hatte. In diesem Artikel unterscheidet er zwischen drei Gruppen, in die unterschiedliche Auffassungen der Gegenübertragung eingeordnet werden können:

- Im totalistischen Verständnis bilden alle Gefühle, Einstellungen, Fantasien etc. die Gegenübertragung des Therapeuten.
- In der klassischen Auffassung ist die Gegenübertragung die unbewusste Reaktion des Therapeuten auf die Übertragung der Patientin.
- Die dritte Gruppe versteht die Gegenübertragung als Pendant zur Übertragung, also als die Übertragung infantiler Konflikte des Therapeuten auf den Patienten.

Zu den von Möller genannten Gruppen möchte ich noch eine vierte Auffassung hinzufügen, die das aktuelle Verständnis der Gegenübertragung prägt:

- Die Gegenübertragung ist der intersubjektive Prozess zwischen zwei Personen mit ihrer jeweils eigenen Geschichte, mit ihren Wünschen und Ängsten und mit ihren interagierenden Abwehrprozessen. Sie ist also ein *interaktives System.*

Ich möchte im Folgenden den genannten Verständnisweisen des Begriffs Autorinnen zuordnen, die diese Position vertreten, und die unterschiedlichen Standpunkte zur Gegenübertragung ausführen.

Dabei gehe ich in umgekehrter Reihenfolge vor, wie Möller dies aufgeführt hat. Grund dafür ist, dass ich die historische Entwicklung des Begriffs abbilden möchte. Zum Beispiel geht das drittgenannte Verständnis in die Pionierzeit der Psychoanalyse zurück. So viel vorwegnehmend: Damals war die Gegenübertragung ein Störfaktor, der auf ungelöste Konflikte der Analytikerin zurückzuführen sei. Aber beginnen wir mit Sigmund Freuds Auffassung vom Begriff.

Definition 1 (Freud)

Die Gegenübertragung ist das neurotische Übertragungspotenzial des Analytikers im Umgang mit dem Patienten.

Um zu verdeutlichen, warum in den Anfängen der Psychoanalyse die Gegenübertragung als Störfaktor betrachtet wurde, den es zu unterdrücken galt, möchte ich von Freuds Übertragungsverständnis ausgehen. Freud hat zwei Kriterien für die Übertragung bestimmt:

- Verzerrung der Realität
- Wiederholung aus der Vergangenheit

Ursprünglich erklärt Freud das Übertragungskonzept triebtheoretisch: Die Triebenergie, mit der die Repräsentanz einer wichtigen Bezugsperson aus der Kindheit besetzt ist, wird bei der Übertragung auf den Analytiker verschoben. Bereits in seiner Arbeit »Jenseits des Lustprinzips« (1920) postulierte er einen Wiederholungszwang des verdrängten Unbewussten. Durch die Formulierung des Wiederholungszwangs gelang es ihm, zu erklären, dass auch Erlebnisse der Vergangenheit in der Übertragung wiederkehren, die keine Lust verschaffen sollen, sondern, ganz im Gegenteil, erneute Unlust. Die Grundannahme der Psychoanalyse lässt sich für diese Zeit und auch die folgenden Jahre wie folgt zusammenfassen: In der Analyse entwickelt sich eine unbewusste Beziehung zwischen Patient und Psychoanalytiker, die durch die jeweiligen Beziehungen aus der Vergangenheit des Patienten geprägt ist und die durchgearbeitet werden muss.

Für den Umgang mit der Gegenübertragung ist es hier wichtig, zu berücksichtigen, dass Freud annahm, die Wiederholung mit einer Figur aus der Vergangenheit in der Übertragung sei von der Person, auf die übertragen wird, unabhängig. Der Therapeut selbst erscheint hier als bloßer Empfänger der Übertragungen des Patienten, sozusagen als *unbeschriebenes Blatt,* auf den die Übertragungswünsche und -ängste des Patienten gerichtet sind.

Demzufolge definiert Freud die Gegenübertragung als den »Einfluss des Patienten auf das unbewusste Fühlen des Arztes« (1910, S. 108). Er erwähnt sie erstmals 1910 vor der Wiener Psychoanalytischen Gesellschaft:

> »Während der Patient sich an den Arzt hängt, unterliegt ja der Arzt einem ähnlichen Prozess, der Gegenübertragung. Diese Gegenübertragung muss vom Arzt vollständig überwunden werden; das allein macht ihn psychoanalytisch mächtig. Das macht ihn zum vollkommen kühlen Objekt, um das der andere liebend sich bewerben muss« (zit. nach Nunberg & Federn 1977, S. 407).

In seinem Aufsatz über die Zukunft der psychoanalytischen Therapie schrieb Freud (1919) dementsprechend:

> »Wir sind auf die ›Gegenübertragung‹ aufmerksam geworden, die sich beim Arzt durch den Einfluss des Patienten auf das unbewusste Fühlen des Arztes einstellt, und sind nicht weit davon entfernt, die Forderung zu erheben, dass der Arzt diese Gegenübertragung in sich erkennen und bewältigen müsse. Wir haben […] bemerkt, dass jeder Psychoanalytiker nur so weit kommt, als seine eigenen Komplexe und inneren Widerstände es gestatten.« (S. 108)

Im Rahmen der Übertragungsliebe, die als Widerstand bzw. Hindernis für die Behandlung angesehen wurde, warnt Freud (1915) z. B. den behandelnden Arzt, dass die Verliebtheit der Patientin durch die analytische Situation bedingt sei und nicht den unwiderstehlichen Attributen des Arztes gelte. Aufgabe des Arztes sei es, die Gegenübertragung – und somit auch konkordante Empfindungen – niederzuhalten, sodass die Behandlung davon nicht gestört werde.

Von Freud wurde die Gegenübertragung somit als Äußerung des Widerstands betrachtet, der die Wirksamkeit der Behandlung einschränkt und dem durch Selbstanalyse oder einer erneuten Analyse begegnet werden soll. Freud scheint jedoch auch gesehen zu haben, dass die Mehrheit der Analytiker hierdurch überfordert wäre, und empfahl ihnen letztlich, sich etwa alle 5 Jahre einer erneuten Analyse zu unterziehen (Freud 1937; Greenson 1967; Sandler et al. 1973).

In dieser Konzeption wird die Gegenübertragung also durch die ungelösten Konflikte des Therapeuten hervorgerufen (Calogeras & Berti 1986). Dazu gibt es drei Auffassungen:

1. Die Gegenübertragung stellt einen Widerstand des Analytikers dar und wird durch die Aktivierung seiner eigenen inneren Konflikte hervorgerufen. Diese Konzeption stammt ursprünglich von Freud (1910, 1912) und wurde in der Zeit zwischen den beiden Weltkriegen wohl von der Mehrheit der Analytiker vertreten (Fenichel 1945; Orr 1954).
2. Gegenübertragungsphänomene sind Übertragungsreaktionen des Analytikers auf den Patienten. Der Patient repräsentiert in diesem Fall eine wichtige Person aus der Vergangenheit des Analytikers (Reich 1960; Fliess 1953; Greenson 1967).
3. Gegenübertragungsreaktionen sind spezifische Beeinträchtigungen aufseiten des Analytikers, die durch bestimmte Patienten und ihre Übertragungen hervorgerufen werden (Gitelson 1952; Hoffer 1952; Tower 1956).

Als Ursprung der Gegenübertragung gelten hier in jedem Fall, wie bereits genannt, die neurotischen Konflikte der Analytikerin, die sich in der therapeutischanalytischen Beziehung als Störung manifestieren. Nach einer treffenden Formulierung von Annie Reich (1960) kann es dabei zu einer Kontamination des »Empfangsinstruments« der Analytikerin kommen: »Die Reaktion des Analytikers ist dann zu spezifisch, zu persönlich, zu privat. Sie ist nicht mehr patientenzentriert, sondern zu sehr auf den Analytiker zugeschnitten und verhindert, dass der Patient richtig verstanden wird« (S.359).

Kehren wir zurück zu Freud. Die Haltung, die der Analytiker gegenüber seinen Patienten einnehmen soll, vergleicht er unter anderem mit einem Spiegel. In »Ratschläge für den Arzt bei der psychoanalytischen Behandlung« betont Freud (1912), dem Eifer in Form von Selbstoffenbarungen gegenüber dem Patienten Einhalt zu gebieten, da sich die Übertragung erst lösen könne, wenn sich der Arzt als undurchsichtig erweise und für den Patienten ein Spiegel sei.

Etliche Jahrzehnte wurde dieses Freud'sche Modell der Übertragung so interpretiert, dass die optimale Reaktion auf die Übertragung des Patienten darin besteht, eine möglichst gleich bleibende, neutrale Haltung zu bewahren. Dass von Freud eingeführte Spiegel- und Indifferenzideal wurde für den Umgang mit der Gegenübertragung zum Leitbild. So verlangte z.B. Robert Fliess (1953): Der Analytiker habe nichts anderes zu sein als ein »Kleiderständer«, ein Ding ohne jedes Eigenleben, dazu da, sich die Übertragungsgewänder vom Analysanden überziehen zu lassen.

Von vielen Analytikern wurde auch in den folgenden Jahren diese neutrale Haltung als Passivität und Zurückhaltung interpretiert, die selbst Freud als »verdrossene Indifferenz« kritisiert hatte. Von Freud ist bekannt, dass er selbst diesem Ideal im Umgang mit seinen Patienten nicht entsprach.

> »Wie der Analysand Blanton Freud erzählt, seine Ehe sei kinderlos geblieben, da entfährt seinem Analytiker ein ganz und gar nicht chirurgischer Ausruf, in dem viel Mitgefühl und Anteilnahme enthalten sind. Wie derselbe Blanton antönt, er habe leider das Geld nicht, sich Freuds Gesamtwerk zu leisten, erhält er die gesammelten Schriften in der nächsten Sitzung prompt geschenkt.« (Gysling 1995, S.42).

Heute wird, was zu Freuds Zeiten unter Gegenübertragung verstanden wurde – die ungelösten Konflikte der Analytikerin – als Eigenübertragung bezeichnet. Die Haltung gegenüber der Eigenübertragung, wie ich im Folgenden ausführe, veränderte sich jedoch in den folgenden Jahrzehnten erheblich.

> **Definition 2 (Heimann, Sandler, Racker)**
> Die Gegenübertragung ist die unbewusste Reaktion der Therapeutin auf die Übertragung der Patientin.

Eine der ersten Analytikerinnen, die sich gegen diese monadische Konstruktion einer Zweierbeziehung in der Psychoanalyse wandte, war Paula Heimann. Heimann (1950) kritisierte die damalige Meinung, dass die Gegenübertragung ein Störfaktor in der Behandlung sei. Nach ihrer Auffassung gehen Analytikerin und Analysandin eine Beziehung ein und diese Beziehung ruft in beiden Parteien Gefühle hervor. Es findet eine Kommunikation zwischen dem Unbewussten der Analysandin und dem Unbewussten der Analytikerin statt. Aufgabe ist es, die unbewusste Resonanz – in Form von Gefühlen in der Analytikerin – als Werkzeug für die therapeutische Situation nutzbar zu machen. Die Gegenübertragung ist nun nicht mehr ein Abbild der verbliebenen Restneurose des Analytikers, sondern ein aussagekräftiges Echo auf die Neurose des Patienten. Die Gegenübertragung erhält damit Indikatorfunktion.

Gleichzeitig wird eine Begriffserweiterung vorgenommen, die bereits die totalistische Auffassung von der Gegenübertragung vorwegnimmt und gleichzeitig das erstgenannte Verständnis der Gegenübertragung impliziert. Es wird in Kauf genommen, dass allenfalls noch neurotische Anteile des Therapeuten in der Gegenübertragung verborgen sein können. Wenn der Therapeut nur offen zu seinen Fehlern stehen könne und zu seiner Subjektivität, dann sei dies für die Behandlung verträglich und zudem entwicklungsfördernd, da der Patient erkennt, dass er es mit einem gewöhnlichen Menschen zu tun habe. Die *Eigenübertragungen des Therapeuten*, also Übertragungen alter, unaufgelöster Dynamiken, die vom Patienten im Therapeuten reaktiviert werden, deren Ursprünge aber primär in der Persönlichkeit und der Lebensgeschichte des Behandlers selbst liegen, gilt nun in gewissem Umfang als unvermeidlich.

Mit dieser erweiterten Definition der Gegenübertragung kann die Gegenübertragung zu folgenden Komponenten differenziert werden:

- Die Übertragung des Patienten als mitgebrachtes Organisationsmuster für das Erleben in der Behandlung
- Die Gegenübertragung, mit der der Therapeut darauf reagiert (Heimann, 1950)
- Die Eigenübertragung des Therapeuten, die durch den Patienten in ihm angestoßen wird (Freud 1910)

In der Folge wurde die Indikatorfunktion der Gegenübertragung weiter ausgearbeitet und theoretisch begründet. Joseph Sandler (1976) postuliert in seinem objektbeziehungstheoretischen Verständnis der Gegenübertragung eine sogenannte Bereitschaft zur Rollenübernahme bei der Analytikerin. So würde die analytische Beziehung vom Patienten auch dahingehend manipuliert, dass eine unbewusste intrapsychische Rollenbeziehung externalisiert wird, indem sich der Patient eine bestimmte Rolle zuweist und die Analytikerin die komplementäre Rolle dazu in der Interaktion übernimmt. Wenn eine Patientin z. B. sehr unter ihrem autoritären Vater gelitten hat, kann der Therapeut in der Gegenübertragung sich so fühlen und verhalten, wie der Vater der Patientin. In der Gegenübertragung »wird« der Therapeut also gewissermaßen zum überstrengen Vater der Patientin. Bleibt der Analytiker offen und spielt diese Rolle erst einmal mit, so kann die anschließende Analyse dieser Gegenübertragungsreaktionen im Verhalten wichtige Hinweise für die unbewusste Objektbeziehungskonstellation im Inneren der Patientin geben.

Während Sandler (1976) von einer komplementären Rolle spricht, unterscheidet Racker (1959/1998) zwischen einer konkordanten und komplementären Form der Gegenübertragung. Die innere Antwort auf die Übertragung der Patientin kann konkordant zu einem gleichwertigen Erleben in der Analytikerin sein, während sich komplementär die innere Objektwelt der Patientin in der Analytikerin ausbreitet.[1] Anders ausgedrückt: In der konkordanten Gegenübertragung schlüpft die Therapeutin unbewusst in die Rolle der Patientin, in der komplementären Gegenübertragung ist sie mit einer Bezugsperson der Patientin identifiziert.

Wenn wir unser vorangehendes Beispiel erneut aufgreifen, kann die dort aufgeführte Rolleneinteilung um eine Komponente erweitert werden. In der Beziehung zur Patientin, die sehr unter ihrem autoritären Vater gelitten hat, kann der Therapeut in der Gegenübertragung sich so fühlen wie der Vater der Patientin, aber auch – und dies ist das Neue an der Konzeption von Racker – wie die Patientin selbst gegenüber ihrem überstrengen Vater. In der Gegenübertragung »wird« der Therapeut also unbewusst zum überstrengen Vater der Patientin oder »zur Patientin«, wenn er selbst Gefühle empfindet, die die Patientin gegenüber ihrem Vater erlebt hat.

Das Begriffsverständnis, wonach die Gegenübertragung Indikatorfunktion für die unbewusste Objektbeziehungskonstellation im Inneren der Patientin erhält, kann dann wie folgt untergliedert werden:

- Aktualisierte Selbstrepräsentanz des Patienten (Ich empfinde wie der Patient)
- Aktualisierte Objektrepräsentanz des Patienten (Ich empfinde wie der Vater/die Mutter des Patienten)

1 Er schreibt dann in weiterer Folge auch von sogenannten Gegenübertragungsängsten, bei denen er (als Kleinianer) depressive und paranoide Ängste unterscheidet. Depressive Ängste in der Gegenübertragung zeigen sich als Befürchtungen, die Analysandin beschädigt zu haben. Bei paranoiden Ängsten muss zwischen einer direkten und indirekten Form des Erlebens unterschieden werden. Die direkte Gegenübertragung zeigt sich dann in Form von befürchteten Aggressionen und (verbalen) Attacken der Patientin, während sich die indirekte Form als Angst vor dritten Personen, die Vergeltung üben (z. B. von den Mitgliedern der psychoanalytischen Gesellschaft), auswirkt.

Definition 3 (totalistische Auffassung – z. B. Winnicott, Khan, Balint, Rosen)

Die Gegenübertragung umfasst alle Gefühle, Einstellungen, Fantasien etc. der Therapeutin.

Unter dem Einfluss der Mutter-Kind-Forschung verändert sich ab den 1970er-Jahren erneut das Verständnis der Gegenübertragung. Von vielen Analytikern (z. B. Donald W. Winnicott, Masud Khan, Michael Balint, John Rosen) wird die Meinung vertreten, dass der Gegenübertragung nicht nur eine eminent wichtige indikatorische Funktion zukommt, sondern dass sie eigentlich den Nährboden des therapeutischen Prozesses darstellt. Bei frühgestörten Patienten ermöglicht sie Erfahrungen, die ihnen in ihrer Kindheit versagt worden sind. Erst mit diesen neuen Erfahrungen wird Nachreifung möglich.

Während bisher die Deutung als das Hauptinstrument zur Vermittlung von Einsicht betrachtet wurde, erhalten die Präsenz und das Fühlen der Analytikerin streckenweise das Übergewicht über ihre Worte. Andrea Gysling (1995) fasst diese Entwicklung wie folgt zusammen:

> »Die emotionale Technik gräbt der rationalen Technik das Wasser ab. Die Psychoanalyse spaltet sich recht eigentlich in zwei Lager. Die einen haben ihr Herz vornehmlich an das Vermitteln von intellektueller Einsicht, die anderen an das Gewähren einer neuen emotionalen Erfahrung verloren.« (S. 27)

Von den Vertretern der Position, dass der Analytiker eine neue emotionale Erfahrung ermöglichen solle, greife ich Donald W. Winnicott und seinen Schüler Masud Khan heraus und führe deren Haltung etwas ausführlicher aus. Winnicott geht von dem grundlegenden Theorem aus, dass manche Störungen durch ein frühes Umweltversagen zustande kommen und nur dann aufgelöst werden können, wenn dem Patienten in der Analyse eine Regression bis auf oder unter die traumatische Ebene möglich wird. Wichtig ist nach dieser

Auffassung, dass der Patient die Erfahrung macht, dass die Umwelt nicht mehr versagt. Dafür hat der Analytiker mit seiner spezifisch »mütterlichen« Gegenübertragung zu sorgen.

Das emotionale Entgegenkommen des Analytikers und sein Haltgeben erweisen sich aber noch aus einem anderen Grund als enorm bedeutsam: Der Patient hat nämlich vielfach noch keine Sprache für das, was er braucht. Das Nicht-Reden des Patienten ist deshalb nicht immer ein Widerstand, sondern oft eine Unfähigkeit, das, was fehlt, in Worte zu fassen. Es ist Aufgabe des Therapeuten, herauszufühlen, wie das jeweilige Bedürfnis des sprachlosen Gegenübers aussieht.

Wichtig erscheint mir in diesem Zusammenhang, darauf hinzuweisen, dass Wünsche und Bedürfnisse nicht dasselbe sind (Winnicott 1975). Wünsche haben Worte, Bedürfnisse müssen herausgespürt werden. Diese für den Umgang mit der Gegenübertragung fundamental wichtige Unterscheidung zwischen Wunsch und Bedürfnis greift später Balint (1973) auf.

> »In einem Fall zielt die Regression auf die Befriedigung von Triebverlangen hin: was der Patient sucht, ist ein äußeres Ereignis, ein Tätigwerden des Objekts. Im anderen Fall erwartet der Patient nicht so sehr eine Befriedigung durch Handlungen von außen, sondern vielmehr die stillschweigende Erlaubnis, die äußere Welt so benutzen zu dürfen, dass er mit seinen inneren Problemen vorankommen kann – das, was mein Patient als ›zu sich selber kommen‹ bezeichnete. Obwohl die Beteiligung von Außen wesentlich ist, ist es eine ganz andere Art von Beteiligung, abgesehen von der Enthaltung von jeglicher Einmischung und unnötigen Störungen der inneren Vorgänge im Patienten (zwei wichtige Aspekte) besteht die Hauptform der Beteiligung dieser vom Patienten erhofften Beteiligung in der Anerkennung der Existenz dieses seines Innenlebens und seiner unverwechselbaren Individualität. Um diese beiden Regressionstypen voneinander abzuheben, möchte ich vorschlagen, die erstere Form ›Regression mit dem Ziel der Befriedigung‹ und die zweite ›Regression mit dem Ziel des Erkanntwerdens‹ zu nennen.« (S. 176)

Mit dem Gewähren einer neuen emotionalen Erfahrung beginnt die Körperlichkeit für die Gegenübertragung, an Bedeutung zu gewinnen. Masud Khan (1960) erhob die »body attention« des Analytikers, sein körperliches Vorhandensein und Mitschwingen in der Fantasie, in den Rang des tragenden Fundaments der Gegenübertragung. Khan hat den ganzen Menschen berücksichtigt, den Menschen, der zuallererst einmal ein Körper ist, durch welches Medium sich das Psychische zur Darstellung bringt. Der Analytiker wird zum Resonanzkörper, auf dessen Schwingungen er ununterbrochen hört. So erhält das Geschehen in der Therapie eine entscheidende Dimension mehr, indem nämlich in der Arbeit mit regredierten Patienten der Körper des Therapeuten zum wichtigsten Wahrnehmungs- und Kommunikationsmittel wird. Masud Khans emotionale Antwort auf den Patienten, sein Fühlen bedeutet unweigerlich ein intensives Mitschwingen mit seinem Körper und entsprechend körperbezogen sind die Gegenübertragungsreaktionen. Dass diese Entwicklung erst so spät möglich wird, erstaunt doch sehr bei einer Theorie, die in ihren Ursprüngen auf körperlichen Prozessen aufbaut.

Abschließend möchte ich noch einen Analytiker nennen, der gewissermaßen den Brückenschlag zu einem weiteren, von Möller nicht erwähnten vierten Verständnis der Gegenübertragung wagt: Wilfred Bion. Er geht von Melanie Kleins Konzept der projektiven Identifikation aus, fügt aber eine weitere Form der projektiven Identifikation hinzu, die das genaue Gegenteil der Klein'schen Konzeption darstellt. Klein definiert die projektive Identifizierung als Prototyp der aggressiven Objektbeziehung: »Sie ist ein analer Angriff auf das Objekt, durch den Teile des Ichs mit dem Ziel in das Objekt hineingezwungen werden, seine Inhalte in Besitz zu nehmen oder zu kontrollieren« (zit. nach Hinshelwood 1993, S. 263). Bion hingegen beschreibt eine »normale Form« der projektiven Identifikation. Diese diente dem Selbst, statt ihm zu schaden. Sie fördert Entwicklung, statt sie zu hemmen. Der Adressat einer normalen projektiven Identifikation bearbeitet nämlich jenen Aspekt des Subjekts, der in das Objekt hineingelegt und also weggegeben wurde. Anschließend wird der – vor der Bearbeitung – noch so unerträgliche und überwältigende Teil zusammen mit dem Verständnis des Objekts reprojiziert. Damit kann der Patient jetzt auch den verständnisfähigen Anteil des Therapeuten bzw. der Therapeutin introjizieren.

> »Die Klugheit, Gelassenheit und Übersicht der Mutter oder des Analytikers wird also auf diese Weise vom Subjekt in seine eigene, noch wenig strukturierte Psyche hineingenommen und erweist sich als Aufbau- und Stärkungsmittel erster Güte sowohl für Denkprozesse wie für die Fähigkeit sich zu trösten, sich zu beruhigen etc.« (Gysling 1995, S. 240).

Hinter der normalen projektiven Identifikation steht letztlich die tiefe Sehnsucht, etwas ganz Wesentliches mit einem Gegenüber zu teilen, um es endlich integrieren zu können. Die Therapeutin ist deshalb aufgefordert, ihre Gegenübertragung ernst zu nehmen, da mittels des Verständnisses der Therapeutin der Patientin ein Zugang zu abgespaltenen Gefühlen möglich wird. Was die Therapeutin jetzt gerade fühlt, sind die abgespaltenen Gefühle der sprachlosen Patientin, die sich an diesem Punkt nicht anders als via projektive Identifikation auszudrücken vermag. Michael Ermann definiert Gegenübertragung dementsprechend als Manifestation dessen, was im Patienten nicht verarbeitet werden kann, im Analytiker (Ermann 2008).

Um zu verdeutlichen, was mittels der Gegenübertragung bei der projektiven Identifikation im Unterschied zu verinnerlichten Beziehungsmustern der Patientin erfasst wird, kann folgende Präzisierung nützlich sein: Bei Übertragungs- und Gegenübertragungsprozessen geht es bei der komplementären und konkordanten Rolle um eine Art Projektion eines komplexen gefühlsgeladenen Bildes (der Objektrepräsentanz), das von einer Person (vom Patienten) auf eine andere Person (auf den Psychotherapeuten) gerichtet ist. Bei der projektiven Identifikation kann der Prozess eher als ein Hinübertragen von Gefühlen und Affekten verstanden werden, der von sich auf das Gegenüber bzw. vom Gegenüber auf sich selbst verläuft. Das Erleben der komplementären und konkordanten Rolle in der Gegenübertragung scheint in diesem Sinne ein multidimensionaler Prozess zu sein, mit dem Beziehungsvorstellungen, Konflikte und Wertungen verbunden sind. Bei der projektiven Identifikation steht dagegen die Übernahme bestimmter Affekte und Gefühle im Vordergrund, die in einer Art Rollentausch dem Gegenüber vermittelt werden.

Zusammenfassend kann festgehalten werden, dass die ganzheitliche Auffassung von der Gegenübertragung oder der »totalistic approach« (Kernberg 1978) das gesamte Erleben des Therapeuten abdeckt, auch dessen körperliches Mitschwingen. Das ganzheitliche Verständnis impliziert die beiden vorangehenden Auffassungen vom Begriff. Diese Auffassung ist zwar ungenau, dafür garantiere sie, dass keine wesentlichen Dimensionen der therapeutischen Beziehung unberücksichtigt bleiben. Wieweit sie in dieser allgemeinen, letztlich wenig aussagekräftigen Form für die Behandlungstechnik einen Beitrag leistet, sei allerdings dahingestellt.

Definition 4 (Auffassung als intersubjektives Feld – z. B. Ogden, Stolorow, Ermann)

Die Gegenübertragung ist der intersubjektive Prozess zwischen zwei Personen mit ihrer jeweils eigenen Geschichte, mit ihren Wünschen und Ängsten und mit ihren interagierenden Abwehrprozessen. Sie ist also ein interaktives System.

Die sogenannte intersubjektive Wende der Psychoanalyse hat zu einer *allmählichen Umwälzung* nahezu aller Grundkonzeptionen der psychoanalytischen Therapie und Behandlungstechnik geführt. Wie sie das Verständnis der Gegenübertragung verändert hat, wird deshalb folgend erläutert.

Bei der intersubjektiven Theorie handelt es sich nicht um eine einheitliche, sondern um unterschiedliche Auffassungen, die jedoch im Wesentlichen darin übereinstimmen, dass das Selbst aus der Bezogenheit zu anderen Menschen geformt wird. Die Auffassung vom Selbst als monadische und isolierte Konstruktion tritt deshalb in den Hintergrund. Wirklichkeit entsteht erst im sogenannten intersubjektiven Feld, das sich in der Beziehung zueinander entfaltet und in dem sich die Beteiligten gegenseitig bewusst und unbewusst beeinflussen. Individualität setzt immer andere voraus und kann sich erst durch ein Gegenüber entwickeln. Radikal formuliert bedeutet dies, dass es so etwas wie autonome Individualität nicht gibt, da diese erst in der Beziehung entwickelt wird und mit dem anderen verwoben bleibt (Ermann 2014; Kunzke 2011). Dies heißt auch, dass die Trennung zwischen Beobachter und Beobachtetem nicht mehr aufrechterhalten werden kann und sich in der analytischen Situation keine zwei voneinander isolierte Menschen treffen.

Was bedeutet dieser Ansatz für das Verständnis der Gegenübertragung? Die Beziehung zwischen Patientin und Therapeutin wird nicht mehr im Paradigma einer »Ein-Personen-Psychologie« gesehen, in der nur die Psychodynamik der Patientin allein »analysiert« wird, während die Therapeutin als Person lediglich als neutrale Beobachterin gilt. Vielmehr wird heute die therapeutische Dyade als von Anfang an und unweigerlich intersubjektiver Prozess zwischen zwei Personen mit ihrer jeweils eigenen Geschichte, mit ihren eigenen Gefühlen, Fantasien, Wünschen und Ängsten und mit ihren interagierenden Abwehrprozessen betrachtet, also als ein *interaktives System*.

Die Konzeption der Wechselseitigkeit bedingt auch – trotz einer gewissen Asymmetrie – die äquivalenten Voraussetzungen in der Therapeutin, sodass diese dem analytischen Prozess gleichermaßen Gestalt gibt und ihrerseits auf den Patienten überträgt. So entfaltet sich durch die Bezogenheit zwischen Behandlerin und Patientin ein intersubjektives Feld, dessen Wechselspiel durch beiderseitige Übertragungen und Gegenübertragungen gekennzeichnet ist (Stolorow 2013).

In dieser Konzeption kann es daher so etwas wie eine analytische Neutralität im Sinne eines cartesianischen Subjekt-Objekt-Dualismus nicht geben. Durch das wechselseitige Zusammenspiel konturiert auch die Therapeutin die Situation, egal was sie tut oder nicht tut. Deshalb sei jeglicher Versuch, die eigene Subjektivität durch Distanzierung in der analytischen Situation außer Acht zu lassen, damit sich eine möglichst »unkontaminierte« Übertragung entfalten kann, eine Illusion.

Ogden (2010) präzisiert diesen Ansatz wie folgt: Er versteht das intersubjektive Zusammenspiel zwischen Analytikerin und Patientin als zwei voneinander getrennte Subjektivitäten, die sich im intersubjektiven Feld – als eigenständiges Subjekt – miteinander verbinden und so das sogenannte intersubjektive analytische Dritte bilden. Analytikerin und Patientin sind für sich getrennte Subjekte, deren eigenständige Erfahrungen sich in der unbewussten dialektischen Bewegung von Subjektivität und Intersubjektivität vermitteln. Die intersubjektive Erfahrung, die beide teilen, wird auch zugleich von beiden erzeugt. Diese Erfahrung ist kontextualisiert durch beide Subjekte und zeichnet das »analytische Paar« aus. Wie wir uns diesen Vorgang vorstellen können, illustriert Ogden am Beispiel der projektiven Identifizierung.

Den Vorgang der projektiven Identifizierung versteht er – als Erweiterung zum ursprünglichen Verständnis – als ein Wechselspiel zwischen zwei Subjekten, das ein Drittes entstehen lässt. Um das erzeugte intersubjektive Dritte beider Subjekte zu verstehen, greift er auf die Dialektik von Hegel zurück. Die projektive Identifizierung lasse sich als Selbstbewusstsein auf dem Weg zurück zu sich selbst verstehen. Die Patientin projiziert, um etwas erleben zu können, was vorher nicht möglich war. Sie negiert dadurch einen Teil des Selbst (oder ein Partialobjekt, um es in der kleinianischen Terminologie auszudrücken), der zugleich sie selbst ist, in dem sie von der Analytikerin Gebrauch machen kann, um etwas zu erleben, was vorher nicht möglich war. Zugleich ist der Teil nicht sie selbst, in dem sie diesen Teil verkleidet als nicht zu ihr gehörigen Anteil in der Analytikerin unterbringt. Die Analytikerin steigt in das Spiel mit ein, nimmt die Projektion an und negiert dadurch ihre Subjektivität. Dadurch entsteht das analytische Dritte.

Auch die Widerstände des Patienten gegen das Aufdecken unbewusster Inhalte, z.B. gegen das Erkennen und die Auflösung der Übertragung, werden heute nicht mehr einseitig auf der Seite des Patienten gesehen, sondern als ein Aspekt einer dyadischen, intersubjektiven Dynamik. Da es für den Therapeuten emotional sehr belastend sein kann, negative und ambivalente Übertragungen des Patienten sowie seine eigenen Reaktionen darauf auszuhalten, in seinem Inneren zu verarbeiten und auf angemessene Weise in den therapeutischen Prozess einzubringen, ignoriert er oft bestimmte

Aspekte der Übertragungs-Gegenübertragungs-Dynamik auch in langfristigen Therapien, er agiert dann unterschwellig. Dies wird Gegenübertragungswiderstand genannt.

Definition: Gegenübertragungswiderstand

»Im Erleben des Analytikers kommt es aufgrund der Erzählungen des Patienten oder des unbewußten Handlungsdialogs zur Aktivierung eigener konflikthafter Beziehungserfahrungen und -fantasien, die in ihm in unterschiedlichem Maße einen Widerstand gegen das weitere Erkennen von eigenen Gefühlen und Vorstellungen erzeugen können.« (Spektrum der Wissenschaft, o. J.)

Ausdruck des Gegenübertragungswiderstandes des Therapeuten kann z. B. sein, wenn er wiederholt zu spät kommt, in Gedanken abschweift, wichtige biografische Fakten des Patienten vergisst, den Patienten anhaltend missversteht, aggressive oder subaggressive Deutungen gibt oder im Gegenteil überengagiert, überempathisch oder überidentifiziert mit dem Patienten ist, was zu einer Verbündung mit dem Widerstand des Patienten und damit zu einer Blockade des therapeutischen Prozesses werden kann.

Wie der kurze Blick auf die Geschichte der Gegenübertragung zeigt, wandelte sich das Verständnis der Gegenübertragung

- von einer monadischen Konstruktion (die Wiederholung von Beziehungserfahrungen aus der Vergangenheit in der Übertragung ist von der Person, auf die übertragen wird, unabhängig; Freud)
- hin zu einer Zweierbeziehung (Gegenübertragung ist ein aussagekräftiges Echo auf die Neurose des Patienten; Heimann)
- und schließlich zum sogenannten intersubjektiven Feld (der Therapeut kann als Teilnehmer innerhalb eines dyadischen Systems nur das beobachten, was er selbst auch mit verursacht hat).

In Tabelle 1-1 fasse ich die unterschiedlichen Quellen der Gegenübertragung zusammen.

Die *erste Spalte* bezieht sich auf das Erleben und die psychischen Prozesse des Patienten. Zuerst wird die Übertragung, die verinnerlichten Beziehungsmuster des Patienten aufgeführt, dann mögliche Entwicklungsdefizite aufgrund eines frühkindlich versagenden sozialen Umfeldes sowie die projektive Identifikation, die dazu dient, unerträgliche Gefühle abzuwehren.

In der *zweiten Spalte* sind die Inhalte des interpersonellen Feldes genannt, in dem es ein Wechselspiel von Übertragungen vonseiten des Therapeuten und vonseiten des Patienten gibt (beim Therapeuten spricht man von Eigenübertragungen). Sowohl Patient als auch Therapeut können in der Gegenübertragung die konkordante und die komplementäre Rolle übernehmen.

In dieser Spalte wird auch die Kompensation von Entwicklungsdefiziten aufgeführt. Der Therapeut sollte bei frühgestörten Patienten eine neue emotionale Erfahrung ermöglichen, die Nachreifung erlaubt. Auch der umgekehrte Fall ist möglich, sollte aber auf jeden Fall vermieden werden: Der Patient reagiert unbewusst oder bewusst auf die Bedürftigkeit des Therapeuten und versucht, diesen zu regulieren und zu stützen.

Schließlich ist die Wahrnehmung von abgespaltenen Gefühlen des Patienten, aber auch des Therapeuten aufgeführt, die über gegenseitige projektive Identifikationen vermittelt werden. Hier ist die Trennung zwischen Therapeut und Patient – zwischen Selbst und Objekt – in der Konzeption der Gegenübertragung aufgelöst.

Die *dritte Spalte* betrifft die mitgebrachten Organisationsmuster des Therapeuten. An erster Stelle steht die Eigenübertragung des Therapeuten, die durch den Patienten in ihm angestoßen werden kann. Danach wird auf Entwicklungsdefizite des Therapeuten hin-

Tab. 1-1 Quellen der Gegenübertragung in der therapeutischen Arbeit

Patient	Interpersonelles Feld	Therapeut
Übertragung	Gegenübertragung: ▪ konkordant ▪ komplementär	Eigenübertragung
Entwicklungsdefizite	Kompensation von Entwicklungsdefiziten	Entwicklungsdefizite
Projektive Identifikation	Wahrnehmung abgespaltener Gefühle	Projektive Identifikation

gewiesen sowie auf dessen projektive Identifikationen, die das Erleben des Patienten in der Behandlung beeinflussen können.

1.2 Entwicklungen in der Konzeption der Gegenübertragung bei traumatisierten Patienten

Die Frage nach spezifischen Gegenübertragungsmanifestationen bei traumatisierten Patienten blieb in der psychoanalytischen Theorieentwicklung lange ausgeklammert. Das Thema lief gewissermaßen impliziert in der Diskussion zum Gegenübertragungsbegriffs mit, ohne dass die Traumadynamik zum Verständnis der Gegenübertragung genutzt wurde. Dies trifft vor allem auf die Zeit zu, als unter Gegenübertragung ausschließlich das neurotische Übertragungspotenzial der Analytikerin im Umgang mit Patienten verstanden wurde. Lange nach dem viel beachteten Artikel von Paula Heimann in den 1950er-Jahren, als die Indikatorfunktion der Gegenübertragung offizielle Anerkennung durch namhafte Vertreter der psychoanalytischen Gesellschaft erhielt, tauchten erste Konzepte zu spezifischen Gegenübertragungsmanifestationen bei traumatisierten Patienten auf. Mit der ganzheitlichen Auffassung von der Gegenübertragung und der intersubjektiven Wende der Psychoanalyse rückte dann auch das Thema »Gegenübertragung und Trauma« in den Vordergrund.

Im Folgenden sollen unterschiedliche Auffassungen von der Gegenübertragung bei traumatisierten Patienten vorgestellt werden. Wie sich im Kontext Trauma der Begriff veränderte, soll entsprechend dem Bedeutungswandel gezeigt werden, den der Begriff allgemein erfuhr. Ich möchte wiederum den verschiedenen Positionen Autorinnen zuordnen, die Gegenübertragungsreaktionen bei traumatisierten Patienten zu konzeptualisieren versuchten.

1.2.1 Hypnotische Übertragung

Nicht nur in den Anfängen der Psychoanalyse blieb man der Auffassung von der Gegenübertragung treu, wonach die Gegenübertragung des Analytikers ausschließlich auf seine eigenen ungelösten

Konflikte zurückzuführen sei. Ein eindrückliches Beispiel ist die Schilderung einer Supervision von Roy C. Calogeras und Luciano Berti (1986), in der der behandelnde Therapeut von einem offensichtlich traumatisierten Patienten berichtet. Obwohl die Autoren die »fatale Verknüpfung von Trauma und Rollentausch zwischen Therapeut und Patient« beschreiben – sie sprechen von einer »hypnotischen Übertragung«, weil der Therapeut in der Sitzung mit dem Patienten sich als handlungsunfähig erlebt –, wird die Gegenübertragung des Supervisanden primär auf unverarbeitete eigene ödipale Konflikte des Therapeuten zurückgeführt.

Im Folgenden möchte ich Auszüge aus dieser besagten Supervisionsstunde vorstellen, um den damals eher üblichen Umgang mit der Gegenübertragung zu verdeutlichen:

Fallbeispiel: Supervision

»In der Supervision stellte der Therapeut das Erstgespräch in seinen Grundzügen folgendermaßen dar. Er begann seinen Bericht mit der Bemerkung: ›Das war vielleicht ein Patient [...] und eine Stunde!‹ Er fuhr fort, der Patient habe in der Klinik angerufen, einen sofortigen Sondertermin ›gefordert‹ und nicht wie andere Patienten warten wollen, bis er an der Reihe war. (Der Patient bekam diesen Termin, da er jemanden aus der Klinikleitung kannte und in der Stadt eine besondere Stellung einnahm. Wie sich später herausstellte, hätte sich der Patient ohne weiteres eine private Behandlung leisten können.) Der Therapeut räumte sogleich ein, er sei vom ›Einfluss‹ des Patienten ›ziemlich beeindruckt‹ und deswegen recht ›gespannt‹ gewesen. Als der Patient dann zum Erstgespräch erschien, fühlte sich der Therapeut in seinen Befürchtungen ›bestätigt‹. Der Patient sei, so fuhr der Therapeut fort, sehr intelligent und sensibel, ungefähr 38 oder 40 Jahre alt, groß und schlank, trage enge Hosen und habe einen Bart und sehr volles Haar. Er sei alleinstehend und noch nie in psychotherapeutischer Behandlung gewesen. Nach dieser ersten Beschreibung sagte der Therapeut ziemlich verärgert, er habe sich sofort von ›dem Burschen irgendwie herumdirigiert‹ gefühlt, so, als würde er (der Patient) ein Stück besetzen und ihm (dem Therapeuten) eine Rolle darin zuteilen! Zu Beginn der Stunde habe der Patient gefragt, ob er rauchen dürfe. Obwohl er die ›Abstinenzregel‹ erwähnen und die Frage des Patienten deuten wollte, habe er es ihm erlaubt. Im nachhinein sei ihm klar, dass er die Erlaubnis nicht hätte geben dürfen, jedoch habe er sich vom Patienten so sehr ›kommandiert‹ gefühlt, dass ihm nichts anderes übriggeblieben sei, als der ›Forderung‹ nachzugeben. Der Patient habe dann eine Dreiecksbeziehung dargestellt, in welcher er sich mit einer verheirateten Frau (einer Schauspielerin seines Theaters) und deren Ehemann befinde [...]. Der Patient habe ziemlich detailliert geschildert, dass diese Frau nicht nur ihrem Ehemann, sondern auch ihm Hörner aufsetze, denn sie habe außerdem noch einen weiteren Liebhaber neben ihm. Der Patient beendete seinen Bericht mit der Bemerkung, das mache ihn rasend eifersüchtig und aus diesem Grund brauche er eine Psychotherapie. Er habe nämlich die Fantasie, sowohl den Liebhaber als auch den Ehemann umzubringen.

An dieser Stelle fiel dem Therapeuten auf, dass ihn der Patient mit seinen Augen ›fixierte‹: »Und als er dann anfing, mir persönliche Fragen zu stellen, kam ich mir wie eine Nuss vor, die er knacken wollte!‹ Unmittelbar darauf sagte er, der Patient sei ihm wie Muhammad Ali, der amerikanische Boxer, vorgekommen: ›Er pirschte sich an mich heran, fixierte mich, und ich war wirklich so eingeschüchtert, dass ich glaubte, ich müsste alles hinnehmen, was er sagt.‹ Er habe den ›Anweisungen‹ des Patienten so wenig widerstehen können, dass er ihm erlaubte, nur ›beschränkte Auskunft‹ über sich zu geben, sodass er nahezu nichts über dessen Kindheit erfuhr.

Weiterhin beobachtete der Therapeut, dass der Patient an dieser Stelle des Erstgesprächs seine Wut und Frustration an S. (der Schauspielerin, seiner Geliebten) auszulassen begann. Sie habe seine Pläne vereitelt, und er ›verachte es zutiefst, von anderen abhängig zu sein, besonders von Frauen‹. Bei der Beschreibung seiner Schwierigkeiten mit Frauen sei der Patient in eine Art wilder Raserei geraten und habe plastisch dargestellt, wie er Frauen erobere, sie wie eine Zitrone auspresse und dann wegwerfe. Der

> Therapeut sagte, auch er habe im Erstgespräch das Gefühl gehabt, der Patient presse ihn wie eine Zitrone aus. Obwohl ihm das bereits während des Erstgesprächs aufgefallen war, gelang es ihm nicht, diese Beobachtung in einer Intervention oder Deutung zu verwenden (Therapeut: ›Ich fühlte mich an dieser Stelle wie gelähmt und war nicht in der Lage, irgend etwas zu tun‹. Gegen Ende des Erstgesprächs habe der Patient von mehreren Suizidversuchen berichtet, die er im Laufe der Jahre begangen hatte, als 19-Jähriger, im Alter von 27 Jahren und Anfang Dreißig. Der Therapeut habe wiederum das Gefühl gehabt, ›mein Regisseur‹ – er korrigierte den Versprecher rasch und sagte ›Patient‹ – ›beherrscht und nutzt andere aus, sogar mit seinen Suizidversuchen‹. Auch er habe sich von den Erzählungen des Patienten auf mysteriöse Art und Weise bedroht und beherrscht gefühlt.« (Calogeras & Berti 1986, S. 978 f.)

In der Diskussion zur Beziehungsdynamik zwischen Patient und Therapeut interpretieren Roy C. Calogeras und Luciano Berti (1986) das Geschehen wie folgt:

> »Die Untersuchung der Frage, warum gerade dieser Therapeut so traumatisiert reagierte, dass er einen Rollentausch zuließ und dem Patienten die Kontrolle und Leitung des Erstgesprächs überließ, brachte zwei zusammenhängende Phänomene zum Vorschein: Zum einen die ubiquitäre Natur des Traumas und zum anderen das Ausmaß und die Intensität der Gegenübertragung des Therapeuten. Im vorliegenden Fall bestand das manifeste Trauma darin, dass der Therapeut unvermittelt mit seiner Vergangenheit, verkörpert in der symbolischen Repräsentanz des Regisseurpatienten, konfrontiert wurde.« (S. 979)

Zwar wird von den Autoren die »ubiquitäre Natur des Traumas« bemerkt, aber das Einbrechen der Traumata in die therapeutische Beziehung wird lediglich auf die Geschichte des Therapeuten zurückgeführt.

»Der Stimulus war für den Therapeuten so traumatisch, d.h. bedrohlich und zugleich libidinös und aggressiv befriedigend, dass er sich, schon bevor er den Patienten gesehen hatte, in einer ›Regressions- und Trauma-Bereitschaft‹ befand. Wir nehmen an, dass die vorbereitende Fantasie, eine sehr einflussreiche und bedeutende ›Persönlichkeit‹ zu treffen, eine Kette unbewusster intrapsychischer Ereignisse in Gang setzte (Mobilisierung des traumatischen Prozesses), die zu meistern die Ich-Kräfte des Therapeuten übersteigen musste (Rangell 1967). Als er den Patienten dann zum Erstgespräch sah, schien er den unvermindert wirksamen ›Anziehungskräften‹ seiner Kindheit und Adoleszenz hilflos ausgeliefert gewesen zu sein und begann die regressiven Rollenfantasien des Regisseurpatienten zu teilen. Dieser wies ihm sehr schnell verschiedene psychische Rollen und Identifikationen zu, die sowohl seinen eigenen ungelösten infantilen Konflikten als auch denen des Therapeuten entsprachen. Die Wiederholung der Vergangenheit, die Therapeut und Patient nun gemeinsam agierten, nahm die Form einer Wiederholungszwang-Struktur an (Lipin, 1963). Das heißt, dass eine Reihe von frühen, traumatischen Erlebnissen verdichtet in die Figur des Regisseurpatienten hineinteleskopiert wurde (vgl. Kris, 1956).« (S. 979)

Warum Calogeras und Berti (1986) den Begriff »hypnotische Übertragung« gebrauchen, führen sie wie folgt aus:

»Die Beschreibung der Entwicklung dieser Übertragungs-Gegenübertragungs-Fantasie weist die für die Induktion einer Hypnose charakteristischen Züge auf (zum Beispiel: ›Ich fühlte mich von dem Burschen gesteuert […]. Er teilte mir eine Rolle in einem seiner Stücke zu […]. Er fixierte mich […]. Ich konnte ihm nicht widerstehen […]. Ich war völlig in seiner Macht‹). Wir sind der Auffassung, dass man diese Übertragung, die nun zunehmend regressiven Charakter annahm, aufgrund der massiven suggestiven Elemente und Einflüsse als eine Art ›Übertragungshypnose‹ bezeichnen kann (Kanzer, 1953, S. 228). Mit

> dieser Bezeichnung wollen wir den Vorgang beschreiben, bei welchem der Patient die Übertragungsrolle des Hypnotiseurs/Vaters und der Therapeut die Rolle des Hypnotisierten/Sohnes übernahm. Diesem Prozess leistete der Therapeut willig Vorschub. Er projizierte auf den Hypnotiseur/Regisseur/Patienten den Status eines ängstigenden und mächtigen, mit magischer Omnipotenz ausgestatteten Gott-Vaters [...]. Unserer Auffassung nach weist eben dieses ödipale Agieren darauf hin, dass im Therapeuten unter dem Einfluss des Patienten/Hypnotiseurs eine sehr starke Gegenübertragungsreaktion ausgelöst worden ist. Ferner lässt das ödipale Agieren auf das Ausmaß der ungelösten Konflikte in diesem Bereich schließen. Wir sind der Meinung, dass es sich bei Entwurf und Entfaltung dieses ›Übertragungshypnose-Schauspiels‹, wie es vom Patienten/Hypnotiseur inszeniert wurde, um etwas Ähnliches wie die Induktion eines Traumes im Zustand der Hypnose handelt (Brenman, 1949; Kanzer, 1953; Gill und Brenman, 1961, S. 236).« (S. 980)

In ihrer Schlussbemerkung zur Beziehungsdynamik zwischen Therapeut und Patient machen Calogeras und Berti auf die Heftigkeit der Gegenübertragung aufmerksam, führen diese aber dann – entsprechend dem damaligen Interpretationsmuster, die Gegenübertragung als Ausdruck der Neurose des Therapeuten zu verstehen – auf ungelöste Konflikte des Behandlers zurück und nicht, wie ich im Folgenden zeigen werde, auf eine bestimmte, für unverarbeitete Traumata typische Gegenübertragungsmanifestation.

Am Schluss ihres Artikels stellen Calogeras und Berti eine Frage und beantworten sie wie folgt:

> »Was können wir aus dieser fatalen Verknüpfung von Trauma und Rollentausch zwischen Therapeut und Patient lernen? Zunächst werden wir an die Macht des Wiederholungszwangs in der Übertragung erinnert, ferner daran, dass die Handhabung des Gegenübertragungsanteils der Übertragung den weitaus schwierigsten Teil einer Therapie ausmacht (vgl. Bird, 1972; Calogeras, 1984). Ebenso wie der Regisseurpatient fand auch der

> Therapeut in der ›hypnotischen Übertragung‹ ein ideales Vehikel für die Verdrängung und das Agieren seiner ungelösten ödipalen Konflikte. Wenn man bedenkt, dass Therapeut und Patient eine erstaunlich ähnliche psychische Struktur und Dynamik und ähnliche Fixierungspunkte in ihrer Entwicklung aufweisen, verwundert es nicht, dass ihre Beziehung die Form einer von uns so bezeichneten ›Übertragungshypnose‹ annahm und beide nicht mehr in der Lage waren, die therapeutischen Schranken aufrechtzuerhalten.
> Das Agieren der gleichsam hypnotischen Übertragung führte dazu, dass die Ich-Überich-Organisation des Therapeuten (in Kollusion mit der des Patienten) die therapeutische Aufgabe fast vollständig unterlief, wurde er doch mit seinen ›alten‹, ödipalen und präödipalen Konflikten und Fixierungen konfrontiert. Aus dieser ödipalen Konstellation, wie sie sich im Erstgespräch entwickelte, glauben wir schließen zu können, dass die ödipalen Konflikte weitgehend ungelöst waren und Überichdefekte vorlagen. Die im wesentlichen negativ-ödipale Konstellation kommt in den unvollständigen ödipalen Identifikationen (des Therapeuten und des Patienten) und der damit verbundenen Neigung zum Agieren (ihrerseits Ausdruck unvollständiger Internalisierung) – anstelle von Erinnern und Durcharbeiten – deutlich zum Ausdruck (vgl. Loewald, 1960). Therapeut und Patient haben den Vater als Liebesobjekt und als Objekt der ödipalen Rebellion nie aufgegeben und neigen in ihrer Adoleszenz zu ›wildem‹ Agieren.« (Calogeras & Berti 1986, S. 986)

Gefangen im Verständnis der Gegenübertragung als neurotisches Übertragungspotenzial des Analytikers im Umgang mit Patienten werden Beobachtungen nicht für die Theoriebildung nutzbar gemacht. Die Heftigkeit der Gegenübertragung wird z. B. mit ungelösten Konflikten des Therapeuten erklärt, entsprechend der erstgenannten Auffassung von der Gegenübertragung. Dass die Wucht der Gegenübertragung auch Aussagen über das Erleben des Patienten in traumatischen Situationen ermöglicht, wurde nicht in Betracht gezogen. Erstaunlich ist, dass der Artikel fast 40 Jahre nach der Veröffentlichung der Arbeit von Paula Heimann (1950) geschrieben wurde. Heimann wies der Gegenübertragung bekanntlich Indikatorfunktion für das Erkennen der Übertragung zu. Ihr Standpunkt wird im Artikel sogar erwähnt, aber ihr Verständnis der Gegenübertragung bleibt bei der Interpretation der Übertragungs- und Gegenübertragungsdynamik unberücksichtigt. Man blieb seinen Theorien treu. Phänomene, die nicht in die gewohnten und gebilligten Konzepte passten, wurden so interpretiert, dass die Theorie nicht infrage gestellt werden musste.

1.2.2 Traumatisierende Übertragung

Nur 7 Jahre später, 1993, wird der Rollenumkehr in der therapeutischen Beziehung bei traumatisierten Patienten eine ganz andere Bedeutung beigemessen als in der geschilderten Supervisionsstunde (→ Kap. 1.3.1). Damals führte der Zürcher Analytiker Hans Holderegger den Begriff der »traumatisierenden Übertragung« ein. Das diesem Begriff zugrunde liegende Konzept kann weitgehend der Auffassung von der Gegenübertragung zugeordnet werden, nach der die Gegenübertragung eine unbewusste Reaktion der Analytikerin auf die Übertragung des Patienten ist und damit Indikatorfunktion erhält. Die traumatisierende Übertragung beschreibt eine Rollenumkehr, wie sie bei der hypnotischen Übertragung geschildert wird. Wie bereits betont, erhält die Gegenübertragung jedoch bei der »traumatisierenden Übertragung« eine ganz andere Funktion. Um die neuen, fundamental anderen Überlegungen beim Konzept der traumatisierenden Übertragung verständlich zu machen, möchte ich kurz die zentralen Mechanismen der Übertragung in Erinnerung rufen.

Bei einer Übertragung geht es letztlich immer um eine Neuinszenierung von Erinnerung unter veränderten äußeren Bedingungen, um einen Vorgang, der unbewusst abläuft und sich ständig wiederholt (Barwinski 2010). Bei der direkten Übertragung bleibt der Übertragende der, der er ist, wenn auch in einer früheren Gestalt. Das Gegenüber ist ein anderer, wenn auch verzerrt, d. h., er wird als Vertreter einer inneren Figur wahrgenommen. Die Trennung zwischen Selbst und anderen bleibt erhalten.

Anders als bei der direkten Übertragung ist die traumatisierende, projektive Übertragung oft nur schwer zu verstehen, weil eine Diffusion der Identitäten, eine Art von Rollentausch stattfindet. Bei der traumatisierenden Übertragung kommt die Therapeutin in den emotionalen Zustand, den der Patient in traumatischen Situationen innehatte; z. B. indem die Therapeutin zum traumatisierten Kind gemacht wird, während der Übertragende – natürlich unbewusst – in die Rolle des Täters schlüpft.

Weil der Kern der traumatischen Erfahrung psychisch nicht verarbeitet ist und deshalb nur in projektiven Übertragungen dargestellt werden kann, wird das Gegenüber mindestens ansatzweise ganz direkt mit dem Trauma des Übertragenden konfrontiert, deshalb der Begriff »traumatisierende Übertragung« (Holderegger 2003, 2012). Der Therapeut sollte in der Gegenübertragung mit dem Trauma zurechtkommen, er sollte die ersten Schritte zur Verarbeitung machen, die der Patientin nicht möglich sind.

Zur Verdeutlichung der traumatisierenden Übertragung möchte ich ein Beispiel aufführen, das Hans Holderegger (2014) in einem Vortrag zum Thema »Die Bedeutung der Übertragung und Gegenübertragung im Alltag und in der Psychotherapie« vorgestellt hat:

Fallbeispiel: Traumatisierende Übertragung

»Ein Patient ruft seinen Therapeuten an und sagt am Telefon, dass er auf dem Balkon seiner Wohnung stehe und sich im nächsten Moment hinunterstürzen werde. Er sei in einem nicht mehr zu ertragenden Zustand von Verzweiflung und Angst, dem er nur noch durch einen Sprung in die Tiefe entkommen könne. Es ist leicht, sich vorzustellen, welche Gefühle und Gedanken diese Worte im Therapeuten auslösen, in welche Art von Gegenübertragung er unvermittelt hineingerät, welche Angst, welche Sorge, ja vielleicht welches Schuldgefühl ihn zu überschwemmen drohen und wie wenig Zeit ihm bleibt, die drohende Katastrophe, die der Patient glaubhaft ankündigt, zu verhindern. Dem Therapeuten gelingt es, den Patienten von seinem Vorhaben abzubringen, und es wird möglich, diesen kurze Zeit später in seiner Praxis zu empfangen. Die beiden besprechen das Geschehene und beruhigen sich allmählich, nachdem sie über die Hintergründe der bedrohlichen Situation haben sprechen können.

Ein Telefongespräch mit seiner ehemaligen Partnerin, die sich bei ihm über ihr schlechtes Befinden beklagte, hatte im Patienten die Vorstellung erweckt, er sei für ihre aktuelle Lebenskrise verantwortlich, obwohl ja nicht er die Trennung, die schon Monate zurücklag, vollzogen hatte.

Er hatte sich als Kind für die Depressionen seiner Mutter verantwortlich gefühlt und erlebte jetzt ganz offensichtlich die Wiederkehr eines alten Schuldgefühls, und zwar in einer solchen Heftigkeit, dass er von der erwähnten Verzweiflung und Angst überwältigt wurde. Diese Verknüpfung konnte der Patient selber herstellen, da wir über dieses Thema schon mehrfach gesprochen hatten. Die emotionale Erschütterung des Therapeuten wies aber noch auf eine andere, verborgenere Bedeutung des ganzen Handlungsdialoges hin – auf eine unbewusste Übertragungsdynamik, die die eigentliche Traumatisierung des Patienten ganz direkt zum Ausdruck bringen sollte. Der Junge war über Monate und Jahre einer permanenten Suiziddrohung seiner Mutter ausgesetzt und es ist kaum nachvollziehbar, mit welcher Beklemmung er nach der Schule jeweils nach Hause kam, voller Angst, seine Mutter tot in ihrem oder sogar seinem Bett zu finden. Der Bedrohung, der sich der Therapeut durch den Hilferuf des Patienten ausgesetzt fühlte, lag also wahrscheinlich das unbewusste Motiv zugrunde, ihn in eine Situation zu versetzen, die den Patienten als Kind überfordert hatte. Der Therapeut sollte ganz direkt erleben oder mindestens eine Ahnung davon bekommen, wie sich der Junge damals gefühlt hatte. ›Sie hätten‹, sagte der Therapeut zum Patienten, ›in keiner anderen Form besser mitteilen können, was es für Sie als Junge bedeutete, während Monaten täglich mit der quälenden Angst nach Hause zu kommen, dass ihre suizidale Mutter tot in ihrem Bett liege.‹ Er weist damit auf die Mitteilungsfunktion der traumatisierenden Übertragung hin. In einer pro jektiven Übertragung (Holderegger, 2012) hatte der Patient seinen Therapeuten – natürlich unbewusst – in die Situation des verängstigten Jungen versetzt und ihn mit dessen unerträglichen

> Ängsten vor dem Suizid der Mutter konfrontiert.« (Holderegger 2014, S.40)

Erst das Verstehen der Übertragungs-Gegenübertragungs-Dynamik löste die Spannung zwischen den beiden an diesem dramatischen Handlungsdialog der Beteiligten auf und machte auch verständlich, dass die ersten Schritte zur Traumaverarbeitung im Erkennen und Verstehen der Gegenübertragung stattfinden, da das primäre Überleben der traumatischen Erschütterung nur durch eine projektive Übertragung, durch eine Rollenumkehr möglich ist. Dass es sehr schwierig sein kann, eine solche Art von Übertragung zu erfassen und für die Behandlung konstruktiv zu nutzen, zeigt das Beispiel eindrücklich. Es wird auch deutlich, wie wichtig es ist, mit Gegenübertragungen, vor allem mit negativen Gegenübertragungen zurechtzukommen. Das Engagement des Therapeuten, das Verstehen der Botschaft und der verbale Umgang mit den traumatischen Gefühlen sind wichtige Voraussetzungen für den Patienten, das als Kind erlebte Geschehen aus der Isolierung zu befreien und allmählich in den Fluss der seelischen Entwicklung zu integrieren.

Da die Gegenübertragung bei der traumatisierenden Übertragung Indikatorfunktion für das Vorliegen und emotionale Erfassen einer traumatischen Erfahrung hat, kann dieses Konzept – wie bereits erwähnt – der Auffassung der Gegenübertragung zugeordnet werden, nach der die Gegenübertragung eine unbewusste Reaktion des Analytikers auf die Übertragung des Patienten ist. Es knüpft zudem an das von Wilfred Bion erarbeitete Konzept der projektiven Identifikation an, indem die Therapeutin die Gefühle des Patienten bearbeitet, die in sie »hineingelegt« werden. Die unerträglichen und überwältigenden Gefühle können in der Folge zusammen mit dem Verständnis der Therapeutin reprojiziert werden. Damit kann der Patient jetzt auch – wie bereits im vorangehenden Unterkapitel ausgeführt – den verständnisfähigen Anteil der Therapeutin introjizieren. Hans Holderegger versteht die traumatisierende Übertragung dementsprechend als eine Sonderform der projektiven Identifikation, die spezifisch für die Beziehungsgestaltung bei der Verarbeitung traumatischer Erfahrungen zu sein scheint (mündliche Mitteilung, 7.1.2022). Nur über die projektive Übertragung wird es vielen Traumabetroffenen möglich, sich den mit dieser Erfahrung einhergehenden Affekten (→ Kasten »Exkurs: Affekt«) und Gefühlen zu nähern und schließlich diese in »metabolisierter« Form zu integrieren.

Exkurs: Affekt

Der Begriff Affekt steht für besonders starke und/oder für unkontrollierte Emotionen. Unter einer Emotion versteht Kesselring (2010) »im Wesentlichen dasselbe wie unter einem Gefühl. Bestimmte Autoren (Damasio, 1995, 2003) beziehen den Begriff ›Emotion‹ auf die äußere Seite eines emotionalen Zustandes – auf dasjenige, was man davon beobachten kann – und reservieren den Begriff ›Gefühl‹ für die entsprechende innere, subjektive Erfahrung« (S. 90).

Eine Traumatisierung führt zur Regression eines reifen Affekts zu primitiveren Formen, was mit einer Entdifferenzierung, Entsprachlichung und Resomatisierung einhergehen kann: Affekte sind dann belastend und ihre kommunikative Komponente geht verloren. Traumatische Affekte gehören zu einem »Zustand vollständiger Hilfs- und Hoffnungslosigkeit mit einem Wissen um die Unlösbarkeit der Bedrohung und einer emotional-kognitiven Entdifferenzierung der erlebenden Person« (Krause 1989, S. 26).

1.2.3 Gegenübertragung bei traumatisierten Patienten aus aktueller Sicht

Im Folgenden beziehe ich mich weitgehend auf Wolfgang Wöller (2006) als einen Vertreter der totalistischen Auffassung und heute meist gebrauchten Definition des Gegenübertragungsbegriffs. Er versteht unter Gegenübertragung die »Gesamtheit unserer Emotionen, Wünsche, Erwartungen, Fantasien und Handlungsimpulse, die im Kontakt mit unseren Patienten entstehen« (S. 437). Er hat kein eigenes Gegenübertragungskonzept erarbeitet, ist aber einer der wenigen Psychotraumatologen, die sich in ihren Veröffentlichungen mit diesem Thema eingehend beschäftigen.

Zur Genese der Gegenübertragung

In seinem Buch »Trauma und Persönlichkeitsstörungen« (2006) unterscheidet Wöller zwischen sechs »Quellen der Gegenübertragung«, die ich im Folgenden sehr kurz zusammenfassen und mit den bisherigen Überlegungen verknüpfen möchte:

1. Übertragungsangebote der Patientin: Auf das Übertragungsangebot der Patientin reagiert der Therapeut mit der entsprechenden Gegenübertragung. Dieses Gegenübertragungsverständnis entspricht der Auffassung von der Gegenübertragung, nach der sie das Echo auf das Übertragungsangebot des Patienten ist.
2. Aktualisiertes Bindungsverhalten der Patientin: Eine weitere Quelle, die starke Gegenübertragungsgefühle auslösen kann, ist das aktualisierte frühkindliche Bindungsverhalten der Patientin (→ Kasten »Exkurs: Aktualisiertes frühkindliches Bindungsverhalten«). Diese Überlegung knüpft im weiteren Sinne an Konzepte an, in denen die Gegenübertragung als »Nährboden der Entwicklung« betrachtet wird.
3. Reale Aspekte der Beziehung zum Patienten: Die Gegenübertragung kann auch durch reale Aspekte der Beziehung beeinflusst sein. »Wenn ein Patient stark abgemagert vor uns sitzt oder sich eine Schnittwunde zugefügt hat, löst das – jenseits aller Übertragungen – in uns immer heftige emotionale Reaktionen aus« (Wöller 2006, S. 438).
4. Die Tatsache und Qualität der Traumatisierung: Bei traumatisierten Patienten beeinflusst allein die Tatsache der Traumatisierung die Gegenübertragung und kann beim Therapeuten intensive Emotionen auslösen.
5. Eigene Übertragungen auf den Patienten: Die Eigenübertragung des Therapeuten wird als ein Aspekt der Gegenübertragung verstanden, jedoch nicht mehr – wie in den Anfängen der Psychoanalyse – als Störfaktor eingeschätzt.
6. Theoretischer Hintergrund: Auch der therapeutische Hintergrund beeinflusst die Gegenübertragung. »Wir können oft beobachten, wie sich unsere Gegenübertragungsreaktionen in Richtung stärkerer Empathie ändern, wenn wir bei schwierigem Patien-

tenverhalten eine traumatherapeutische Perspektive einnahmen« (S.439).

Genau genommen handelt es sich bei den von Wöller aufgezählten Quellen der Gegenübertragung um Vorstellungen über die Genese von Übertragungs- und Gegenübertragungsprozessen. Wöller ergänzt – zusätzlich zu den in den vorangehenden Unterkapiteln genannten Ursachen – die realen Aspekte der Beziehung sowie den theoretischen Hintergrund des Therapeuten. Sein Gegenübertragungsverständnis ist also wesentlich breiter, als dies in den erwähnten vorangehenden Veröffentlichungen vertreten wird. Für ihn prägen auch gesellschaftliche Normen oder theoretische Positionen die Gegenübertragung. Gegenübertragung umfasst damit nicht nur Körperempfindungen und -symptome, Affekte, Gefühle, Gefühlskonstellationen, Wünsche, Hoffnungen, Bilder und/oder Situationserinnerungen, sondern auch Gedanken und Urteile (inklusive Vorurteile), die nicht nur aus der besonderen Beziehungsdynamik zwischen Patient und Therapeut hervorgehen.

Exkurs: Aktualisiertes frühkindliches Bindungsverhalten

Die Übertragung verbindet die Gegenwart mit der Vergangenheit. Sie kann sich auf eine Beziehungserfahrung aus irgendeinem Abschnitt des Lebens beziehen. Die wirkungsvollste positive Übertragung hat ihren Ursprung im Bereich der frühen Beziehungserfahrungen. Sie ist nicht erinnerbar, und trotzdem »wissen« wir davon, im Sinne eines »impliziten Beziehungswissens«. Der englische Psychoanalytiker Christopher Bollas (1997) nannte diese Erfahrung »das ungedachte Bekannte«, und er ging davon aus, dass das Wissen um diese Erfahrung die Grundstruktur unserer Art ist, Beziehungen zu gestalten und zu erleben. Man könnte hier auch von einer Basis-Übertragung (Holderegger 2012) sprechen.

Beziehungsdreieck Täter – Opfer – Retter

Eine bei Psychotraumatologinnen verbreitete Einteilung der Gegenübertragung ist das Beziehungsdreieck »Täter – Opfer – Retter«. Eine Patientin wird z.B. als eine zu Rettende wahrgenommen, während der Therapeut sich als Retter sieht. Oder ein Patient wird vorwiegend von seiner Therapeutin als Opfer gesehen, während sie sich als Täterin erlebt. Hierzu ein Beispiel: Eine Therapeutin, die eine grenzüberschreitende Patientin begrenzen musste, fühlte sich schuldig, die Patientin mit ihrer Begrenzung zurückgewiesen und damit retraumatisiert zu haben. Ein Therapeut kann aber auch den Patienten als Täter erleben und sich selbst als Opfer sehen. Auch hierzu ein Beispiel: »Ein Therapeut fühlt sich seiner Patientin ohnmächtig ausgeliefert und hat das Gefühl, dass die Patientin alle seine gut gemeinten Angebote entwertet und die Therapie zerstört« (Wöller 2006, S.442). Auch die Konstellation, dass die Patientin zur Retterin des Therapeuten wird, ist leider möglich: »Eine Therapeutin gesteht einer Patientin ihre Gefühle von Unsicherheit und Inkompetenz ein und erreicht damit, dass die Patientin sie tröstet und aufbaut« (S.442).

Sinnvoller als im Beziehungsdreieck »Täter – Opfer – Retter« verhaftet zu bleiben, erscheint mir für die Behandlung traumatisierter Patienten allerdings, gezielt nach spezifischen Übertragungen zu fragen sowie projektive Identifikationen zu erkennen. Die Einteilung in diese drei Kategorien verhilft sicher dabei, Gegenübertragungen zu erkennen, die letztlich nicht hilfreich für den Patienten sind und Entwicklung blockieren können. Sich nur auf diese Kategorien zu beschränken, bedeutet jedoch letztendlich, eine wichtige Chance nicht zu nutzen, um schädigende Beziehungsmuster differenziert zu erfassen, dem Patienten bewusst zu machen und durch korrigierende Erfahrungen aufzulösen. Wie ausgeführt, können wir Gegenübertragungen präziser verstehen und für das therapeutische Vorgehen nutzen, wenn wir Übertragungen, Abwehrprozesse und projektive Identifikationen in die Erklärungssuche mit einbeziehen. Eine sorgfältige Gegenübertragungsanalyse ist meiner Meinung nach Bedingung dafür, die aktuelle Beziehungsdynamik zu verstehen und Traumata zu verarbeiten.

Gegenübertragungsreaktionen bei Bindungstraumata

Im Gegensatz zu traumatischen Ereignissen, bei denen äußere Geschehnisse die Opfer schädigen, haben wir es bei Bindungstraumata mit dem Fehlen von Erfahrungen zu tun, die für Entwicklungsprozesse notwendig gewesen wären. Bei der drittgenannten Definition des Gegenübertragungsbegriffs in Kapitel 1.1, der totalistischen Auffassung, wird diese Genese der Gegenübertragung explizit erwähnt, wenn die Gegenübertragung als wesentliche Bedingung für Nachreifung verstanden wird. Die Therapeutin soll der Patientin eine neue emotionale Erfahrung ermöglichen, um ihre Entwicklung zu fördern.

Emotionale Vernachlässigung und Empathielosigkeit gegenüber den Bedürfnissen des Kindes wird im Traumakontext als Bindungstrauma verstanden, das zu Einschränkungen in der Ausbildung von Ich-Funktionen führen kann.

In der kindlichen Entwicklung entsteht eine allmähliche Strukturbildung aufgrund positiver Interaktionserfahrungen mit den primären Bezugspersonen. Verhält sich die versorgende Person nicht entwicklungsfördernd oder sogar traumatisierend, ist die Ausbildung von Ich-Funktionen eingeschränkt. Beispiele von Ich-Funktionen sind Selbst-Objekt-Differenzierung, Binnenwahrnehmung (Regulierung des Selbsterlebens), Steuerung und Kontrolle von Affekten und Impulsen (Frustrationstoleranz) sowie die Fähigkeit zur Objektkonstanz. Diese Menschen können nicht klar zwischen der Innen- und Außenwelt differenzieren, ihre Affekte sind wenig differenziert und ihre Fähigkeit zur Objektkonstanz und Impulskontrolle eingeschränkt; deshalb erleben sie sich sozialen Einflüssen weitgehend ausgesetzt. Ihre Wahrnehmung wird stark von Stimmungen und Impulsen bestimmt, sodass Mitmenschen entsprechend dem Gefühlszustand, der gerade dominiert, wahrgenommen werden, aber auch kein kohärentes Selbstbild entsteht. Widersprüchliche Strebungen werden anders als bei intrapsychischen Konflikten nicht als seelisches Erleben wahrgenommen, sondern interaktionell ausgetragen, d. h., diese Störungen zeigen sich in zwischenmenschlichen Beziehungen. Ich möchte ein Beispiel nennen:

Fallbeispiel: Projektive Identifizierung und Emotionsregulation

Herr S., ein 22-jähriger Mann, kommt in die Klinik, weil er sich, seit seine Freundin ihn verlassen hat, innerlich leer und ausgehöhlt fühlt. Er habe besonders an ihr gehangen, weil sie der einzige Mensch gewesen sei, der ihn verstanden habe. Er habe ihr stundenlang von seinen Problemen erzählen können, und sie habe ihm immer zugehört. Wenn er mit ihr zusammen gewesen sei, habe er sich lebendig gefühlt. Seit sie ihn verlassen habe, sei sein Leben wertlos.

Der Patient brauchte seine Freundin, um Gefühle von Lebendigkeit und ein stabiles Selbstwertgefühl zu empfunden. Diese Ich-Funktionen hatte er unbewusst an seine Freundin delegiert, weil er selbst seine Gefühle nicht regulieren konnte. Die große Abhängigkeit von seiner Freundin wurde deutlich, als sie als Bezugsperson nicht mehr zur Verfügung stand. Auch scheint die Empathiefähigkeit des jungen Mannes sehr eingeschränkt zu sein. Es war ihm wichtig, dass er erzählen konnte. Was die Bedürfnisse der Freundin waren, war für ihn nicht spürbar.

Aus seiner Kindheit berichtet Herr S., dass er schon in der Schulzeit den Eindruck gehabt habe, er könne mit seinen Mitschülern nicht mithalten. Es sei ihm nie gelungen, zu einem Mitschüler eine intensivere Beziehung zu entwickeln. Er habe sich oft minderwertig gefühlt und alles an sich abgelehnt. Er habe sich als schwächlich und unterlegen erlebt und sich deshalb lieber zurückgezogen. Erst als er Kontakt zu einer Rockertruppe bekommen habe, habe er sich stark gefühlt, und er habe es genossen, wenn andere Angst vor ihm hatten. In dieser Zeit habe er entdeckt, dass er oft unter einer heftigen Anspannung leide, die für ihn aus heiterem Himmel käme. Er müsse dann sofort etwas unternehmen, um sich zu entlasten. Beispielsweise habe er dann Streit angefangen und eine Prügelei begonnen. Auch wenn er dabei habe Schläge einstecken müssen, habe er sich hinterher weniger angespannt und vor allem auch wieder lebendig gefühlt.

Über projektive Prozesse erreicht er kurzfristig Stabilisierung. In diesen Momenten fühlt er seine eigene Schwäche und Angst nicht, sondern andere werden in seine abgewehrten Gefühle versetzt. Wenn keine emotionsregulierende Bezugsperson zur Verfügung steht, bedrohen die anwachsenden negativen Emotionen zunehmend die Selbstregulation, sodass die unerträglichen negativen Emotionen immer wieder durch Projektion abgewehrt werden müssen.

Wesentlich für das Verständnis der Gegenübertagung bei bindungsgestörten Patienten ist das Erkennen der projektiven Identifikation. Das vorangehende Beispiel illustriert diesen Sachverhalt sehr deutlich. Einen Hinweis, dass es sich bei der Gegenübertragung um das Resultat einer projektiven Identifizierung handelt, gibt die Affektstärke. Es ist dann Aufgabe des Therapeuten, zuerst selbst mit diesen Gefühlen einen Umgang zu finden, der dem Patienten dann den Zugang zu seinen abgespaltenen Gefühlen ermöglicht. Bereits Wilfred Bion hat mit seinem Containerkonzept die Prozesse der Emotionsregulierung bei der projektiven Identifikation beschreiben. Voraussetzung für einen gelingenden Transformationsprozess ist dabei die Reflexionsfähigkeit der Therapeutin, die z. B. die negativen Emotionen nicht als Angriff oder Bedrohung durch den Patienten erlebt, sondern als Ausdruck seines Regulationsdefizits verstehen kann. Ich möchte ein kurzes Beispiel anführen:

Fallbeispiel: Reflexionsfähigkeit des Therapeuten
Ein Patient berichtet in der Therapie von Episoden, in denen er sich unangemessen verhalten hat. Der Therapeut ärgert sich zunehmend über den Patienten und fühlt sich durch ihn provoziert. Als der Therapeut realisiert, dass der Patient versucht, ihn dazu zu bringen, dass er ihn verurteilt und entwertet, kann er den Patienten fragen, ob er sich selbst sehr infrage stellt. Erst dann kann der Patient dem Therapeuten mitteilen, wie ausgeliefert er sich seinen Selbstvorwürfen gegenüber fühlt und wie sehr er sich dafür hasst und verurteilt.

Unbewusst übte dieser Patient Druck auf seinen Therapeuten aus, dass dieser sich entsprechend seiner Übertragungserwartung verhält und die ihm zugewiesene Rolle übernimmt. Wäre die eigene Strenge des Patienten vom Therapeuten unbewusst übernommen worden, indem dieser dem Patienten Vorwürfe gemacht hätte, hätte der Patient sich von seiner Selbstkritik einen Moment befreit, aber auch eine schädigende Beziehungskonstellation wiederholt. Sandler und Sandler (1978) haben für dieses Phänomen den Begriff der Aktualisierung vorgeschlagen.

Kriterien zur Differenzierung der Gegenübertragung

Wenn wir die beschriebenen unterschiedlichen Manifestationen der Gegenübertragung gesamthaft betrachten, wird deutlich, dass sich die Gegenübertragung in bestimmten Aspekten wesentlich unterscheidet. Im Folgenden beschreibe ich die Eigenschaften, die zur Differenzierung der Gegenübertragung beitragen, aus einer phänomenologischen Perspektive.

Affektstärke. Bei den aufgeführten Manifestationen der Gegenübertragung variiert vor allem die Affektintensität. Die traumatisierende Übertragung (Holderegger 2012), die als traumaspezifischer Ausdruck der projektiven Identifikation verstanden werden kann, zeichnet sich vor allem dadurch aus, dass hier das Ausmaß negativer Emotionen, das üblicherweise aus der Behandlung anderer Patientengruppen bekannt ist, das Erleben in erheblicher Weise übersteigt. Aufgabe der Therapeutin ist es, mit den für die Patientin unerträglichen Gefühlen einen Umgang zu finden und diese dann in einer Form in die therapeutische Beziehung einzubringen, dass die Patientin sie reintrojizieren kann. Mit fortschreitender Traumaintegration verliert die Stärke des Affekts an Intensität. Entsprechend passt sich die Gegenübertragung der behandelnden Therapeutin an: Die Gegenübertragung bleibt häufig belastend, aber verliert ihren überwältigenden Charakter.

Differenziertheit der Gefühle. Auch die Differenziertheit in der Gefühlswahrnehmung scheint im Verlauf des Traumaintegrationsprozesses sehr unterschiedlich zu sein. Ob wir eine diffuse Angst und Verwirrung in der Gegenübertragung erleben oder das Gefühl haben, ungenügend oder inkompetent zu sein, gibt einen Hinweis auf den Verarbeitungsgrad traumatischer Geschehnisse. Bei Ersterem ist die Gegenübertragung ein Indiz dafür, dass der Traumaintegrationsprozess noch am Anfang steht. Die Gefühle sind global, diffus und nicht differenziert. Bei Letzterem können wir das Gefühl der Inkompetenz oder Enttäuschung dazu nutzen, um z. B. die Täter-Opfer-Dynamik besser zu verstehen. Die Therapeutin kommt in die konkordante oder komplementäre Rolle einer innerlich repräsentierten Rollenkonstellation des Patienten.

Wiederholung traumatischer Erfahrungen. Bei der hypnotischen und der traumatisierenden Übertragung findet eine Art Rollenumkehr statt. Über die Wiederholung traumatischer Erfahrungen in der therapeutischen Beziehung erhält die Therapeutin Zugang zu den für die Patientin nicht handhabbaren Gefühlen. Die Therapeutin wird damit zu einem Teil der Patientin, die die abgewehrten Gefühle der Patientin bei sich wahrnimmt. Bleibt die Selbst- und Objektdifferenzierung erhalten, zeigen sich in der Gegenübertragung weniger abgespaltene Gefühle der Patientin (wie bei der projektiven Identifikation), sondern Beziehungsmuster, die in der Regel von der aktualisierten Übertragungskonstellation der Patientin geprägt sind. Das manchmal unvermeidliche Agieren traumatischer Erfahrungen in zwischenmenschlichen Beziehungen weist auf eine andere, komplexere Verarbeitungsebene hin als das Erleben von überflutenden Affekten. Wie wir diesen unterschiedlichen Ausdruck der Gegenübertragung theoretisch erfassen und für die therapeutische Praxis nutzen können, ist Inhalt des nächsten Kapitels.

1.3 Zusammenfassung

Im Verlauf der psychoanalytischen Theorieentwicklung hat sich das Verständnis der Gegenübertragung gewandelt. Der Begriff wird immer breiter verwendet: Während zu Beginn unter Gegenübertragung lediglich das neurotische Übertragungspotenzial des Analytikers verstanden wird, erhält die Gegenübertragung mit Paula Heimann Indikatorfunktion für die verinnerlichten Beziehungsmuster des Patienten. Mit der totalistischen Auffassung werden schließlich alle Gefühle, Einstellungen, Fantasien etc. als Gegenübertragung bezeichnet, die eine Therapeutin gegenüber ihren Patienten erlebt. Mit der intersubjektiven Wende der Psychoanalyse wird auch das ursprüngliche Rollenverständnis zwischen Therapeut und Patient als obsolet betrachtet. Durch die Bezogenheit zwischen Behandlerin und Patientin entwickelt sich ein intersubjektives Feld, in dem ein Wechselspiel beiderseitiger Übertragungen und Gegenübertragungen stattfindet.

Mit der Wandlung des Begriffs der Gegenübertragung hat sich auch die Konzeption der Gegenübertragung bei traumatisierten Patienten verändert:

- Als unter Gegenübertragung das neurotische Übertragungspotenzial des Therapeuten im Umgang mit Patienten verstanden wurde, tauchte der Begriff der »hypnotischen Übertragung« auf. Bei der hypnotischen Übertragung wird die Gegenübertragung des Therapeuten *ausschließlich* auf eigene ungelöste Konflikte und unverarbeitete Traumata des Therapeuten zurückgeführt.
- Mit dem Verständnis der Gegenübertragung, wonach die Gegenübertragung Indikatorfunktion für die Übertragungen des Patienten erhält, kann im weiteren Sinne die von Hans Holderegger (2012) konzipierte traumatisierende Übertragung verbunden werden. Auch hier verschiebt sich der Fokus weg von einer monadischen Konzeption hin zu einer Zwei-Personen-Perspektive.
- Der totalistischen Auffassung von der Gegenübertragung sowie deren intersubjektives Verständnis kann die wesentlich breitere Definition der Gegenübertragung zugeordnet werden: In dieser Definition wird – neben den in den beiden ersten Auffassungen genannten Quellen – auch die aktuelle Realität und das Theorieverständnis des Therapeuten berücksichtigt.

Tabelle 1-2 fasst die Quellen der Gegenübertragung in der Arbeit mit traumatisierten Patienten zusammen.

Tab. 1-2 Quellen der Gegenübertragung in der Arbeit mit traumatisierten Patienten (Erläuterung im Text)

Patient	Interpersonelles Feld	Therapeut
Übertragung	Gegenübertragung ▪ konkordant ▪ komplementär	Eigenübertragung
Entwicklungsdefizite	Kompensation von Entwicklungsdefiziten	Entwicklungsdefizite
Wahrnehmung abgespaltener Gefühle des Therapeuten	Täter/Opfer-Dynamik des Therapeuten	Hypnotische Übertragung
Traumatisierende Übertragung	Täter/Opfer-Dynamik des Patienten	Wahrnehmung abgespaltener Gefühle des Patienten
Reale Aspekte der Beziehung	Alltagskommunikation	Reale Aspekte der Beziehung
Tatsache der Traumatisierung	Gegenübertragung ▪ konkordant ▪ komplementär	Tatsache der Traumatisierung
Subjektive Theorien		Theoretischer Hintergrund

Die *erste Spalte* beschreibt das Erleben und die psychischen Prozesse des Patienten. Zuerst wird die Übertragung, die verinnerlichten Beziehungsmuster des Patienten, aufgeführt, danach mögliche Entwicklungsdefizite aufgrund eines frühkindlich versagenden sozialen Umfeldes sowie die Wahrnehmung abgespaltener Gefühle des Therapeuten, wenn dieser eigene Traumata in die therapeutische Beziehung einbringt. Als besondere Form der projektiven Identifikation wird die traumatisierende Übertragung beim Patienten genannt. Wird von der totalistischen Auffassung der Gegenübertragung ausgegangen, werden auch reale Aspekte der Beziehung sowie die subjektive Bedeutung der Tatsache der Traumatisierung als die Gegenübertragung prägend miteinbezogen.

In der *zweiten Spalte* sind die Inhalte des sogenannten interpersonellen Feldes genannt, dessen Wechselspiel durch beiderseitige Übertragungen gekennzeichnet ist. Sowohl Patient als auch Therapeut können dabei in der Gegenübertragung die konkordante oder die komplementäre Rolle übernehmen. An zweiter Stelle wird die Kompensation von Entwicklungsdefiziten aufgeführt. Der Therapeut muss bei frühgestörten Patienten eine neue emotionale Erfahrung ermöglichen, um Nachreifung zu fördern. Auch der umgekehrte Fall kann zutreffen, nämlich beim Verlust der therapeutischen Rolle: Der Patient reagiert auf die Bedürftigkeit des Therapeuten und versucht, diesen zu regulieren. Anschließend ist die Wahrnehmung von abgespaltenen Gefühlen des Patienten, aber möglicherweise auch des Therapeuten genannt. Sie wird über gegenseitige projektive Identifikationen vermittelt und kann zu einer Rollenumkehr in der Beziehung zwischen Patient und Therapeut führen (Täter-Opfer-Dynamik). In der folgenden Spalte wird als Alltagskommunikation die kulturell oder durch subjektive Theorien geprägte Kommunikation über reale Aspekte der Beziehung aufgeführt, während folgend die Tatsache der Traumatisierung zu konkordanten oder komplementären Formen der Identifikation mit dem Opfer führen kann: Entweder ist Mitgefühl mit dem Opfer vorhanden oder das Gegenteil ist der Fall. Aus Abwehrgründen kommt es zu einer Opferbeschuldigung, wo dem Opfer die Verantwortung für die Tat zugesprochen wird.

Die *dritte Spalte* betrifft die mitgebrachten Organisationsmuster des Therapeuten. An erster Stelle ist die Eigenübertragung des Therapeuten aufgeführt, die durch den Patienten in ihm angestoßen wird. Danach wird auf Entwicklungsdefizite des Therapeuten hingewiesen sowie auf projektive Identifikationen des Therapeuten. Wie in der Spalte zum Patienten werden auch auf der Therapeutenseite reale Aspekte der Beziehung sowie die subjektive Bedeutung der Tatsache der Traumatisierung als möglicher Anlass für Gegenübertragungsgefühle genannt sowie der theoretische Hintergrund des Therapeuten.

KAPITEL 2

Wie kann die Gegenübertragung aus symboltheoretischer Sicht differenziert werden?

Wie im vorangehenden Kapitel beschrieben, manifestiert sich die Gegenübertragung in sehr unterschiedlichen Formen: als Körpersymptome, emotionale Vermeidung oder Überflutung. In der Rollenumkehr erleben Therapeuten die Hilflosigkeit und Ohnmacht, die ihre Patienten einst erfahren mussten, oder werden verstrickt in eine Täter-Opfer-Dynamik, in der ihnen die konkordante oder komplementäre Rolle zugewiesen wird. Diese verschiedenen Formen der Gegenübertragung versuche ich theoretisch zu erfassen, indem ich auf symboltheoretische Überlegungen zurückgreife.

Um verständlich zu machen, warum Symbolisierungsprozesse bei der Traumaverarbeitung zentral sind, gehe ich vom Erleben in der traumatischen Situation aus. In der traumatischen Situation kommt es zu einer Regressionsbewegung, in der erreichte Fähigkeiten verloren gehen. Die Affektstärke ist überwältigend, die Affektdifferenzierung ist nicht mehr möglich, das Geschehen kann nicht in Worten zum Ausdruck gebracht werden. Es kommt zu einer Resomatisierung, Deverbalisierung bzw. Desymbolisierung im Empfinden und Verhalten. Für die Traumaverarbeitung stellt sich dementsprechend die Aufgabe, wie diese Regressionsbewegung rückgängig gemacht werden kann. Aus symboltheoretischer Sicht geht es bei diesem Prozess darum, wie ein einst äußeres Geschehen über präsymbolische Ebenen – als Körpersymptome und Handlungen – allmählich in ein Narrativ der Traumageschichte übergeführt wird, das die traumatische Wirklichkeit repräsentiert.

Ich gehe von der Hypothese aus, dass mit unterschiedlichen Stufen der Symbolisierung traumatischer Erfahrungen auch verschiedene Manifestationen der Gegenübertragung einhergehen, d.h., die Gegenübertragung wird durch den Symbolisierungsgrad der traumatischen Geschehnisse mitbestimmt (Barwinski 2020a). Wie wir uns den Prozess der Symbolisierung traumatischer Ereignisse vorstellen können und welche Schlussfolgerungen für das Verständnis der Gegenübertragung damit möglich werden, wird im Folgenden Thema sein. Zuvor bleibt noch zu definieren, von welchem Traumaverständnis und Symbolbegriff ich in meinen Ausführungen ausgehe.

2.1 Definition von Trauma und Symbol

Ich verwende den Begriff Trauma im Sinne der beiden Traumaforscher Gottfried Fischer und Peter Riedesser (1998).

> **Definition: Trauma**
>
> Ein Trauma ist »ein vitales Diskrepanzerlebnis zwischen bedrohlichen Situationsfaktoren und individuellen Bewältigungsmöglichkeiten, das mit Gefühlen der Hilflosigkeit und schutzloser Preisgabe einhergeht und so eine dauerhafte Erschütterung von Selbst- und Weltverständnis bewirkt« (Fischer & Riedesser 1998, S. 79).

Hier wird Trauma als ein Erlebnis definiert, das sich durch Affektüberflutung und den Zusammenbruch der Abwehr auszeichnet. Spezifisch für unintegrierte traumatische Geschehnisse ist zudem, dass sie nicht in Worten zum Ausdruck gebracht werden *können,* d.h., die Erfahrung bleibt unsymbolisiert. Um verständlich zu machen, was mit »unsymbolisiert« gemeint ist, gehe ich im Folgenden auf den Symbolbegriff ein.

In einer vorangehenden Veröffentlichung (Barwinski 2020a) habe ich mich bereits mit dem Thema Repräsentation, Symbol und Symbolisierung auseinandergesetzt. An dieser Stelle beziehe ich mich weitgehend auf die in dieser Arbeit ausgearbeiteten Zusammenhänge. Im Folgenden gebe ich lediglich einen Überblick zu den dort aufgeführten Begriffsdefinitionen.

»Repräsentation« ist nach Kantorowicz (1992, S. 416) »das Bild, das uns abwesende Gegenstände in den Sinn und in Erinnerung ruft und das sie uns schildert, wie sie sind«. Dementsprechend veranschaulicht eine Repräsentation etwas, das nicht anwesend ist, indem sie an dessen Stelle ein Bild, Zeichen oder etwas anderes Anschauliches setzt, das das Abwesende darstellt. Den Begriff der Repräsentation gebrauche ich als übergreifendes Konzept, wie es von Heinrich Deserno (2006) vorgeschlagen wird.

Definition: Symbol

Ein Symbol ist ein Objekt, Bild, Sprachausdruck oder etwas anderes, das für etwas anderes steht, das etwas anderes vertritt.

Ein Symbol ist in diesem Sinne ein Kennzeichen oder Sinnbild, das eine bestimmte, nicht unmittelbar aus ihm ersichtliche Bedeutung ausdrückt. Symbole als Bedeutungs- und Informationsträger repräsentieren etwas von ihnen Unterscheidbares. Beim »Symbolspiel« z. B. können Blätter Teller sein, Steinchen Brote, alles mit dem Ziel, »Essen« zu spielen. Die Beziehung der Symbole zu den Objekten ist entweder konventionell (z. B. Wortsymbole, Symbole der formalen Logik) oder bildhaft im Sinne einer Ähnlichkeitsrelation (Icon).

»Symbolisieren« ist die psychische Aktivität, die zum Symbol führt. Symbolisierung ist ein aktiver Konstruktions- bzw. Transformationsprozess; das Symbol ist *gewissermaßen* das Resultat dieses Vorgangs. Während zu Beginn der kindlichen Entwicklung das Symbol noch sehr nahe am abzubildenden Gegenstand ist, wird es mit zunehmender kognitiver und emotionaler Entwicklung immer abstrakter und gegenstandsgelöster.

Die unterschiedlichen Stufen, die dieser Prozess durchläuft, erfasst der Terminus »Symbolisierungsniveau«, »Symbolisierungsebene« oder »Symbolisierungsstufe«. Um unterschiedliche Symbolisierungsniveaus zu differenzieren, muss eine weitere Hypothese eingeführt werden. Ich gehe davon aus, dass der Prozess der Symbolisierung eines äußeren Ereignisses ähnliche Stufen durchläuft, wie wir sie bei der kindlichen Repräsentanzenbildung beobachten (Barwinski 2020a). Für die Traumaverarbeitung bedeutet dies, dass die Repräsentation traumatischer Geschehnisse als Prozess beschrieben werden kann, der sich durch unterschiedliche Stufen auszeichnet, die nach dem Vorbild der kindlichen Repräsentanzenbildung aufeinander aufbauen. Wie können wir uns diesen Vorgang konkret vorstellen? Und welche Rolle kommt der Gegenübertragung in diesem Prozess zu?

2.2 Ebenen der symbolischen Organisation und Traumaverarbeitung

Wenn wir davon ausgehen, dass Symbolisierungsebenen, die sich im Traumaintegrationsprozess zeigen, den kindlichen Entwicklungsstufen der Bildung von Repräsentanzen entsprechen (Barwinski 2020a), dann drängen sich Konzepte aus der Entwicklungspsychologie auf. Ich beziehe mich auf die aus Italien stammende, später in die USA migrierte Psychoanalytikerin Anna Aragno (1997). Sie beschreibt die Entwicklung der Fähigkeit zur Symbolisierung in Stufen. In ihrem hierarchischen Model von Ebenen der symbolischen Organisation geht sie weitgehend von Überlegungen des Entwicklungspsychologen Jean Piaget aus, berücksichtigt aber auch psychoanalytische Theorien zur Symbolisierung sowie Konzepte aus der Semiotik. Da ihr Modell für meine weiteren Ausführungen zentral ist, soll es an dieser Stelle kurz skizziert werden (eine ausführlichere Zusammenfassung findet sich in Barwinski 2020a).

Aragno (1997) geht davon aus, dass Symbolisierung aus einer Reihe von Transformationen von undifferenzierten Zuständen der relativen Globalität hin zu Stufen zunehmender Differenzierung und hierarchischer Strukturierung verläuft. Das erreichte Entwicklungsniveau wird durch bestimmte charakteristische Fähigkeiten zur Organisation von Erfahrungen nach altersbedingten Schwerpunkten und Kriterien definiert. Das heißt, jede Ebene zeichnet sich durch spezifische Entwicklungsschritte und die damit einhergehenden Fähigkeiten aus. Es ist eine spezifische Art des Denkens, das die Ebenen der Organisation unterscheidet, das nicht altersgebunden ist, aber bestimmte kognitive und emotionale Fähigkeiten voraussetzt und auf einer bestimmten Stufe verhaftet bleibt.

In Anlehnung an Jean Piaget differenziert sie drei Modi der Organisation: Im ersten Modus ist die Motorik zentral, im zweiten die bildliche Darstellung und im dritten Modus sind Abstraktion und Sprache die Form, wie sich Denken äußert. Ontogenetisch entwickelt sich jede Organisation aus der vorhergehenden, aber sobald sich die hierarchische Organisation gebildet hat, sind alle Ebenen an der vollständigen Reifung beteiligt. Den beobachtbaren Ausdruck dieser Entwicklung beschreibt sie entsprechend

- von präpräsentativ, enaktiv (im ersten Modus)
- zu präsentativ, figurativ (wenn im zweiten Modus die bildliche Darstellung das Denken bestimmt) und schließlich
- zu konzeptuell repräsentativ, symbolisch, diskursiv (was das Denken im dritten Modus auszeichnet).

In ihrem Modell differenziert sie zwischen sechs Ebenen der symbolischen Organisation:

- Stufe 1: Protosensorische Anlage
- Stufe 2: Primäre oder archetypische Zeichen und Signale
- Stufe 3: Symbolische Funktion
- Stufe 4: Sprache
- Stufe 5: Sekundäre Symbolisierung
- Stufe 6: Psychoanalytischer Prozess

Die von ihr ausgearbeiteten Stufen dienen mir als heuristisches Bezugssystem, um Ausdrucksformen traumatischer Erfahrungen zu ordnen.[2] Den sechs Ebenen ordne ich dementsprechend zuerst unterschiedliche Repräsentationen traumatischer Geschehnisse zu, die

2 In einer vorangehenden Veröffentlichung (Barwinski 2020a) konnten ausgehend von Piagets Stufen der kognitiven Entwicklung ebenfalls sechs Ebenen der Symbolisierung ausgearbeitet werden, die mit Anna Aragnos Modell weitgehend identisch sind.

dem auf der jeweiligen Stufe erreichten Symbolisierungsniveau entsprechen.

Stufe 1: Protosensorische Anlage

Erste Lebenserfahrungen vollziehen sich über die Sinne und werden auch durch die Sinne organisiert. Sie sind körperlich, undifferenziert und synästhetisch. Die rudimentäre Konstruktion von Begriffen der Kausalität und des Kontingenzbewusstseins ermöglichen neue kognitive Fähigkeiten, die unter anderem zu Angstgefühlen und Bindungsmustern führen. Die sensomotorische Organisation nach Piaget kann dieser Stufe zugeordnet werden. Weitere Merkmale sind reziproke, gestische Beeinflussung sowie die fehlende Objektdifferenzierung.

Übertragen wir diese Vorstufen der Repräsentation auf den Traumaverarbeitungsprozess, kann vermutet werden, dass auf dieser Stufe Reaktivierungen traumatischer Erfahrungen sich in Form von Körpersymptomen zeigen. Ich möchte ein Beispiel anführen:

Fallbeispiel: Traumareaktivierung in Form von Körpersymptomen

Eine Patientin hatte plötzlich Unterleibsschmerzen, als in der Therapie ihre schweren sexuellen Missbrauchserlebnisse zum Thema wurden. Ihre Schmerzen entsprachen, wie in folgenden Gesprächen deutlich wurde, den Körperempfindungen, die sie während sexueller Übergriffe empfunden hatte. Die Patientin konnte sich nur bruchstückhaft an diese Übergriffe erinnern. Ihre Körpersymptome können als erste rudimentäre Vorstufe einer Repräsentation ihrer Missbrauchserfahrungen verstanden werden, die sie zu diesem Zeitpunkt der Behandlung noch nicht in anderer Form zum Ausdruck bringen konnte.

Wichtig erscheint mir hier der Hinweis, dass diese Beobachtung im Einklang steht mit Ergebnissen der Embodied Cognitive Science (Leuzinger-Bohleber et al. 2013), in der das Gedächtnis verstanden wird als eine Funktion des gesamten Organismus, als Produkt komplexer, dynamischer, rekategorisierender und interaktiver Prozesse, die immer auch »embodied« sind.

Stufe 2: Primäre oder archetypische Zeichen und Signale

Wenn mehr und mehr Einheiten von Erfahrungen, Erinnerungsstücken und Konstruktionen von Eindrücken aneinandergereiht werden, entsteht die Fähigkeit zur inneren Repräsentation. Diese ist auf dieser Stufe nichtlinear, amorph, nichtdiskursiv. In diese Entwicklungsphase (18 bis 20 Monate) fällt auch die Wahrnehmungskonstanz lebloser Objekte. »Zeichen« sind nach Aragno einfache Aspekte des Gegenstands oder des Handlungsschemas. Zeichen stehen für eine Handlung oder ein Ereignis. »Signale« zeigen etwas an, sie befehlen Aktionen. Beides, Zeichen und Signale, sind unmittelbar, noch mit den Sinnen verbunden. Die sensomotorische Organisation bzw. der Übergang von der sensomotorischen Intelligenz zum vorbegrifflichen Denken nach Piaget entspricht dieser Regulationsebene. Weitere Merkmale sind: Zeitlosigkeit, Dominanz von Mustern, Raumwahrnehmung, Ortsbestimmung sowie Gestaltwahrnehmung. Der Stufe 2 ordnet Anna Aragno auch Phänomene wie archetypische Zeichen zu. Ein Archetyp als solcher ist unbewusst, er ist in seiner Wirkung aber unter anderem in Bildern erfahrbar, wie beispielsweise in Träumen, Visionen, künstlerischen Werken, Märchen und Mythen.

Der für diese Stufe spezifische Ausdruck traumatischer Erfahrungen weist Elemente oder Verhaltensmuster auf, die genau so in der traumatischen Situation vorhanden waren oder stattgefunden haben. Beispiele sind Flashbacks und Affektzustände, die mit Bildern und dem Erleben in der traumatischen Situation identisch sind. Aber auch das Schutzverhalten, das Traumabetroffene in der traumatischen Situation zeigten, kann dieser Stufe zugeordnet werden. Hierzu ein Beispiel:

Fallbeispiel: Wiederholung des Schutzverhaltens

Eine Patientin war zu einem Abklärungsgespräch auf eine Traumastation gekommen. Als der diensthabende Arzt die Tür schloss, flüchtete die Patientin unter den Tisch. Das Schließen der Tür war offensichtlich ein Trigger, der zur Reaktivierung traumatischer Erfahrungen bei ihr führte – hier zur Wiederholung des Verhaltens, wie sie sich in traumatischen Situationen zu schützen versucht hatte. Der Patientin war der Grund für ihr Verhalten nicht bewusst.

Stufe 2 zeichnet sich dadurch aus, dass zwar ein repräsentiertes unbewusstes Wissen über Raumwahrnehmung, Ortsbestimmung und Handlung vorhanden ist, aber eine zeitliche Einordnung ist nicht möglich. Gottfried Fischer hat für diese Form der Reaktivierung traumatischer Ereignisse den Begriff des Traumaschemas kreiert. Ein Traumaschema ist ein zentrales, »in der traumatischen Situation aktiviertes Wahrnehmungs-/Handlungsschema, das im Sinne von Trauma als einem unterbrochenen Handlungsansatz mit Kampf- bzw. oder Fluchttendenz die traumatische Erfahrung im Gedächtnis speichert« (Fischer 2007, S. 606). Wichtig ist, dass das Traumaschema im impliziten Gedächtnis gespeichert ist. Spezifisch für das implizite Gedächtnis ist, dass kein Zeitgefühl vorhanden ist und Erfahrungen nicht in Worten zum Ausdruck gebraucht werden können (→ Kasten »Exkurs: Implizites und explizites Gedächtnis«).

Exkurs: Implizites und explizites Gedächtnis

Aufgrund von Untersuchungsbefunden aus der Gedächtnisforschung geht man davon aus, dass es unterschiedliche Formen der Erinnerung gibt. Verkürzt werden zwei Gedächtnisarten unterschieden: das explizite und das implizierte Gedächtnis.

Der wesentliche Unterschied zwischen implizitem und explizitem Gedächtnis besteht darin, dass ersteres unbewusst ist. Das implizite Gedächtnis entspricht einem frühen, dem Kind nicht bewussten, somatopsychischen, sensorischen und emotionalen Einprägen. Zu den Inhalten des impliziten Gedächtnisses gehören nicht nur Sinneswahrnehmungen, sondern ebenfalls Bewegungs- und Verhaltensmuster zusammen mit den gleichzeitig erlebten Affekten, Gewohnheiten, emotionalen Antworten sowie reflexive und klassisch konditionierte Handlungen. Auch im späteren Leben gehen einmal erlernte Fähigkeiten wie Radfahren oder Klavierspielen, sobald sie automatisiert sind, ins implizit-prozedurale Gedächtnis ein.

Die explizite Erinnerung ist dagegen bewusst. Das explizite Gedächtnis verarbeitet semantische Informationen, unterliegt expliziter Kontrolle und kann nach dem Spracherwerb in Worten mitgeteilt werden.

Stufe 3: Symbolische Funktion

Stufe 3 wird durch den Erwerb der Symbolfunktion definiert. Die symbolische Funktion ermöglicht den Übergang vom figurativen/ bildlichen zum begrifflich-symbolischen Denken. Das Wort hat sich vom sensomotorischen Schema losgelöst und die Funktion der Darstellung übernommen. Das heißt, Worte sind nicht mehr Teil der Handlung, sondern Erinnerung an die Handlung. Damit korreliert eine spezifische Art der Objektivierung. Während Handlungen noch an ein konkretes, nach außen gerichtetes Tun gebunden sind, wird der Übergang zu reversiblen geistigen Handlungen (Jean Piaget spricht von Operationen) allmählich möglich. Hinzu kommt die Fähigkeit zur sozialen Koordination. Die Integration von Operationen und sozialer Koordination geht einher mit dem Spracherwerb. Piagets vorbegriffliches Denken entspricht weitgehend dieser dritten Ebene der symbolischen Organisation.

Für den Ausdruck traumatischer Erfahrungen bedeuten die auf Stufe 3 erreichten Fähigkeiten, dass Erinnerungen an traumatische Geschehnisse möglich sind und diese Erinnerungen auch zeitlich eingeordnet und in Worten mitgeteilt werden können. Im Unterschied zu den Stufen 1 und 2, in denen Reaktivierungen traumatischer Ereignisse jederzeit durch Trigger ausgelöst in die Aktualität brechen können, ist ab Stufe 3 eine gewisse Kontrolle erreicht: Traumabetroffene können sich bewusst erinnern, aber auch willentlich Erinnerungen zur Seite stellen. Hierzu ein Beispiel, das den Übergang von Stufe 2 zu Stufe 3 illustriert:

Fallbeispiel: Fähigkeit zur Erinnerung und Verbalisierung

Die Patientin hatte schwere sexuelle Übergriffe durch ihren Großvater erfahren. Als sie zur Behandlung kam, konnte sie sich nicht mehr an diese Übergriffe erinnern. Erste Hinweise auf die erlebten Misshandlungen tauchten als Flashbacks auf. Die Patientin berichtete, dass sie in einer Apotheke ein Einreibemittel gekauft hatte, um ihre Erkältung zu kurieren. Als sie den Geruch der Salbe roch, wurde ihr übel, sie hatte mit Brechreiz zu kämpfen. Sie wusste plötzlich, dass ihr Großvater unter dem Vorwand, ihren Husten behandeln zu wollen, sie am ganzen Körper berührt hatte. In der folgenden Therapiesitzung berichtete sie, dass sie die ganze Nacht nicht geschlafen habe. Ihre Therapeutin fragte sie: »Haben Sie Angst, dass jemand in Ihr Bett kommt, während Sie schlafen? Ist es möglich, dass Sie wach bleiben müssen, um aufzupassen?« Die Patientin entgegnete: »Ich erinnere mich, dass mein Großvater in mein Bett kam, als ich ca. 10 Jahre alt war. Ich konnte mich nicht mehr bewegen und nicht weglaufen.«

Wie das Fallbeispiel zeigt, dominiert bei diesen ersten Erinnerungsspuren das Körpererleben und die konkrete Handlung. Über ihren Körper erinnert sich die Patientin an die Ohnmacht und das Gefühl des Ausgeliefertseins, das sie in Situationen empfand, wenn sie sexuellen Übergriffen ausgesetzt war.

Stufe 4: Sprache

Symbolisierung und Sprache haben auf Stufe 4 die Flexibilität des Denkens erhöht. Zentral ist hier der Übergang von präpräsentativ zu symbolisch, gekoppelt mit der Bewusstwerdung der eigenen Aktivität als denkendes Subjekt und mit der Entdeckung, dass die geistigen Werkzeuge innerlich sind. Anna Aragno betont, dass das Erreichen von Stufe 4 nicht mit dem Gebrauch von Worten gleichgesetzt werden kann, sondern immer innere Denkvorgänge – ein Konzept, das mit dem Wort verbunden ist – impliziert.

Auf den Traumaintegrationsprozess übertragen hat der mit Stufe 4 einhergehende Entwicklungsschritt zur Folge, dass Traumabetroffene nicht nur das Geschehen in der traumatischen Situation über ihren Körper und eigene Reaktionsmuster zum Ausdruck bringen (Stufe 1 und 2) und die mit diesen Erfahrungen einhergehenden Erinnerungen verbalisieren können (Stufe 3), sondern dass sie ein neues Selbstbewusstsein erreicht haben. Wie wir uns dieses neue Erleben vorstellen können, möchte ich wiederum mit einem Beispiel verdeutlichen. Ich beziehe mich auf die Patientin in der vorangegangenen Fallvignette.

Fallbeispiel: Patientin erlangt Wissen um ihr Opfersein

Nach der Erinnerung, dass der Großvater in ihr Bett kam, als sie ca. 10 Jahre alt war, tauchten immer mehr Erinnerungen an sexuelle Übergriffe auf. Erst ab diesem Zeitpunkt in der Behandlung wurde der Patientin bewusst, dass sie das Opfer von Übergriffen war. »Obwohl ich von den Übergriffen weiß – ich kann mich genau an Situationen erinnern – habe ich mich lange Zeit nicht als Opfer gefühlt. Zu wissen, was geschehen ist, heißt nicht, dass einem bewusst ist, was dieses Wissen für einen selbst bedeutet. Erst jetzt realisiere ich, dass es ja sexuelle Übergriffe waren, die ich erfahren habe. Erst jetzt kann ich begreifen, dass ich ja Opfer war.« Da ihr Großvater schon Jahre zuvor gestorben war, ging sie zur Vormundschaftsbehörde und hinterlegte dort in ihrer Akte ein Schreiben, in dem die Übergriffe durch den Großvater dokumentiert waren. Sie selbst sagte zu diesem Schritt: »Wenn der Großvater noch leben würde, hätte ich ihn angezeigt. Da dies nicht mehr möglich ist, habe ich es in dieser Form gemacht.«

Stufe 5: Sekundäre Symbolisierung

Auf Stufe 5 können verschiedene Sichtweisen oder Haltungen sowohl innerlich eingenommen als auch nach außen vertreten werden, was letztlich Intersubjektivität auszeichnet. Eine neue Repräsentationsstruktur ist damit erreicht: die Fähigkeit, über die eigenen mentalen Prozesse nachzudenken und diese zu reflektieren. Das Denken wird hypothetisch-deduktiv. Mentales Testen von Hypothesen wird möglich, und damit verliert die konkrete Beobachtung von äußeren Objekten an Bedeutung.

Um zu verdeutlichen, wie die für diese Stufe spezifischen Fähigkeiten den Ausdruck traumatischer Erfahrungen prägen, möchte ich wiederum von einem Beispiel ausgehen:

Fallbeispiel: Fähigkeit zur Mentalisierung

Frau S. war von ihrer Mutter zur Adoption freigegeben worden. Obwohl die Mutter zwei weitere Kinder ebenfalls zur Adoption gab, war die Patientin davon überzeugt, dass etwas an ihr nicht »in Ordnung« war und die Mutter sie deshalb nicht haben wollte.

Sie äußerte folgende Vermutung: »Ich habe eine Missbildung an meiner linken Hand, weil die Mutter während der Schwangerschaft Contergan eingenommen hatte. Diese Missbildung ließ die Mutter erschrecken, als ich ihr nach der Geburt gezeigt wurde.« Für Frau S. war also diese körperliche Veränderung der Grund, warum ihre Mutter sie nicht haben wollte. Mit dem bewussten Realisieren dieser Fantasie konnte Frau S. diese hinterfragen und sich das erste Mal mit den Motiven ihrer Mutter befassen. Sie realisierte, dass ihre Mutter ja auch die »normalen« Kinder weggegeben hatte. Sie erkannte, dass nicht ihr Körper oder ihr Verhalten der Grund für die Ablehnung der Mutter waren, sondern dass ihre Mutter große seelische Probleme hatte. Ihre Mutter war nicht fähig, sich um ihre Kinder zu kümmern.

Mit dieser Erkenntnis hatte die Patientin eine neue Symbolisierungsstufe erreicht. Anders als auf Stufe 4 war es ihr möglich, unterschiedliche Perspektiven einzunehmen. Mentalisieren war möglich geworden: die Fähigkeit, Annahmen über Bewusstseinsvorgänge in anderen Personen vorzunehmen und diese in der eigenen Person zu erkennen, d. h. Gefühle, Bedürfnisse, Absichten, Erwartungen und Meinungen bei anderen zu vermuten und auch bei sich zu erfassen und zu verstehen.

Stufe 6: Psychoanalytischer Prozess

Den psychoanalytischen Prozess betrachtet Aragno (1997) als höchste Form der symbolischen Organisation. Stufe 6 kann als übergeordnete Ebene angesehen werden, die für alle vorangehenden Stufen Bedeutung hat, weil mit ihr eine bestimmte Form des Umgangs mit psychischen Phänomenen definiert wird. Der gemeinsame, dialogische Reflexionsprozess von Patient und Therapeut wird als Ort der Wissensgenerierung bestimmt. In diesem Sinne ist der psychoanalytische Prozess immer Selbstreflexion mit dem Ziel der Repräsentation von Erfahrung. In der Psychotherapie, so auch in der Behandlung traumatisierter Patienten, geht es immer wieder darum, diese Ebene der Reflexion zu erreichen, wenn sie z. B. aufgrund heftiger Gegenübertragungsgefühle verloren gegangen ist.

2.3 Symbolisierungsstufe, Ausdrucksformen traumatischer Erfahrungen und Gegenübertragung

Nach der Zuordnung unterschiedlicher Repräsentationsformen traumatischer Ereignisse zu Ebenen der symbolischen Organisation geht es in einem nächsten Schritt darum, für diese Ebenen spezifische Gegenübertragungsmanifestationen zu finden. Um hier eine erste Kategorisierung vorzunehmen, greife ich auf die am Ende des ersten Kapitels vorgeschlagenen Kriterien zur Differenzierung der Gegenübertragung zurück: Affektstärke, Differenziertheit der Gefühle sowie der Impuls, traumatische Erfahrungen in zwischenmenschlichen Beziehungen zu wiederholen.

2.3.1 Differenzierung der Gegenübertragung nach phänomenologischen Kriterien und Symbolisierungsstufe

Phänomenologische Kriterien

Bei Einnahme einer phänomenologischen Perspektive (→ Kap. 1.2.3) fällt auf, dass sich mit Fortschreiten der Symbolisierung traumatischer Ereignisse die Affektintensität verringert. Damit einher geht eine Differenzierung der Gefühle und weiterer Ich-Funktionen, wie z. B. der Selbst-Objekt-Differenzierung, sowie eine Abnahme des Drangs, traumatisierende Beziehungserfahrungen in zwischenmenschlichen Beziehungen zu wiederholen. Die Bewegung hin zu einer Affektmilderung und -differenzierung und weg vom Agieren zu größerer Reflexionsfähigkeit trifft auch auf die Gegenübertragung zu.

Affektstärke. Zu Beginn der Traumaverarbeitung sind die Affekte für Traumabetroffene überwältigend. Das gleiche gilt für die Gegenübertragung: Wie unter anderem Davies und Frawley (1994) hervorheben, können Therapeuten den gleichen emotionalen Zustand erleben, sogar die gleichen körperlichen Empfindungen haben, wie die Patienten, mit denen sie arbeiten. Betäubung und emotionale Vermeidung oder Überflutung, das Wegtreten, die tranceähnlichen Phänomene und körperlichen Zustände finden ihre Entsprechung in der korrespondierenden Gegenübertragung. In diesen Momenten ist der Therapeut gewissermaßen zum Patienten geworden. Die Selbst-Objekt-Differenzierung ist in der Gegenübertragung nicht mehr möglich (Barwinski 2021).

Nehmen wir die genannten Ebenen der symbolischen Organisation als Bezugssystem, dann kann dieses Phänomen der Stufe 2 zugeordnet werden. Die Gegenübertragung zeigt sich hier in Form von überwältigenden Affektzuständen. Mit fortschreitender Symbolisierung der traumatischen Ereignisse verliert die Affektstärke beim Patienten an Intensität. Entsprechend passt sich die Gegenübertragung des Therapeuten dem Erleben des Patienten an: Der Umgang mit der Gegenübertragung kann weiterhin anspruchsvoll sein, aber die in der Gegenübertragung wahrgenommenen Gefühle sind nicht mehr überwältigend.

Differenziertheit der Gefühle. Auch die Differenziertheit der in der Gegenübertragung wahrgenommenen Gefühle ist im Verlauf des Traumaintegrationsprozesses sehr unterschiedlich. Bei unintegrierten Traumata erleben Betroffene überwältigende Affekte, dissoziative Zustände und häufig ein Gefühl diffuser Angst. In der Gegenübertragung kann die Therapeutin in die gleichen körperlichen und emotionalen Zustände geraten wie der Patient. Erst in späteren Phasen der Traumaverarbeitung werden spezifische Gefühle, z. B. Trauer, in der Gegenübertragung spürbar.

Ob globale Affekte die Gegenübertragung bestimmen oder komplexere Gefühle spürbar werden, ist somit ein wesentlicher Unterschied im Hinblick auf das von der Patientin erreichte Symbolisierungsniveau. Bei Ersterem kann die Gegenübertragung als Indiz gelten, dass der Traumaintegrationsprozess noch am Anfang steht, was Stufe 1 und 2 entspricht. Die Gefühle sind global, diffus, nicht differenziert. Bei Letzterem haben die in der Gegenübertragung erlebten Gefühle Indikatorfunktion, um die aktualisierten verinnerlichten Beziehungsmuster des Patienten zu verstehen. Der Therapeut erlebt in der konkordanten oder komplementären Position also eine verinnerlichte Rollenkonstellation des Patienten. Hier geht es um das Erfassen eines Beziehungsmusters, was den Stufen 4 und 5 entspricht, und nicht primär um den Zugang zu überwältigenden Affekten, was das Erleben auf den Stufen 2 und auch 3 widerspiegelt.

Wiederholung traumatischer Erfahrungen. Ein Phänomen, dass im Umgang mit der Gegenübertragung sehr bedeutsam ist, ist die Neigung zur Wiederholung belastender oder schädigender Erfahrungen in aktuellen Beziehungen. Bereits Sigmund Freud definierte den Begriff des Wiederholungszwangs zur Begründung des sonst schwierig zu erklärenden menschlichen Impulses, unangenehme oder sogar schmerzhafte Szenen oder Situationen zu wiederholen. Ein Mensch, der traumatische Erfahrungen erlebt hat, neigt demzufolge dazu, diese in seinen Beziehungen zu reinszenieren. Wichtig erscheint mir in diesem Zusammenhang zu betonen, dass der Wiederholungszwang letztlich dazu dient, eine traumatische Erfahrung durch wiederkehrende Neubelebung endlich zu überwinden. Es ist also ein Selbstheilungsversuch, der jedoch scheitern muss, weil die Wiederholung unbewusst bleibt.

Um den Wiederholungszwang besser zu verstehen, kann das Konzept des »szenischen Verstehens« (Argelander 1970) hilfreich sein. Gemäß Argelander ist ein therapeutisches Gespräch keine gewöhnliche Unterhaltung, sondern mehr ein Zuhören auf unterschiedlichen Ebenen: Wir erhalten objektive und subjektive Informationen und vor allem Informationen über das szenische Verstehen. Beispiele für objektive Informationen sind biografische Fakten oder bestimmte Verhaltensweisen. Bei der subjektiven Information ist dagegen entscheidend, welche Bedeutung eine Patientin bestimmten Fakten gibt. Informationen über das szenische Verstehen unterscheiden sich von subjektiven Aussagen nur durch eine Akzentverschiebung: Bei der subjektiven Information stehen noch die berichteten Daten im Vordergrund, denen die Patientin eine subjektive Bedeutung gibt. Bei der szenischen Information dominiert das Erlebnis der Situation mit allen Gefühlsregungen und Vorstellungsabläufen. Ich möchte ein Beispiel anführen:

Fallbeispiel: Inszenierung eines unbewussten Beziehungsmusters
Herr B., Anfang 60, Jurist in hoher Staatsstellung, kam, um in familiären Angelegenheiten Rat und Hilfe zu erlangen. Der Mann war trotz der bestehenden sommerlichen Hitze äußerst korrekt, beinahe feierlich gekleidet. Er schilderte zunächst den Grund seines Kommens und hatte sein »Referat« gründlich vorbereitet. Zudem benutzte er eine Art von Akte, um über die für die psychologischen Zusammenhänge gänzlich unbedeutsamen Daten exakt zu informieren und eventuell vorher Gesagtes zu korrigieren. Er wunderte sich etwas, dass der Interviewer für mitgebrachte Schriftstücke so wenig Interesse zeigte. Erst nach 25 Minuten ging der Ratsuchende auf seine Familienverhältnisse ein. Er gab von seiner Frau und den kleinen und teilweise auch schon erwachsenen Kindern kaum mehr als die Personalien an. Nun schwieg er und schaute erwartungsvoll auf den Interviewer. Dieser war durch den langen und gänzlich unergiebigen Sermon eingeschüchtert, aber auch etwas verärgert, hatte das Stereotyp des trockenen Juristen diagnostiziert und fragte deshalb bewusst freundlich und milde, ob es denn nicht für Kinder, vor allem für Söhne schwer sei, einen so erfolgreichen und tüchtigen Vater zu haben, man könne ihn kaum erreichen, geschweige denn, ihn etwa überflügeln. Das Gegenüber stutzte zunächst nach dieser unerwarteten und scheinbar auch nicht zur Sache gehörigen Bemerkung. Dann aber ging ein Leuchten über sein Gesicht, und er begann zu erzählen.

Über die Gegenübertragung erkannte der Therapeut, was das eigentliche Problem des Patienten war. Er versuchte, sein Gegenüber zu beeindrucken, aber ließ keinen wirklichen Kontakt zu. Er bemühte sich sehr, alles korrekt zu machen, aber realisierte gar nicht, dass er andere so auf Distanz hielt. Als der Therapeut seine Gegenübertragung in Form einer Frage in das Gespräch einbrachte, reagierte Herr B. erleichtert. Offensichtlich hatte er sich vom Therapeuten verstanden gefühlt. Die Deutung war dem Therapeuten nur möglich, weil er das, was zwischen ihnen inszeniert wurde, als Information für das Verständnis der Beziehungsdynamik nutzen konnte. Bei der szenischen Information dominiert das Erlebnis der Situation. Das Instrument der Wahrnehmung ist die Gegenübertragung des Therapeuten.

Bei traumatischen Erlebnissen kann angenommen werden, dass die Stärke der Affekte die Neigung zur Wiederholung dieser Erfahrungen verschärft. Dies trifft sicher auf Stufe 2 zu, wenn die Reaktivierung des Traumaschemas die traumatische Erfahrung zur Aktualität werden lässt (Barwinski 2020a). Aber auch die bereits erwähnte traumatisierende Übertragung (Holderegger 2003) ist ein Beispiel dafür, wie die Heftigkeit der Affekte in der Gegenübertragung dazu führt, dass traumatische Geschehnisse sich in aktuellen Beziehungen wiederholen. Diese Form der Gegenübertragung kann meiner Meinung nach den Stufen 3 oder 4 zugeordnet werden, wenn Erinnerung möglich ist, aber diese noch sehr nah an die Handlung gebunden bleibt.

In späteren Phasen der Traumaverarbeitung können traumatische Beziehungserfahrungen in Form der konkordanten und komplementären Gegenübertragung fassbar werden, wie sie von Heinrich Racker (1959) beschrieben wird. Zwar ist die Neigung zur Wiederholung auch hier nach wie vor vorhanden, aber kann besser erkannt und reflektiert werden. Diese Beziehungserfahrungen entsprechen weitgehend der Stufe 5, wenn eine Bewusstwerdung der eigenen Aktivität als denkendes Subjekt erreicht ist und gegebenenfalls auch verschiedene Sichtweisen eingenommen werden können.

Zuordnungen von Gegenübertragungen zu Ausdrucksformen traumatischer Erfahrungen

Die genannten Eigenschaften – Affektstärke, die Differenziertheit der Gefühle und der Handlungsdruck zur Wiederholung traumatisierender Beziehungserfahrungen – erlauben Zuordnungen der Gegenübertragung zu den unterschiedlichen Repräsentationsformen traumatischer Erfahrungen.

- Auf *Stufe 1* (protosensorische Anlage) kann die Patientin ihre traumatischen Erfahrungen nur über den Körper zum Ausdruck bringen.

Gegenübertragung: Die Therapeutin erlebt in der Gegenübertragung die gleichen körperlichen Empfindungen wie die Patientin. Affekte sind eventuell nicht spürbar und damit entfällt auch die Frage nach der Affektdifferenzierung.

- Auf *Stufe* 2 (primäre/archetypische Zeichen und Signale) vermittelt der Traumabetroffene über die Reaktivierung des Traumaschemas seinem Therapeuten, wie er sich in der traumatischen Situation gefühlt hat, welche körperlichen Empfindungen er hatte und wie er sich zu schützen versuchte.
  Gegenübertragung: Der Therapeut spürt die gleichen emotionalen Zustände, eventuell die gleichen körperlichen Empfindungen, wie sie der Patient erlebt, da auf dieser Ebene die Unterscheidung zwischen sich und anderen, die Selbst-Objekt-Differenzierung, noch nicht möglich ist. Die Affekte sind auch in der Gegenübertragung für den Therapeuten überwältigend und undifferenziert, was beim Patienten die Neigung zur Wiederholung traumatischer Ereignisse wahrscheinlich macht. Die Reaktivierung des Traumaschemas lässt die traumatische Erfahrung auch für den Behandler zur Aktualität werden.
- Ab *Stufe* 3 (symbolische Funktion) ist der Patientin Erinnerung möglich; diese ersten Erinnerungsspuren sind körperlich und an konkrete Handlungen gebunden.
  Gegenübertragung: Für die Therapeutin werden die Gefühle der Patientin spürbar, die deren Erleben in der traumatischen Situation entsprechen. Die Affektintensität ist nach wie vor hoch, aber eine erste Differenzierung der Gefühle ist möglich. Die Heftigkeit der Gegenübertragungsgefühle kann nach wie vor dazu führen, dass traumatische Geschehnisse sich in aktuellen Beziehungen wiederholen.
- Auf *Stufe* 4 (Sprache) können Patienten ihre Erinnerungen mit Worten beschreiben. Gleichzeitig erreichen sie ein neues Bewusstsein: das Erleben als eigenes Subjekt. Für Traumabetroffene bedeutet dieser Schritt, dass sie emotional erfassen, dass sie Opfer sind. Dieses Bewusstsein des eigenen Opferseins scheint auf den vorangehenden Stufen noch nicht vorhanden zu sein.

Gegenübertragung: Die Affektintensität beim Therapeuten hat nachgelassen und er kann seine Gefühle in der Gegenübertragung differenzierter wahrnehmen. Es besteht weiterhin die Tendenz, traumatische Geschehnisse in zwischenmenschlichen Beziehungen zu agieren, aber er kann diese zunehmend reflektieren.

- Auf *Stufe* 5 (sekundäre Symbolisierung) kann die Patientin unterschiedliche Perspektiven sowohl emotional und kognitiv einnehmen. Mentalisieren – auch in Bezug zum Täter – ist möglich geworden. Traumabetroffene können realisieren, aus welchen Motiven heraus der Täter gehandelt hat.
  Gegenübertragung: In der aktualisierten Übertragungskonstellation übernimmt die Therapeutin die konkordante und komplementäre Rolle in der Gegenübertragung. Die Intensität ihrer Gefühle hat wiederum im Vergleich zur vorangehenden Stufe abgenommen und sie kann zunehmend Gefühle differenzieren. Hier zeigen sich in der Gegenübertragung weniger abgewehrte Gefühle des Patienten, sondern Beziehungsmuster, die in der Regel von der aktualisierten Übertragungskonstellation des Patienten abhängig sind. Die Patientin neigt auch auf dieser Stufe zur Wiederholung schädigender Beziehungsmuster, diese kann sie aber aufgrund ihrer Reflexionsfähigkeit besser verstehen, anstatt unbewusst auszuagieren.
- *Stufe 6* ist eine Metaebene, die ermöglicht, über die Gegenübertragung nachzudenken und diese in einen sinngebenden Kontext zu stellen (siehe hierzu auch Barwinski 2017). Auf dieser Ebene ist der Wiederholungszwang aufgelöst, weil Verstehen das Handeln ersetzt.

2.3.2 Entwicklungspsychologische Perspektive

Die Zuordnung der Gegenübertragung zu Symbolisierungsstufen nach phänomenologischen Kriterien erlaubt eine erste systematische Differenzierung der Gegenübertragung. Im Folgenden beziehe ich entwicklungspsychologische Theorien in meine weiteren Überlegungen mit ein, um diese erste Zuordnung nach phänomenologischen Kriterien theoretisch zu untermauern und gegebenenfalls zu differenzieren. Da Gegenübertragung eng mit dem Konzept der Empathie verknüpft ist, ist für uns von Interesse, wie Empathie im Verlauf der kindlichen Entwicklung erworben wird.

Entwicklung der Empathie

Der Philosoph und Pädagoge Thomas Kesselring (2010) beschreibt – ausgehend von Piagets Stufenmodell der kognitiven Entwicklung – die emotionale Entwicklung, einschließlich der Entwicklung der Empathie, in Stufen. Da auch Aragno sich bei ihren Ebenen der symbolischen Organisation weitgehend auf Jean Piaget stützt, drängt sich für meine weiteren Überlegungen ein entwicklungspsychologisches Konzept auf, das Piagets Stufenmodell zum Ausgangspunkt nimmt.

Jean Piaget postuliert, dass intellektuelle und affektive bzw. soziale Strukturen isomorph sind und sich parallel entwickeln. Dementsprechend geht er von der Prämisse aus, dass Emotionen durch ihre kognitiven Voraussetzungen bestimmt werden.

> »Emotionen lassen sich beobachten; wir entnehmen ihnen Informationen, und diese wiederum lassen sich in einem rudimentären Urteil zusammenfassen: Angst bedeutet zum Beispiel ›ich bin bedroht‹, Ekel ›das ist unappetitlich‹ usw. Somit liegt die Vermutung nahe, dass die Entwicklung der Emotionen in einem engen Zusammenhang mit der Entwicklung der kognitiven Fähigkeiten steht.« (Kesselring 2010, S. 86)

Dieser »rationale Kern«, der Emotionen prägt, verändert sich im Verlauf der Entwicklung gemäß der kognitiven Stufe des Kindes. Dementsprechend wird die emotionale Entwicklung durch die kognitive Entwicklung geprägt, indem Emotionen differenzierter werden und auch an Stärke verlieren. Das gleiche gilt für die Entwicklung der Fähigkeit zur Empathie. Bevor wir uns dieser zuwenden, soll Piagets Stufenmodell der kognitiven Entwicklung in Form einer Tabelle zusammengefasst werden (→ Tab. 2-1). Die Tabelle dient als Orientierungshilfe, um die folgenden Überlegungen besser nachvollziehen zu können.

Tab. 2-1 Die vier Stufen der kognitiven Entwicklung nach Jean Piaget (Kesselring 2010, S. 87)

Stufe	Alter	Neu erworbene Fähigkeiten	Besondere Lernbereiche
I **Sensomotorische Phase; Säuglings- und Babyentwicklung**	0 bis 1,5	Motorik, Gebrauch der fünf Sinne	1. Motorische Bewegungen, inkl. Körpergleichgewicht 2. Sinneswahrnehmung 3. Koordinationen zwischen 1 und 2
II **Präoperationale Phase; Kleinkind- und Vorschulalter**	1,5 bis 7/8	Vorstellungsfähigkeit	1. Primärer Spracherwerb 2. Symbolfunktion 3. »Einfühlung« in andere
III **Stufe der konkreten Operationen; Unterstufenalter**	7/8 bis 11/12	Logisches Denken (Denken in Operationen)	1. Ordnung im Denken 2. Einfache Logik + Begründungen 3. Operationen im natürlichen Zahlenraum 4. Koordination von Standpunkten
IV **Stufe der formalen Operationen; Oberstufenalter**	ab 11/12	Denken in Hypothesen (Operationen zweiter Ordnung)	1. Denken in Möglichkeiten 2. Wissenschaftliches Vorgehen (hypothetisch-deduktiv) 3. Eigene Lebensplanung

Piaget unterscheidet bei der kognitiven Entwicklung zwischen vier Stufen: sensomotorische Stufe, präoperationale Stufe, Stufe der konkreten Operationen und Stufe der formalen Operationen.

Kesselring (2010) zeigt für jede der vier Stufen der kognitiven Entwicklung auf, welche Fähigkeiten dem altersadäquaten Entwicklungsstand von Empathie entsprechen. Im Folgenden zitiere ich aus Kesselrings Ausführungen die Stellen, die für unser Thema relevant sind.

Sensomotorische Stufe (0–1,5 Jahre). Das *erste Stadium* dieser Entwicklungsstufe zeichnet sich durch starken Egozentrismus aus. Kesselring (2010) geht von der These aus, dass Empathie aus einer Mischung von Nachahmungsverhalten und Konditionierung entsteht (*erstes*

Stadium der sensomotorischen Stufe). Babys beginnen z. B. vom ersten Tag nach der Geburt, zu schreien, wenn neben ihnen ein anderes Baby weint. Sie verhalten sich so, als fühlen sie sich selber unwohl. Die Beobachtung lässt den Schluss zu, dass ein Säugling nicht klar zwischen sich und einem anderen Kind differenziert, das zu weinen beginnt, und zwar weder auf der körperlichen noch auf der emotionalen Ebene. »In gewisser Weise kann man sagen, der Ursprung der Einfühlung ist die ›Einsfühlung‹« (Kesselring 2010, S. 68).

Im *zweiten Stadium* schwächt sich der Egozentrismus ab und eine Dezentrierung beginnt. Mit etwa 6 Monaten schreit das Baby nicht mehr unmittelbar, wenn neben ihm ein anderes Baby zu weinen beginnt. Es sieht sich zuerst nach ihm um, anschließend macht es ein melancholisches Gesicht. Erst dann, falls das Schreien weitergeht, weint es ebenfalls. Es verhält sich so, als ob es sich emotional mit dem Baby identisch fühlt. »Das Bewusstsein von der eigenen Person ist noch unvollständig – der Adualismus dauert v. a. auf der emotionalen Ebene noch an: bis in die zweite Hälfte des ersten Lebensjahres. Die Gefühlsansteckung schwächt sich dann allmählich ab« (Kesselring 2010, S. 68).

Im *dritten Stadium* schreitet die Dezentrierung voran. Das Kind weiß nun um die Nicht-Identität zwischen den eigenen Gefühlen und den Emotionen anderer Kinder. Die Weise, wie es andere tröstet, ist aber noch egozentrisch. Es holt z. B. seine Mutter, um ein anderes Kind zu beruhigen, obwohl die Mutter des anderen Kindes ebenfalls im Raum ist. Dieses Wissen stellt sich erst im Alter von gut 2 Jahren ein. Die Entwicklung von Introspektion und Empathie geht dem intellektuellen Verständnis der materiellen »Außenwelt« also zeitlich um mehrere Jahre voraus.

Präoperationale Stufe (1,5 – 7/8 Jahre). Das *erste Stadium* dieser Stufe zeichnet sich durch starken Egozentrismus aus. Etwa im Alter von 1,5 Jahren – also zum Zeitpunkt, zu dem das Schema des permanenten Gegenstandes auftritt – bildet sich die Erkenntnis heraus, dass Menschen, einschließlich der eigenen Person, einen Körper haben, der in Raum und Zeit als identisch erlebt wird. Das Kind schreibt sich und anderen Personen einfache Gefühle zu. Aber es hat Mühe, sich das emotionale Eigenleben anderer Personen zu imaginieren. Wenn es hinfällt und sich verletzt, denkt es immer noch, seine Mutter spüre seinen Schmerz irgendwie an ihrem Körper. Im kognitiven Bereich sind selbst 4-jährige Kinder noch nicht in der Lage, die Gedankenwelt einer anderen Person nachzuvollziehen. Sie achten weder darauf, dass sie ihre Erlebnisse zuhörergerecht erzählen, noch rechnen sie mit der Möglichkeit, dass eine Geschichte vom Erzähler anders gemeint sein könnte, als sie beim Zuhörer ankommt.

Im *zweiten Stadium* ist der Egozentrismus abgeschwächter. Kinder sind nun in der Lage, sich in eine andere Person zu versetzen und ihre Gefühle und deren Auslöser zu erfassen. Das Kind schreibt dem anderen nicht mehr nur ein äußeres, körperliches, sondern auch ein inneres Ich zu, das seine eigenen seelischen Erfahrungen macht. Das Ich des anderen ist nun vom eigenen Ich vollständig getrennt. Mit 3 bis 5 Jahren verstehen Kinder den Zusammenhang von körperlichem Ausdruck (Mimik) und emotionaler Befindlichkeit. Sie wissen, dass bestimmte Erlebnisse spezifische Emotionen auslösen können. Bei Erzählungen sind sie fähig, aus der Lage, in der sich die Person befindet, korrekt auf die entsprechende Emotion zu schließen.

Im *dritten Stadium* vollzieht sich die Dezentrierung. Ein 6-jähriges Kind kann sich konkret vorstellen, wie zwei Personen wechselseitig die Gefühle des anderen wahrnehmen und wie sie sich gegenseitig beeinflussen. Es ist in der Lage, eine externe Perspektive einzunehmen. Es kann die eigenen Gefühle reflektieren. Die Tatsache, dass ein und dasselbe Ereignis gegensätzliche Gefühle auslösen kann, begreifen Kinder allerdings erst im Alter von 7 bis 8 Jahren.

Stufe der konkreten und Stufe der formalen Operation. Auf der Stufe der konkreten (7/8 bis 11/12 Jahre) und der formalen Operationen (ab 11/12 Jahre) kommt eine neue Perspektive hinzu: die moralische Zustimmung oder Nichtzustimmung. Bei Akten der Zustimmung oder bei Wertungen allgemein gehen Emotionen und Urteil Hand in Hand. Beispiele von moralischen Emotionen sind Entrüstung bzw. moralische Bewunderung, Übelnehmen bzw. Dankbarkeit oder ein schlechtes Gewissen. Das schlechte Gewissen, der Groll und die Entrüstung setzen unter anderem die folgenden Aspekte voraus: Wir unterstellen dem Akteur, auf den sich unsere moralischen Emotionen richten, dass er eine moralische Norm verletzt, und wir schreiben ihm die Verantwortung dafür zu.

Zuordnung von Gegenübertragungen zu Ausdrucksformen traumatischer Erfahrungen

Im Folgenden wird eine zweite, erweiterte Zuordnung von Repräsentationen traumatischer Erfahrungen zu Gegenübertragungsmanifestationen aufgezeigt. Zusätzlich werden Stufen und Stadien der Entwicklung der Empathie den Symbolisierungsebenen zugeordnet. Diesem Vorgehen liegt die Idee zugrunde, dass durch den Vergleich mit Entwicklungsstufen der Empathie eine erweiterte Differenzierung der Gegenübertragung möglich wird. Zusätzlich werden zu jeder Stufe Beispiele aus der Praxis und Fachliteratur herangezogen, um die Praxisrelevanz dieser erweiterten Zuordnung zu überprüfen und deren Grenzen aufzuzeigen. Um die Verknüpfung zu den vorangehenden Überlegungen besser nachvollziehen zu können, werden bewusst Wiederholungen in Kauf genommen.

- Auf *Stufe 1* (protosensorische Anlage) können traumatische Erfahrungen nur über den Körper vermittelt werden.
  Empathie: Zu dieser Stufe macht Kesselring nur wenige Aussagen. Er betont jedoch, dass sich das erste Stadium der sensomotorischen Stufe durch »Einsfühlung« (Kesselring 2010, S. 68) auszeichnet.
  Gegenübertragung: Entsprechend geht in der Gegenübertragung die Selbst-Objekt-Differenzierung sogar auf der Körperebene verloren. Die Therapeutin hat die gleichen körperlichen Empfindungen wie die Patientin.

In der Literatur, die sich mit diesem Phänomen beschäftigt, besteht weitgehend Konsens darüber, dass somatische Formen von Gegenübertragung besonders dann auftreten, wenn der Patient mit psychischen Tiefenschichten in Berührung kommt, die in präsymbolische Stadien seiner Entwicklung zurückreichen oder unzureichend symbolisiert sind (Volz-Boers 2007).

Für uns ist eine Beobachtung interessant, die Koss-Chioino (2006) als radikale Körperempathie bezeichnet. Radikale Empathie wird als Bewusstseinsvorgang definiert, in dem sich individuelle Differenzen zwischen zwei Menschen in einem gemeinsamen Erfahrungsfeld auflösen: »As I have defined it, radical empathy seems to require a willingness to transcend all boundaries between one's own consciousness and that of another person« (Koss-Chioino 2006, S. 663). Zwar wird die Definition von radikaler Empathie als veränderter Bewusstseinszustand beschrieben, aber – wie Jeserich et al. (2010) ausführen – ist radikale Empathie vor allem verkörperte Empathie. Jeserich und Mitarbeiter (2010) führten eine empirische Studie über spirituelle Heiler und ihre Klienten mit qualitativen Methoden durch. Die Untersuchungsmethoden waren Interviews, die mit den Heilern geführt wurden, sowie deren Beobachtung bei ihrer Arbeit. Ein für uns interessantes Ergebnis dieser Studie ist, dass dem Körper als Wahrnehmungsinstrument psychischer Prozesse eine besondere Bedeutung zukommt, die aus psychoanalytischer Sicht als ein körperliches Übertragungs- und Gegenübertragungsgeschehen interpretiert werden kann.

Die Autoren stellen die Hypothese auf, dass radikale Körperempathie eine ähnliche Funktion erfüllt wie der von Bion (1962) als réverie bezeichnete Bewusstseinszustand des Analytikers: Sie versetzt den Heiler in einen rezeptiven Zustand, der Ich-Grenzen aufweicht, und trägt so zur Induktion und Intensivierung von somatischen Übertragungs- und Gegenübertragungsprozessen bei. Aus der Sicht der Akteure hingegen basieren die sich unwillkürlich einstellenden multisensorischen Wahrnehmungen auf den »übernatürlichen« Fähigkeiten des Heilers. Zur Veranschaulichung dieses Phänomens zitiere ich eine Passage aus einem Interview mit einem Heiler:

> »[E]s ist in der Tat so, dass ich manchmal dasitze und mit jemandem weine. Ich muss weinen, ich spüre die Trauer. Das ist aber nicht unangenehm für mich. Es ist sehr schön für mich, dann fließen meine Tränen ... und, äh, damit helfe ich ihm sozusagen, diese emotionale Verdichtung aufzulösen. Das geschieht dann auch in mir, was in dem Patienten passiert. Und danach ist das aber auch kein Problem mehr.« (Jeserich et al. 2015, S. 355)

In der Regel sind Heiler zwar bestrebt, die Grenzen zwischen den Körper- und Bewusstseinsräumen vorübergehend soweit aufzuweichen, dass ein zwischenleibliches Erfahrungsfeld entsteht, auf das Heiler und Klient zugreifen und über das sie nonverbal kommunizieren können. Aber eine radikale Körperempathie im oben definierten Sinne, in der zwischen Ich und Du nur noch schwer unterschieden werden kann, wird oft vermieden. Begründet wird die bewusste oder intuitive Beschränkung der Körperempathie häufig damit, dass der Heiler sich vor der Übernahme fremder Krankheiten oder Gemütszustände schützen muss – eine Argumentation, die auf dem Denken beruht, dass »etwas« von Körper A zu Körper B transferiert wird, also noch verhaftet bleibt in den Unterscheidungen zwischen Ich und Du, Subjekt und Objekt, Körper und Geist und nicht selten damit einhergeht, dass Emotionen oder Krankheitssymptome verdinglicht werden. Ein prägnantes Beispiel für ein solches (negatives) Transfererlebnis ist die folgende Aussage eines Heilers: »Da kam einer, der hatte Bauchweh, und als er ging, hatte ich! Bauchweh.«

- Auf *Stufe 2* (primäre/archetypische Zeichen und Signale) werden traumatische Erfahrungen über die Reaktivierung des Traumaschemas zum Ausdruck gebracht.
  Empathie: Auf dieser Stufe, im ersten Stadium der sensomotorischen Stufe, kann nicht zwischen sich und anderen differenziert werden. Das Bewusstsein von der eigenen Person ist noch unvollständig.
  Gegenübertragung: Mit der Reaktivierung des Traumaschemas geht Gefühlsansteckung einher. Die Therapeutin hat den gleichen emotionalen Zustand, eventuell – wie auf der vorangehenden Stufe – die gleichen körperlichen Empfindungen wie die Patientin, da auch auf dieser Stufe die Selbst-Objekt-Differenzierung noch nicht möglich ist.

Diese Beobachtung deckt sich mit den erwähnten Ergebnissen von Davies und Frawley (1994). Die Autoren weisen darauf hin, dass Therapeuten in den gleichen emotionalen Zustand geraten können, sogar die gleichen körperlichen Empfindungen haben, wie sie die Patienten erleben. Betäubung und emotionale Vermeidung oder Überflutung, Dissoziieren und körperliche Zustände finden ihre Entsprechung in der korrespondierenden Gegenübertragung.

- Ab *Stufe 3* (symbolische Funktion) ist Erinnerung möglich. Diese ersten Erinnerungen sind körperlich und an konkrete Handlungen gebunden.
  Empathie: Im ersten Stadium der präoperationalen Stufe, das Stufe 3 zugeordnet werden kann, schreibt das Kind sich und anderen Personen einfache Gefühle zu. Aber es hat Mühe, sich das emotionale Eigenleben anderer Personen zu imaginieren. Die Trennung zwischen sich selbst und anderen ist nur unzureichend vorhanden.
  Gegenübertragung: Entsprechend schwer fällt in der Gegenübertragung die Abgrenzung von Gefühlen des Patienten, die häufig als eigenes Erleben wahrgenommen werden. Die Stärke der Gefühle hat leicht abgenommen, sodass eine erste Differenzierung von Gefühlen möglich wird. Die Heftigkeit der Gefühle in der Gegenübertragung verstärkt beim Therapeuten den Impuls, traumatische Geschehnisse in aktuellen Beziehungen zu wiederholen.

Um die Gegenübertragung ab Stufe 3 zu verstehen, muss jedoch ein weiterer Aspekt berücksichtigt werden, der erst in Kapitel 3 zum Thema wird. Ab Stufe 3 – also mit dem Erwerb der Symbolfunktion – wird die Gegenübertragung nicht nur durch die Symbolisierungsstufe bestimmt, sondern auch durch die Abwehr der Patientin. Wie wir uns den Einfluss der Abwehr auf dieser Stufe vorstellen können, möchte ich kurz erläutern.

Mit der bewussten Erinnerung an traumatische Geschehnisse gehen Abwehrprozesse einher, um die emotionale Bedeutung der traumatischen Situation nicht realisieren zu müssen. Die mit der Erinnerung einhergehende Erkenntnis, dass z. B. der eigene Vater oder die eigene Mutter sich schädigend oder traumatisierend verhalten haben, ist für Betroffene unerträglich. Um diese Wahrnehmung vom Bewusstsein fernzuhalten, kann es zu einer Fragmentierung des Selbst kommen. Ein Teil des Selbst weiß um das traumatische Geschehen, ein anderer Teil lebt weiter, als sei nichts geschehen. Vor allem bei

Beziehungstraumata zeigen Betroffene eine Verschmelzung mit dem Täter, die sich in Form von Täterintrojekten zeigt. Die Funktion dieser Abwehr ist, dass die Verbindung zur zentralen Bezugsfigur nicht verloren geht, um nicht jeglichen inneren Halt zu verlieren. Für die Gegenübertragung bedeutet dies, dass die Abwehr des Patienten vom Therapeuten unbewusst übernommen wird. Der Therapeut kann dann mit dem Täter identifiziert, richtiger: verschmolzen sein, was sich darin zeigt, dass Verhaltensweisen des Täters sich in der Therapiebeziehung wiederholen. Ein Beispiel ist, dass ein Therapeut seiner Patientin die gleichen Vorwürfe macht wie der Täter sie ihr gegenüber einst geäußert hatte. Es ist aber auch möglich, dass ein Therapeut in die Rolle gerät, die der Patient dem Täter gegenüber hatte. Dann erlebt er die Hilflosigkeit, Ohnmacht und Verzweiflung, die der Patient gegenüber dem Täter gefühlt hat.

- Mit erreichen von *Stufe 4* (Sprache) können Erinnerungen mit Worten beschrieben werden. Gleichzeitig ist ein neues Bewusstsein erreicht: das Erleben als eigenes Subjekt. Die Erfahrung, Opfer geworden zu sein, kann als solche wahrgenommen werden.
  Empathie: Im zweiten Stadium der präoperationalen Stufe, das Stufe 4 zugeordnet werden kann, sind Kinder in der Lage, sich in eine andere Person zu versetzen. Das Kind schreibt anderen nicht mehr nur ein äußeres, körperliches, sondern auch ein inneres Ich zu, das seine eigenen seelischen Erfahrungen macht.
  Gegenübertragung: Für die Gegenübertragung bedeutet dies, dass tiefes Mitgefühl für Traumabetroffene möglich wird. Die Haltung und Motive des Gegenübers können wahrgenommen werden.

Auch auf dieser Stufe können mit der bewussten Erinnerung an traumatische Geschehnisse Abwehrprozesse einhergehen, um die emotionale Bedeutung der traumatischen Situation nicht realisieren zu müssen. Anders als auf der vorangehenden Stufe bleibt hier die Kohärenz des Selbst erhalten, aber es kann zur Abspaltung von Gefühlen kommen. Traumabetroffene können z.B. abwehrbedingt nicht wahrnehmen, was für sie die traumatische Erfahrung bedeutet hat. Die Trennung zwischen Selbst und anderen geht in diesen Momenten wieder verloren. Die projektive Identifikation ist hierzu ein Beispiel. Ein Therapeut erlebt dann die Gefühle, zu denen der Patient zu diesem Zeitpunkt noch keinen Zugang hat.

- Ab *Stufe 5* ist es möglich, unterschiedliche Perspektiven sowohl emotional als auch kognitiv einzunehmen. Traumabetroffene können realisieren, aus welchen Motiven heraus die Täterin gehandelt hat. Die Täterin wird emotional und kognitiv als Täterin erkannt.
  Empathie: Im dritten Stadium der präoperationale Stufe kann sich ein Kind konkret vorstellen, wie zwei Personen wechselseitig die Gefühle des anderen wahrnehmen und wie sie sich gegenseitig beeinflussen. Es ist in der Lage, eine externe Perspektive einzunehmen und die eigenen Gefühle zu reflektieren.
  Gegenübertragung: In der aktualisierten Übertragungskonstellation übernimmt die Therapeutin die konkordante und komplementäre Rolle in der Gegenübertragung. Diese Rollenübernahme kann sie in der Regel erkennen und reflektieren, weil ihr die Unterscheidung zwischen eigenen Gefühlen und dem Erleben des Patienten leichter fällt als auf den vorangehenden Stufen. Die Stärke der Gefühle ist wiederum im Vergleich zur vorangehenden Stufe schwächer und die Gefühlsdifferenzierung hat weiter zugenommen. Hier zeigen sich in der Gegenübertragung weniger abgewehrte Gefühle des Patienten, sondern vielmehr Beziehungsmuster, die von der aktualisierten Übertragungskonstellation des Patienten bestimmt werden.

Abgewehrt können auf dieser Stufe Gefühle und Wünsche sein, die aufgrund traumatischer Erfahrungen als gefährlich erlebt werden. Zum Beispiel hatte eine Patientin große Schwierigkeiten, Nähe und Fürsorge anzunehmen. Sie hatte sexuelle Übergriffe von ihrem Vater erlebt, der für sie in ihrer Kindheit die wichtigste Bezugsperson war. Das Gefühl der Nähe war bei ihr mit der Angst verknüpft, dann wieder missbraucht zu werden.

- Ab *Stufe 6* (Stufe der konkreten und der formalen Operationen) kommt eine neue Perspektive hinzu: die moralische Zustimmung oder Ablehnung.

Empathie: Wie Kesselring (2010) ausführt, gilt es als moralische Norm, dass wir dem Akteur einer Straftat unterstellen, dass er eine moralische Norm verletzt. Gleichzeitig schreiben wir ihm damit die Verantwortung zu. Dabei gehen Emotionen und Urteil parallel einher.

Gegenübertragung: Unser moralisches Urteil bestimmt hier weitgehend, ob wir Mitgefühl für ein Opfer aufbringen und die Verantwortung dem Täter zuschreiben. Weichen wir von dieser Norm ab, indem wir z.B. den Täter in Schutz nehmen, sollte dies für uns ein Signal sein, dass wir unsere Gegenübertragung reflektieren müssen, um die Identifikation mit Täteranteilen aufzulösen oder kollektive Abwehrmechanismen zu erkennen (→ Kap. 3).

2.3.3 Ontologische Perspektive

Spannend ist, dass die vorangehend ausgearbeitete Differenzierung der Gegenübertragung aus symboltheoretischer und entwicklungspsychologischer Sicht sich mit einer biologischen *Außen*perspektive auf dieselben Phänomene nahtlos verbinden lässt. Um diese Parallele aufzuzeigen, beziehe ich mich auf den jungschen Psychoanalytiker, Biologen und Verhaltenswissenschaftler Mario Schlegel (2017, 2021). Schlegel beschäftigt sich mit den evolutionsbiologischen Wurzeln der Empathie. Er zitiert den maßgebenden Primatologen und Ethologen Frans de Waal, der die Empathie auf ihre Grundelemente reduziert und die nichtmenschliche Tierwelt ausdrücklich in seine Überlegungen miteinbezieht.

> »Ich denke, dass die Empathie zu einem Erbe gehört, das so alt wie die Abstammungslinie der Säugetiere ist. Die Empathie nutzt Hirnareale, die mehr als hundert Millionen Jahre alt sind. Die Fähigkeit entstand vor langer Zeit mit motorischer Nachahmung und Gefühlsansteckung, woraufhin die Evolution Schicht um Schicht hinzufügte, bis unsere Vorfahren nicht nur fühlten, was andere fühlten, sondern auch verstanden, was sie möglicherweise wünschten oder brauchten. Die Gesamtfähig-

keit scheint wie eine russische Puppe zusammengesetzt zu sein. Im Kern befindet sich ein automatischer Prozess, den viele Arten gemeinsam haben. Ihn umgeben äußere Schichten, die für eine Feinabstimmung von Zielen und Reichweite sorgen. Nicht alle Arten besitzen alle Schichten: Nur wenige übernehmen die Perspektive anderer, eine Fähigkeit, die wir meisterhaft beherrschen. Doch selbst die höchstentwickelten Schichten der Puppe bleiben normalerweise mit ihrem ursprünglichen Kern verbunden.« (de Waal 2011, S. 269).

Als die erste grundlegende Stufe, die zur Empathie und zu deren höherer Ausformung führt, betrachtet de Waal den Synchronismus, der bei allen sozialen Tieren zu beobachten ist.

Definition: Synchronismus

Synchronismus bedeutet motorische Imitation von Bewegungen, Haltungen, Gesichtsausdruck sowie Vokalisation. Dieser erfolgt unbewusst und automatisch.

Auch die zweite Schicht, die Gefühlsansteckung, ist unbewusst. Auf eine Bildschirmpräsentation von Gesichtern mit emotionalen Ausdrücken, deren Anzeigedauer für eine bewusste Wahrnehmung zu kurz war, reagierten die Versuchspersonen mit emotional identischen Gesichtsausdrücken. Innerhalb von Sekundenbruchteilen werden die Gesichtsmuskeln beeinflusst und in der Folge auch die Emotionen (Dimberg et al. 2000). Gefühlsansteckung entsteht automatisch durch die Wahrnehmung des anderen, ohne dass man sich bewusst in seine Lage versetzt.

Mario Schlegel betont, dass diese normalerweise unbewussten und automatischen intersubjektiven Reaktionen für den Therapieprozess und die Gegenübertragung sehr bedeutsam sind (siehe hierzu auch Moser 2001). Sie beruhen auf das Fehlen der Subjekt-Objekt-Differenzierung. Aus diesem Grund schlägt er vor, dass Therapeuten die bewusste Wahrnehmung dieser Phänomene trainieren. Dies sei durchaus möglich, weil Menschen über die Fähigkeit der Selbstdifferenzierung verfügen, d.h., wir können uns selbst beobachten und über unser Befinden nachdenken.

Auf den folgenden Stufen gibt es ein vom anderen getrenntes Selbst. Ab dieser Stufe ist genau genommen Empathie möglich, weil erst hier die Vorbedingungen vorhanden sind, um die Perspektive des anderen einnehmen zu können. Stufen der Empathie können ab hier wie folgt differenziert werden:

- Die ursprünglichste Stufe der Empathie ist die emotionale Perspektivenübernahme, die z.B. auch Paviane beherrschen. Die Folge sind altruistisches und prosoziales Verhalten.
- Die nächsthöhere Stufe ist die kognitive Perspektivenübernahme. Die dafür nötige Voraussetzung ist Affektregulation. Affektregulation ist im Zusammenhang mit der Gegenübertragung wichtig: Eine nicht regulierte Gefühlsansteckung führt unweigerlich dazu, dass die Therapeutin die Gefühle ausagiert.
- Die höchste Stufe der Empathie, die auch von Menschenaffen, Elefanten und Delfinen erreicht wird, ist die Kombination der emotionalen und kognitiven Perspektivenübernahme. Sie führt zu situationsadäquatem, emotionalem und kognitiv gezieltem Helfen, wenn es notwendig ist, z.B. zu trösten.

Die Entwicklung der Fähigkeit zur Empathie umfasst somit fünf Stufen:

- Stufe 1: Synchronismus
- Stufe 2: Gefühlsansteckung
- Stufe 3: Emotionale Perspektivenübernahme (ab dieser Stufe ist eine erste rudimentäre Subjekt-Objekt-Differenzierung möglich)
- Stufe 4: Kognitive Perspektivenübernahme
- Stufe 5: Kombination der emotionalen und kognitiven Perspektivenübernahme

Was ist nun der Unterschied zwischen Tier und Mensch? Tiere zeigen die bis hierher beschriebenen Fähigkeiten nur während des unmittelbaren Geschehens, d.h. während der direkten Beobachtung der Ereignisse. Menschen haben zusätzlich eine besondere Form der sozialen Kognition entwickelt, die es ihnen erlaubt, andere auch unabhängig von der momentanen Situation zu verstehen und ihre Perspektive zu übernehmen. Die notwendige Anpassungsleistung besteht in einer

> »besonderen Form sozialer Kognition, die es Menschen erlaubt, ihre Artgenossen als ihnen ähnliche Wesen zu verstehen, die ein intentionales und geistiges Leben haben wie sie selbst. Dieses Verständnis ermöglicht es ihnen, sich in die geistige Welt einer anderen Person hineinzuversetzen, so dass sie nicht nur von anderen, sondern auch durch den anderen lernen können« (Tomasello 2006, S. 17).

Dieser Aussage der evolutionären Anthropologie und Entwicklungspsychologie, die aus Experimenten im Übergangsfeld zwischen Menschenaffen und Kleinkindern abgeleitet wurde, stellt Mario Schlegel Bateman und Fonagys Definition des Mentalisierens gegenüber:

Definition: Mentalisieren

Mentalisieren meint »den mentalen Prozess, durch den ein Individuum eigenen und fremden Verhaltensweisen implizit und explizit Bedeutungen zuschreibt, und zwar bezogen auf intentionale mentale Zustände wie persönliche Wünsche, Bedürfnisse, Gefühle, Überzeugungen und andere Beweggründe« (Bateman & Fonagy 2008, zit. nach Schultz-Venrath 2013, S. 79).

2.4 Zusammenfassung

Im zweiten Kapitel differenziere ich die Gegenübertragung aus symboltheoretischer Sicht. Ich beziehe mich hier weitgehend auf Anna Aragno, die zwischen sechs Ebenen der symbolischen Organisation unterscheidet. Diesen Ebenen ordne ich in einem ersten Schritt unterschiedliche Repräsentationsformen traumatischer Erfahrungen zu, um diese dann im zweiten Schritt mit Gegenübertragungsmanifestationen zu verknüpfen.

Ich gehe von einer phänomenologischen Beschreibung von unterschiedlichen Formen der Gegenübertragung aus. Kriterien sind hier die Affektintensität, die Differenziertheit der Gefühle sowie die Wiederholung traumatisierender Beziehungserfahrungen in aktuellen Beziehungen. Anschließend wird der Bezug zu entwicklungspsychologischen Theorien hergestellt, um die Gegenübertragung weiter zu differenzieren und theoretisch zu begründen. Da Gegenübertragung eng mit der Fähigkeit zur Empathie verknüpft ist, wird hier auf die Entwicklung der Empathie Bezug genommen. Gewissermaßen zur »Überprüfung« der erarbeiteten Differenzierung der Gegenübertragung wird dann zusätzlich eine ontologische Perspektive einbezogen. Beeindruckend ist hier, dass die vorangehend ausgearbeitete Differenzierung der Gegenübertragung aus symboltheoretischer und entwicklungspsychologischer Sicht sich mit einer biologischen Außenperspektive auf dieselben Phänomene problemlos verknüpfen lässt.

Tabelle 2-2 gibt einen Überblick, wie der Zusammenhang zwischen Symbolisierungsstufen, Ausdrucksformen traumatischer Erfahrungen und Empathie mit unterschiedlichen Gegenübertragungsmanifestationen entwicklungspsychologisch beschrieben werden kann. Mitberücksichtigt wird ab Stufe 3 der Einfluss der Abwehr, da bestimmte Entwicklungsschritte aufgrund von Abwehrbewegungen rückgängig gemacht zu sein scheinen.

In der *ersten Spalte* sind die ersten fünf Ebenen der symbolischen Organisation aufgeführt, wie sie Anna Aragno (1997) differenziert hat. Als zusätzliche Ebene wird die Stufe der formalen Operationen hinzugefügt, die Jean Piaget als höchste Stufe der kognitiven Entwicklung beschreibt und deren Bedeutung für die Emotions- und Empathieentwicklung Thomas Kesselring ausgearbeitet hat.

In der *zweiten Spalte* werden Ausdrucksformen traumatischer Erfahrungen den Ebenen der symbolischen Organisation zugeordnet. Auf der ersten Ebene zeigen sich traumatische Erfahrungen in Form von Körpersymptomen. Auf der zweiten Ebene kommt zu Körpersymptomen das Traumaschema hinzu (die Affekte und ersten Reaktionstendenzen, die Traumabetroffene in traumatischen Situationen zeigen). Auf der dritten Ebene ist Erinnerung möglich; diese ersten

Tab. 2-2 Zuordnungen von Symbolisierungsstufen, Ausdrucksformen traumatischer Erfahrungen und Empathie zu Gegenübertragungsmanifestationen

Symbolisierungs-ebene	Ausdrucksform traumatischer Erfahrungen	Empathie	Gegen-übertragung
Stufe 1: Protosensorische Anlage	Körpersymptome	Synchronismus	Körperliche Empfindungen
Stufe 2: Primäre Zeichen und Signale	Traumaschema	Gefühls-ansteckung	Gefühls-ansteckung
Stufe 3: Symbolische Funktion	Erinnerung (konkret und körpernah)	Emotionale Perspektiven-übernahme	Identifikation mit Anteil des Patienten
Stufe 4: Sprache	Erinnerung in Worten; eigenes Opfersein wird kognitiv erfasst	Kognitive Perspektiven-übernahme	Fühlen der abgespaltenen Gefühle des Patienten
Stufe 5: Sekundäre Symbolisierung	Täter wird emotional und kognitiv als Täter erkannt	Kombination der kognitiven und emotionalen Perspektivenübernahme	Rollen der konkordanten und komplementären Gegenübertragung
Stufe 6: Moralische Zustimmung	Täter kann aufgrund moralischer Normen als Täter erkannt werden	Bewertung aufgrund moralischer Normen	Gegenübertragung wird durch eigene moralische Normen mitbestimmt

Erinnerungsspuren sind körperlich und an konkrete Handlungen gebunden. Ebene 4 zeichnet sich dadurch aus, dass Erinnerungen mit Worten beschrieben werden können. Gleichzeitig ist ein neues Bewusstsein erreicht: Das eigene Opfersein kann als solches realisiert werden. Auf Ebene 5 können unterschiedliche Perspektiven sowohl emotional als auch kognitiv eingenommen werden. Traumabetroffene können verstehen, aus welchen Motiven heraus der Täter gehandelt hat. Der Täter kann emotional und kognitiv als Täter erkannt werden. Auf Stufe 6 (abgeleitet von Piagets Stufe der formalen Operationen) kann ein Täter aufgrund moralischer Normen bewertet und als verantwortlich für sein Handeln eingeschätzt werden.

In der *dritten Spalte* finden sich stufenspezifische Formen der Empathie. Ebene 1 und Ebene 2 zeichnen sich durch »Einsfühlung« aus. Es kann nicht klar zwischen sich und einem anderen unterschieden werden. Synchronismus und Gefühlsansteckung sind hier Vorläufer der Empathie. Auf Ebene 3 ist die Trennung zwischen Selbst und anderen emotional zwar möglich, aber kognitiv ist diese Fähigkeit noch nicht erreicht. Erst ab Stufe 4 ist es möglich, sich kognitiv in die Lage einer anderen Person zu versetzen, aber die Verknüpfung von kognitiver Wahrnehmung und emotionalem Erfassen ist nach wie vor nicht vorhanden. Ab Stufe 5 ist die Fähigkeit erreicht, sich konkret vorzustellen, wie zwei Personen wechselseitig die Gefühle des anderen wahrnehmen und wie sie sich gegenseitig beeinflussen. Eine externe Perspektive kann eingenommen werden. Die Kombination von emotionaler und kognitiver Perspektive ist möglich geworden. Auf Stufe 6 erfolgt die Bewertung des Verhaltens und der Motive anderer aufgrund moralischer Normen.

In der *vierten Spalte* werden Gegenübertragungsmanifestationen den unterschiedlichen Stufen der symbolischen Organisation zugeordnet. Auf Stufe 1 zeigt sich die Gegenübertragung in Form von Körpersymptomen. Stufe 2 zeichnet sich durch Gefühlsansteckung aus. Die Therapeutin übernimmt den emotionalen Zustand, eventuell die gleichen körperlichen Empfindungen wie der Patient. Auch auf Stufe 3 fällt es ihr schwer, sich von Gefühlen der Patientin abzugrenzen. Abwehrbedingt kann es zu einer Identifikation, richtiger: Verschmelzung mit unterschiedlichen Anteilen des Patienten kommen, wo die Selbst-Objekt-Differenzierung wieder verloren gegangen ist. Auf Stufe 4 bleibt die Kohärenz des Selbst erhalten. Um unerträgliche Gefühle abzuwehren, können Gefühle abgespalten werden, die via projektiver Identifikation für die Therapeutin in der Gegenübertragung spürbar werden. Auf Stufe 5 zeigt sich die aktualisierte Übertragungskonstellation, indem die Therapeutin die konkordante und komplementäre Rolle in der Gegenübertragung übernimmt. Diese Rollenübernahme kann sie in der Regel besser erkennen und reflektieren als auf Stufe 4, weil ihr die Unterscheidung zwischen eigenen Gefühlen und Haltungen und dem Erleben der Patientin leichter fällt. Auf Stufe 6, der Stufe der formalen Operationen nach

Piaget, bestimmt unser moralisches Urteil weitgehend, ob wir Mitgefühl für ein Opfer aufbringen können und die Verantwortung dem Täter zuschreiben.

Um die genannten Stufen der symbolischen Organisation mit weiteren Manifestationen der Gegenübertragung in Beziehung setzten zu können, muss – wie bereits bei der Zuordnung von Gegenübertragungsmanifestationen zu Symbolisierungsstufen offensichtlich wurde – der Einfluss der Abwehr des Patienten auf die Gegenübertragung des Therapeuten differenziert werden. Ohne die phasenspezifische Abwehr zu berücksichtigen, wird die Gegenübertragung für die Behandlerin nicht voll verständlich. Welche Schichten der Abwehr im Verarbeitungsprozess traumatischer Erfahrungen unterschieden werden können und wie die Abwehr die Gegenübertragung prägt, wird im folgenden Kapitel Thema sein.

KAPITEL 3

Welche Abwehr zeigt sich wann in der Verarbeitung traumatischer Erfahrungen?

Um unterschiedliche Schichten der Abwehr im Prozess der Traumaverarbeitung zu differenzieren, beziehe ich mich auf eine eigene Untersuchung. In der Studie (Barwinski Fäh 2005) wurden drei Langzeittherapien von schwer bis mittelschwer traumatisierten Patienten auf traumarelevante Veränderungsschritte untersucht. Die Therapien umfassten eine Behandlungsdauer von 4 bis 8 Jahren.

3.1 Veränderungszyklen in der Traumaverarbeitung

Gesamthaft betrachtet zeichnen sich in den untersuchten Therapieverläufen zwei Veränderungszyklen ab, die mit unterschiedlichen psychischen Prozessen einhergehen. Im ersten Zyklus geht es um die kognitive und emotionale Wahrnehmung der traumatischen Situation. Im zweiten Zyklus stehen die Erarbeitung der subjektiven Bedeutung traumatischer Situationen im Vordergrund, und die Lösung von Konflikten, die mit diesen Erkenntnissen einhergehen.

3.1.1 Erster Zyklus: Abwehr der Wahrnehmung traumatischer Geschehnisse

Kennzeichnend für die erste Phase der Traumverarbeitung scheint zu sein, dass die traumatische Erfahrung emotional und/oder kognitiv nicht wahrgenommen werden kann. Die fehlende Kenntnisnahme reicht von einer Amnesie bezüglich des traumatischen Geschehens bis hin zum »Vergessen« einzelner Aspekte traumatischer Situationen oder dem Wissen der Geschehnisse, aber dieses nicht mit Gefühlen verbinden zu können. Die Unfähigkeit, die traumatische Situation zur Kenntnis zu nehmen, kann aus psychoanalytischer Sicht auf Abwehrprozesse zurückgeführt werden, die einerseits gegen die Wahrnehmung der traumatischen Realität gerichtet sind, andererseits gegen das Realisieren der emotionalen Bedeutung des traumatischen Geschehens.

Bei nicht integrierten traumatischen Erfahrungen dominiert zu Beginn des Verarbeitungsprozesses die Spaltung. Der Mechanismus der Spaltung macht es möglich, dass ein Teil der Persönlichkeit weiter funktionsfähig bleibt. Er hat aber den Nachteil, dass keine weitere psychische Bearbeitung der als traumatisierend erlebten Realität erfolgt, sodass die traumatische Situation permanente, aber nicht repräsentierte und somit nicht handhabbare Aktualität besitzt. Selbst für den Fall, dass Aktivitäten, Situationen oder Personen gemieden werden, die an die traumatische Situation erinnern könnten, schaffen sich unintegrierte Traumata via Flashbacks, Panikattacken, Albträumen oder Inszenierungen noch Jahrzehnte nach deren Geschehen Zugang zur Aktualität. Bilder und Gefühle der traumatischen Situation können im späteren Leben immer wieder auftauchen, wenn Traumaopfer unter erhöhtem Stress stehen, d. h. Situationen erleben, die Regression fördern, oder wenn sie durch Trigger (Eindrücke visueller, olfaktorischer oder auditiver Art) an traumatische Situationen erinnert werden.

Reaktivierungen traumatischer Geschehnisse zeigen sich in dieser ersten Verarbeitungsphase in Form von intrusiven Phänomenen wie Flashbacks, mit dem Trauma verknüpften Affektzuständen, Albträumen und Inszenierungen. Auf der Bild- und Handlungsebene werden Aspekte traumatischer Situationen wiederholt. Kennzeichnend für den Mechanismus der Reaktivierung ist, dass die Erfahrung nicht explizit abgerufen werden kann (van der Kolk & van der Hart 1991) und diese nur auf einer bildhaften oder sensomotorischen Ebene abgebildet wird.

Verknüpfen wir diese Beobachtungen mit den zuvor genannten

Ebenen der symbolischen Organisation, dann können die zwei erstgenannten Ebenen eindeutig dem ersten Zyklus der Traumabearbeitung zugeordnet werden. Auf den Ebenen 1 und 2 ist Erinnerung nicht möglich. Traumatische Erfahrungen finden Ausdruck über Reaktivierungen, die sich körperlich und/oder als Traumaschema zeigen. Entsprechend werden in der Gegenübertragung die überwältigenden Affekte der Traumabetroffenen spürbar. Der Therapeut wird zum Patienten, der dessen körperlichen und affektiven Zustand unbewusst übernimmt.

3.1.2 Zweiter Zyklus: Abwehr gegen die subjektive Bedeutung der traumatischen Situation

Erst wenn die Erinnerung an traumatisierende Erfahrungen möglich ist, d.h., Ebene 3 (die symbolische Funktion) erreicht ist, tritt eine weitere Abwehrbewegung in den Vordergrund: die Abwehr der subjektiven Bedeutung der traumatischen Situation, die durch unterschiedliche Abwehrmechanismen wie Spaltung in »nur gut« und »nur böse«, Umkehrung, Verdrängung, Verschiebung oder Identifikation mit dem Aggressor aufrechterhalten wird. Die mit dem Ich nicht zu vereinbarenden Erinnerungen an traumatische Situationen sind zwar repräsentiert, aber können aufgrund intrapsychischer Konflikte nicht wahrgenommen werden. Auf der Handlungsebene werden weniger Aspekte traumatischer Situationen wiederholt – wie dies für den ersten Zyklus der Traumabearbeitung und damit den Stufen 1 und 2 typisch zu sein scheint –, als intrapsychische Konflikte dargestellt, die aufgrund der Auflösung der Wahrnehmungsabwehr entstehen oder verschärft werden. Diese Form der Verarbeitung kann bereits der Stufe 3 (symbolische Funktion), Stufe 4 (Sprache) oder Stufe 5 (sekundäre Symbolisierung) zugeordnet werden. Dem Bewusstsein nicht zugänglich können auch hier mit dem Trauma verbundene Erinnerungen und Affekte sein, aber in dieser Phase der Verarbeitung aufgrund der unbewussten Konflikte und nicht der fehlenden symbolischen Repräsentation dieser Erfahrungen. Die Abwehrleistung des Ichs verhindert das Bewusstwerden der mit dem Trauma verbundenen Erinnerungen und Gefühle. Der konfliktbedingte Verlust des Selbstbezugs führt dazu, dass auch im zweiten Zyklus die traumatische Erfahrung immer wieder wiederholt wird und eine bewusste Korrektur nicht möglich ist. Die mit der Integrität des Ichs unvereinbare Erinnerung an Traumata hat also auch beim zweiten Zyklus die Tendenz, sich als nicht integrierte Erfahrung zu reproduzieren.

3.2 Dissoziation und Verdrängung

Wie ausgeführt, ist kennzeichnend für den ersten Zyklus der Traumaverarbeitung, dass traumatische Erfahrungen nicht in symbolischer Form repräsentiert sind. Hier finden wir sogenannte frühe Abwehrmechanismen, wie z. B. Spaltung, Verleugnung oder Projektion. Im zweiten Zyklus, wenn traumatische Ereignisse in einer Form repräsentiert sind, die den Stufen 3, 4 oder 5 entspricht, zeigt sich auf Stufe 3 die Spaltung in »nur gut« und »nur böse«, auf Stufe 4 die Abspaltung von Affekten und die projektive Identifikation, ab Stufe 5 treten dagegen reife Abwehrmechanismen wie Verdrängung, Rationalisierung oder Intellektualisierung auf. Mit den unterschiedlichen Symbolisierungsstufen gehen also spezifische Abwehrmechanismen einher. Um diese Aussage theoretisch zu begründen, möchte ich einen kurzen Exkurs zum Unterschied zwischen Dissoziation und Verdrängung einfügen – den Mechanismen, die für die beiden Traumazyklen von besonderer Bedeutung sind.

Definition von Dissoziation

> »Die Dissoziation ist ein komplexer psychophysiologischer Prozess, der durch eine teilweise oder völlige Desintegration psychischer Funktionen, wie der Erinnerung an die Vergangenheit, des Identitätsbewusstseins, der Wahrnehmung des Selbst und der Umgebung und der unmittelbaren Empfindungen gekennzeichnet ist. Es handelt sich um eine Störung, die vielfältige Formen aufweisen kann. Die Dissoziation umfasst ein Spektrum, das von normalpsychologischen dissoziativen Phänomenen, die in Übermüdungs- und Stresssituationen vorkommen,

über Trancezustände, die bewusst intendiert werden, bis hin zu den eigentlichen psychopathologischen Phänomenen reicht.« (Eckhardt-Henn 2002, S. 141)

Gegenwärtig wird die Dissoziation einerseits als ein psychodynamischer Abwehrprozess verstanden und andererseits als ein Zustand, in dem zwei oder mehrere psychische Prozesse nebeneinander bestehen, ohne verbunden oder integriert werden zu können (Eckhardt 1996). Bereits Fairbairn (1954) beschrieb die Dissoziation als einen passiven Prozess, der zu einer vorübergehenden Diskontinuität der Psyche und ihrer Integrations- und Kohäsionsfähigkeit führt. In schweren traumatischen Situationen wird das Ich in seiner Abwehrfähigkeit überwältigt; es kommt zu Spaltungen im Selbst, die sich zu Subpersönlichkeiten oder Subpersönlichkeitszuständen entwickeln und der integrierenden Fähigkeit eines zentral organisierten Selbst entgegenstehen. Eine ähnliche Auffassung vertritt Spiegel (1991), wenn er innerhalb eines topografischen Modells des Bewusstseins Dissoziation als eine horizontal geschichtete Aufspaltung der traumatischen Gesamterfahrung in einzelne, voneinander getrennt gehaltene Bewusstseinszustände beschreibt. Fischer und Riedesser (1998) haben diesen Mechanismus mit der Metapher der »Drehbühne« beschrieben: Wie bei der Drehung der Bühne während einer Theateraufführung wird die Zuschauerin, z. B. die Therapeutin während einer Therapiestunde, mit einer völlig veränderten Szenerie konfrontiert, wobei die unterschiedlichen Szenen den fraktionierten Erlebniszuständen der traumatisierten Persönlichkeit entsprechen. Die Drehung der Bühne geschieht auf Veranlassung der Patientin, und sie selbst ist auch die Autorin des Drehbuches, das den jeweiligen Szenenwechsel vorsieht, ohne sich allerdings dieser Autorenschaft bewusst zu sein. Die Fraktionierung der Gesamterfahrung in voneinander getrennte Erlebniszustände der Szenen, die jede für sich Elemente der traumatischen Erfahrung enthalten und deren Zusammentreffen nach Möglichkeit vermieden wird, stellt das horizontale Kontrollprinzip im traumatischen Prozess dar. Als Langzeitfolge dieser horizontalen Kontrolloperationen, die vom bewussten Selbstbezug des handelnden Subjekts abgespalten sind, werden dissoziative Störungen, im Extremfall die dissoziative Identitätsstörung, beschrieben (Hinkeldey & Fischer 1999).

Definition von Verdrängung

Verdrängung als vertikaler Abwehrprozess verhindert das Bewusstwerden der mit dem Trauma verbundenen Erinnerungen und Affekte, die im Fall ihrer Bewusstwerdung das Selbst- und Weltverständnis der betroffenen Person bedrohen würden (Fischer & Riedesser 1998). Der Verlust des Selbstbezugs bedingt allerdings, dass das Trauma immer wieder reproduziert wird und eine bewusste Verarbeitung auf diese Weise verhindert wird. Die mit der Integrität des Ichs unvereinbare Erinnerung an das Trauma, die bewusst nicht zugänglich ist, hat die Tendenz, sich als nicht integrierte, sprachlich nicht symbolische Erfahrung zu wiederholen. Das bedeutet jedoch nicht notwendigerweise, dass das traumatische Ereignis als solches nicht erinnert werden kann. Häufig können Betroffene dieses sachlich zutreffend schildern, ohne jedoch dessen subjektive Bedeutung zu verstehen bzw. das traumatische Geschehen mit den entsprechenden Affekten in Verbindung zu bringen. In diesem Fall unterliegt nicht das Ereignis als solches der Verdrängung, sondern die damit verbundenen unerträglichen Affekte und Gefühle.

Unterschiede und Gemeinsamkeiten

Fairbairn (1954) verstand Verdrängung im Kontrast zur Dissoziation als eine aktive Kraft, die von dem Hauptteil der Persönlichkeit gegen einen anderen Anteil der Persönlichkeit ausgeübt wird; sie richte sich nicht wie die Dissoziation auf die Inhalte, sondern auf deren Wirkung auf das Selbst (nach Scharff & Scharff 1994). Resultat der Verdrängung ist in dieser Betrachtungsweise die eingeschränkte Erinnerung an traumatische Geschehnisse aufgrund des »Abschiebens« ins Vor- oder Unbewusste. Das heißt, Verdrängung verfälscht Erinnerungen durch Mechanismen, wie sie für konflikthafte Erfahrungen typisch zu sein scheinen.

Bei dissoziativen Prozessen sind Erinnerungen nur auf einer bildhaften oder sensomotorischen Ebene möglich und in symbolischer

Form dem Bewusstsein nicht zugänglich, da diese Form der Erinnerungscodierung aufgrund der starken Affekte nicht geleistet werden kann. Bei der Verdrängung sind Erinnerungen an traumatische Episoden in narrativer, symbolischer Form codiert und damit im expliziten Gedächtnis abgespeichert. Erst in einem zweiten Schritt werden diese Erinnerungen mittels des Abwehrmechanismus der Verdrängung vom Bewusstsein ferngehalten. Es handelt sich somit um verschiedene psychische Prozesse, die bezüglich des Verarbeitungsgrads sehr unterschiedliche Ebenen der Symbolisierung verkörpern. Die Verdrängung kann der Stufe 5 zugeordnet werden, während Spaltungen im Selbst für die ersten drei Ebenen der symbolischen Organisation kennzeichnend sind.

Erwähnenswert scheint auch, dass bei der Dissoziation – im Gegensatz zur Verdrängung – diese nicht symbolische Form der Erinnerung an einen bestimmten psychischen Zustand gebunden ist, der mit der Reaktivierung traumatischer Erfahrungen einhergeht. Dieses Gebundensein an bestimmte Erlebniszustände ist bei der Verdrängung nicht vorhanden. Hier bleibt die Kohäsion des Selbst erhalten. Die mit dem Ich nicht zu vereinbarenden Erinnerungen werden mit allen Sinnesmodalitäten wahrgenommen, aber können aufgrund intrapsychischer Konflikte nicht in die psychische Struktur integriert werden.

Ein wesentlicher Unterschied zwischen dem ersten und zweiten Zyklus, der mittels der Begriffe Dissoziation und Verdrängung ersichtlich wird, ist somit die fehlende Selbstkohärenz bei der Dissoziation bzw. der fehlende Selbstbezug, der mit Verdrängung einhergeht. Während bei der Verdrängung der mangelnde Selbstbezug die Verarbeitung traumatischer Geschehnisse verhindert, ist es bei der Dissoziation der Verlust der Selbstkohärenz, der eine Integration in die psychische Struktur unmöglich macht.

3.3 Symbolisierungsstufe, Abwehr und Gegenübertragung

Wie der Vergleich zwischen Verdrängung und dissoziativen Prozessen verdeutlicht, ist Voraussetzung für reifere Abwehrmechanismen, dass eine bestimmte Symbolisierungsebene erreicht ist. Dies überrascht nicht, da die Abwehr ja vom erreichten Strukturniveau abhängig ist. Das Vorhandensein bestimmter Abwehrmechanismen gilt umgekehrt als ein Hinweis auf das Strukturniveau des Patienten.

Exkurs: Strukturniveau

Gebräuchlich ist folgende Klassifizierung des Strukturniveaus, das sich durch unterschiedliche Abwehrmechanismen auszeichnet:

- Bei einem geringen oder niederen Strukturniveau finden sich Abwehrmechanismen wie projektive Identifikation, Verleugnung, Spaltung, Projektion sowie aggressive Abwehrmechanismen wie Autoaggression.
- Ein mäßiges oder mittleres Strukturniveau zeichnet sich durch folgende Abwehrmechanismen aus: Entwertung oder Idealisierung, Reaktionsbildung, Regression, Verschiebung, Verneinung, Ungeschehenmachen, Introjektion, Konversion.
- Für ein gutes, hohes oder reifes Strukturniveau sprechen folgende Abwehrformen: Intellektualisierung, Verdrängung, Rationalisierung sowie Sublimierung.

Es gibt einen Konsens unter Forschenden, dass eine hierarchische Anordnung der einzelnen Abwehrmechanismen anhand ihres adaptiven Funktionsniveaus möglich ist. Dieser Konsens ist im Anhang B des DSM-IV-TR festgehalten und wird als Defense Functioning Scale aufgeführt. Eine Klassifizierung der Abwehrmechanismen in drei Gruppen (reife, neurotische und primitive Abwehrmechanismen) wurde von Kernberg (1995) vorgeschlagen.

Neben der dreiklassigen Einteilung hat Stavros Mentzos (2017) eine Klassifikation mit fünf Ebenen eingeführt. Nach ihm lässt sich der Grad der Unreife eines Abwehrmechanismus durch die Frage abschätzen, was ein Abwehrvorgang dem psychophysischen Organismus »kostet«, d. h.: Ist im Abwehrvorgang beispielsweise eine kleinere oder

eine größere Vernachlässigung der Realität, eine kleinere oder größere Einschränkung der Freiheitsgrade usw. impliziert?
Er beschreibt fünf Ebenen (wobei er die letzte Ebene, psychosoziale Abwehr und Somatisierung, als zusätzliche Ebene auffasst, die sich »nicht ohne weiteres« in die Einteilung einordnen lässt).

1. Ebene: Psychotische Projektion, psychotische Introjektion, psychotische Verleugnung, psychotische Abspaltung
2. Ebene: Nichtpsychotische Projektion, Spaltung, Verleugnung; Identifikation als Abwehr, insbesondere projektive Identifikation
3. Ebene: Intellektualisierung, Rationalisierung, Affektualisierung usw., Verschiebung, Verlagerung, Verdrängung im engeren Sinne usw., Ungeschehenmachen, Wendung gegen das Selbst, Reaktionsbildung
4. Ebene: Reifes Coping, Sublimierung, Humor usw.
5. Ebene (zusätzlich): Psychosoziale Abwehr und Somatisierung

Ebene 1 bis 4 sind mit dem vierstufigen Modell des Strukturniveaus nach OPD-2 vereinbar. Nach Achse IV des OPD-2 lässt sich das Strukturniveau ebenfalls, wie Mentzos‹ Abwehrmechanismen, in vier wesentliche (in der Reife absteigende) Stufen einteilen: gut, mäßig, gering und desintegriert.

Für uns ist interessant, wie die Gegenübertragung durch die Abwehr geprägt wird. Um dieser Frage nachzugehen, gehe ich vom beobachtbaren Ausdruck traumatischer Erfahrungen aus, um möglichst phänomennah Abwehr und Gegenübertragung einander zuzuordnen. Bei diesem Vorgehen ist unvermeidlich, dass es zu Wiederholungen von bereits ausgeführten Inhalten kommt.

- *Stufe 1:* Auf der Ebene der protosensorischen Anlage zeigen sich Erinnerungsspuren traumatischer Erfahrungen als Körpersymptome.
  Abwehr: In der traumatischen Situation kommt es zu einer Regressionsbewegung, in der vorhandene Fähigkeiten wieder verloren gehen. Es kommt zu einer Desymbolisierung und Resomatisierung im Erleben und Verhalten. Die Erfahrung bleibt unsymbolisiert, sie kann nicht in Worten zum Ausdruck gebracht werden.

Gegenübertragung: Die Gegenübertragung zeigt sich auf dieser Stufe in Form von Körpersymptomen.

Fallbeispiel: Gegenübertragung auf Stufe 1

Eine Patientin wäre bei der Geburt beinahe erstickt, weil die Nabelschnur um den Hals geschlungen war. Bei der Reaktivierung dieser Erfahrung in der Therapie erlebte die Therapeutin selbst Schwindel und Atemnot.

- *Stufe 2* zeichnet sich dadurch aus, dass bei Traumata zwar ein Wissen über den Ort und die Handlung vorhanden ist, aber eine zeitliche Einordnung ist nicht möglich. Flashbacks, Affektzustände sowie die ersten Reaktionen der Traumabetroffenen in der traumatischen Situation sind einfache Aspekte des Handlungsschemas. Das Traumaschema kann dementsprechend dieser Stufe zugeordnet werden.
  Abwehr: Um die Reaktivierung traumatischer Geschehnisse vom Erleben fernzuhalten, werden Vermeidung und Verleugnung als Abwehr eingesetzt. Über Trigger ausgelöst, kann das Traumaschema jedoch jederzeit in die Aktualität einbrechen. Die Unterscheidung zwischen traumatischer Vergangenheit und aktueller Situation ist den Betroffenen dann nicht möglich.
  Gegenübertragung: Auf Stufe 2 kann die Reaktivierung von traumatischen Erfahrungen den Therapeuten in ähnliche Gefühle versetzen, sogar in den gleichen physischen Zustand wie den des Patienten. Ich möchte ein Beispiel anführen:

Fallbeispiel: Gegenübertragung auf Stufe 2

Frau S. hatte schwere sexuelle Übergriffe erlebt, konnte sich aber zu Beginn der Behandlung nicht an diese Ereignisse erinnern. Sie kam wegen Alkoholproblemen und Tablettenabusus. Ein erster Zugang zu ihren traumatisierenden Erfahrungen wurde über die Gegenübertragung möglich.

Die Patientin berichtete zu Stundenbeginn, dass sich ihre Panikattacken verstärkt hätten. Morgens würde sie vor der Türschwelle erstarren, sie könne dann nicht aus der Wohnung gehen und spüre sich nicht mehr. Die Therapeutin hatte in der Gegenübertragung mit Müdigkeit und Übelkeit zu kämpfen. Ihr wurde schlecht und sie hatte das Gefühl, den Raum verlassen zu müssen. Sie fühlte sich einerseits in einer unerträglichen Spannung, andererseits wie weggetreten.

Über Körpersymptome und heftige Spannungszustände vermittelte Frau S. ihrer Therapeutin einen Eindruck von dem Zustand, den sie vermutlich in traumatischen Situationen erlebt hatte: Übelkeit, Dissoziieren und der Impuls, aus dem Raum flüchten zu wollen.

- *Stufe 3:* Auf dieser Stufe sind Erinnerungen vorhanden, aber diese Erinnerungen sind dem Patienten nur in bestimmen Persönlichkeitszuständen zugänglich.[3]
  Abwehr: Dominierende Abwehr ist hier die Spaltung, bei zunehmender Integration die Spaltung in »nur gut« und »nur böse«. Entweder weiß der Patient, was ihm durch wen angetan wurde und hat Zugang zu den Gefühlen, die dieses Realisieren in ihm auslöst, oder er bleibt mit dem Täter identifiziert und kann damit die Bedeutung des Geschehens emotional nicht erfassen. Einher mit der Spaltung in »nur gut« und »nur böse« geht die kompensatorische Verkehrung der Täter- und Opferrolle. Der Täter wird im Erleben der Betroffenen zum Opfer, während Aggressionen und Vorwürfe, die eigentlich dem Täter gelten, gegen die eigene Person gerichtet werden. Es ist auf dieser Stufe die subjektive Bedeutung der traumatischen Erfahrung, die abgewehrt werden muss und dann zu Spaltungen im Selbst führt (Barwinski 2018). Anzumerken bleibt, dass Spaltungen bereits auf den vorangehenden Stufen vor-

3 In einer früheren Arbeit (Barwinski 2016) hatte ich die Stufen 3 und 4 in umgekehrter Reihenfolge aufgeführt. Grund war, dass auch bei einem fragmentierten Selbst die Affekte in den unterschiedlichen Persönlichkeitsanteilen zugänglich sind. Erinnerungen sind in diesem Sinn in bestimmten Persönlichkeitsanteilen vollständiger als bei Traumatisierten, die ihre Affekte abspalten müssen. Da aber ein fehlendes Kohärenzgefühl entwicklungspsychologisch früher eingeordnet werden muss, habe ich die Reihenfolge verändert.

handen sind. Bei der dissoziativen Identitätsstörung finden wir z. B. Anteile, die den Stufen 1 und 2 entsprechen können. Dissoziative Mechanismen prägen also von Beginn an den Traumaverarbeitungsprozess.

Gegenübertragung: Die Gegenübertragung passt sich auf dieser Stufe dem Persönlichkeitsanteil an, der beim Patienten gerade nicht im Vordergrund steht. Hierzu ein Beispiel:

Fallbeispiel: Gegenübertragung auf Stufe 3

Frau L. ist 86 Jahre alt. Seit einem halben Jahr lebt sie in einem Pflegeheim. Ihr Verhalten den Familienmitgliedern oder Bekannten gegenüber, die zu Besuch kamen, löste bei der Pflege Irritation aus: Sie reagierte äußerst gereizt bis aggressiv, ja beleidigend auf ihre Besucher. Ihre Familie fühlte sich in der Gegenübertragung abgelehnt. Beispielsweise ihre Tochter äußerte gegenüber der Pflege Zweifel, ob ihre Mutter sie vielleicht gar nicht sehen wolle. Sie habe das Gefühl, sie störe sie, weil sie sich so abweisend ihr gegenüber verhalte. Wenn ihre Tochter, ihr Mann oder andere Bekannte dann aber gegangen sind, fühlte sich Frau L. abgelehnt und weinte auf der Bettkante sitzend. Dann beschwerte sie sich darüber, dass niemand von den Menschen »aus ihrem Leben bis anhin« Zeit fand, mit ihr spazieren oder in die Cafeteria zu gehen und sich mit ihr abzugeben.

Von ihrer Familiengeschichte ist bekannt, dass sie nach der Scheidung ihrer Eltern bei der Großmutter gelebt hat, und laut eigener Aussage immer leise in der abgedunkelten Wohnung sein musste, weil die Großmutter an Migräne litt. Am Wochenende habe sie zur Mutter gedurft. Am Sonntag nach dem Mittagessen habe die Mutter schlafen müssen, »weil sie immer hart gearbeitet hat«. Frau L. sagte, sie habe immer das Gefühl gehabt, sie störe, sei fehl am Platz und werde von niemandem geliebt.

Frau L. schien unbewusst mit ihrer Großmutter und Mutter identifiziert zu sein, wenn sie sich ablehnend gegenüber ihrer Familie verhielt. Ihre Familie fühlte sich dann in der Gegenübertragung so, wie sie sich als Kind gefühlt hatte. Wenn ihre Familienangehörigen sich dann aber von ihr abgrenzten, glitt sie in Gefühle ihrer Kindheit zurück und empfand sich entsprechend abgelehnt und vernachlässigt. Mittels der Gegenübertragung wurde also ein Beziehungsmuster deutlich, dass diese Patientin in ihrer Ursprungsfamilie erlebt hatte. Welche Gefühle in der Gegenübertragung spürbar wurden, hing davon ab, ob Frau L. unbewusst mit Anteilen der Mutter bzw. Großmutter identifiziert war oder ob eigene Gefühle ihrer Kindheit reaktiviert wurden. In der Gegenübertragung war der Anteil spürbar, der gerade nicht von Frau L. übernommen wurde. Ich werde in Kapitel 4 auf dieses Phänomen ausführlicher eingehen.

Anzumerken ist, dass die Gegenübertragung unterschiedliche Manifestationen zeigt entsprechend der Symbolisierungsstufe, auf der sich der Anteil befindet, der gerade vom Patienten in Szene gesetzt wird. Dies können Körpersymptome oder überwältigende Affekte sein. Aber auch Inszenierungen, die traumatisierende Erfahrungen abbilden. Für Letzteres ist die Fallvignette von Frau L. ein Beispiel. Mittels der Gegenübertragung wird nicht nur ein altes Beziehungsmuster deutlich, sondern die Gegenübertragung hat hier Indikatorfunktion, sie zeigt die Symbolisierungsstufe des abgespaltenen Anteils an.

- *Stufe 4:* Im Gegensatz zu den Stufen 1, 2 und 3 bleibt ab Stufe 4 die Kohärenz des Selbst erhalten, aber der Selbstbezug zu bestimmten Gefühlen kann aufgrund von Abwehrprozessen fehlen.
  Abwehr: Dominierende Abwehr ist auf Stufe 4 die Abspaltung von Gefühlen, die via projektiver Identifikation dem Behandler vermittelt werden. Funktion der Abwehr ist der Schutz vor unerträglichen Gefühlen.
  Gegenübertragung: Die Therapeutin spürt in der Gegenübertragung die abgespaltenen Gefühle der Patientin. Über Inszenierungen teilen Traumabetroffene mit, wie sie sich in traumatischen Situationen gefühlt haben und was diese Erfahrung für sie bedeutet hat. Die traumatisierende Übertragung als Sonderform der projektiven Identifikation kann dieser Stufe zugeordnet werden. Auch hierzu ein Beispiel:

Fallbeispiel: Gegenübertragung auf Stufe 4

Ein Kollege berichtete mir von folgendem Fall: Eine junge Frau suchte bei ihm Hilfe, weil sie eine wenige Wochen zuvor vorgenommene Abtreibung nicht verkraften konnte. Am Ende des Erstgesprächs teilte sie ihm mit, dass sie die Behandlung nach dieser einen Stunde abbrechen wolle. Der Therapeut hatte jedoch während des Gesprächs guten Kontakt zu der Patientin gefunden und hatte sich auf die bevorstehende Arbeit mit dieser Patientin gefreut. Er empfand tiefe Trauer, fast Verzweiflung, als die Patientin ihm mitteilte, die Therapie beenden zu wollen. Die Heftigkeit seiner Gegenübertagung und ihre Redewendung, die Therapie »abbrechen« zu wollen – also bevor sie eigentlich begonnen hatte –, sowie der Grund, warum sie den Therapeuten aufgesucht hatte, ließen ihn erkennen, was zwischen ihnen inszeniert wurde: Die Patientin trieb die Therapie vor der Geburt ab!

Die Deutung der Inszenierung machte es der jungen Frau dann möglich, die dringend nötige Therapie zu beginnen und ihre traumatische Erfahrung zu bearbeiten, anstatt sie in ihren zwischenmenschlichen Beziehungen zu agieren. Die Gegenübertragung des Therapeuten (Trauer und Verzweiflung) entsprach den abgespaltenen Gefühlen der jungen Frau, die sie zu diesem Zeitpunkt selbst noch nicht spüren konnte.

- *Stufe 5:* Auf dieser Stufe (sekundäre Symbolisierung) ist die Trennung unterschiedlicher Gesichtspunkte möglich geworden. Erinnerungen sind nicht bloße Reproduktionen der Vergangenheit, sondern Narrative, die überarbeitet wurden und nicht mehr der traumatischen Situation in allen Aspekten entsprechen müssen.

  Abwehr: Traumatische Affekte werden mit Konflikten verknüpft, die mit Abwehrprozessen einhergehen. Und diese können wiederum zu Wahrnehmungsverzerrungen in dem Sinne führen, dass bestimmte Realitätsaspekte nicht realisiert werden dürfen (Barwinski 2009). Inszenierungen stellen auf dieser Stufe aufgrund von Traumata entstandene oder verstärkte intrapsychische Konflikte dar. Abwehrmechanismen sind hier Verdrängung, Verschiebung, Rationalisierung, Identifikation und andere sogenannte reife Abwehrformen.

Gegenübertragung: In der aktualisierten Übertragungskonstellation wird die konkordante und komplementäre Rolle in der Gegenübertragung vom Therapeuten übernommen. Hier zeigen sich in der Gegenübertragung weniger abgewehrte Gefühle des Patienten, sondern vielmehr Beziehungsmuster, die die Übertragung des Patienten deutlich werden lässt. Um die Gegenübertragung auf dieser Stufe zu verdeutlichen, möchte ich wiederum ein Beispiel anführen:

Fallbeispiel: Gegenübertragung auf Stufe 5

In einer Gruppentherapie hatte der Gruppenleiter gerade die Gruppe beendet und wollte den Raum verlassen, als eine Patientin mit einer Bonbontüte auf ihn zukam und ihn fragte, ob er nach dieser anstrengenden Gruppe eines möchte. Er bedankte sich und wollte gerade zugreifen, als er hinter sich ein Poltern hörte und dann sah, dass eine andere Patientin zu Boden gestürzt war. Er wandte sich um und half ihr auf die Beine. Einen Tag später bat diese Frau ihn ganz dringlich um einen Gesprächstermin. Im Gespräch empörte sie sich über diese Situation. In der Gruppe war der Leiter von ihr und einigen anderen Gruppenteilnehmern dafür kritisiert worden, dass er sich nicht genug um die Wünsche und Bedürfnisse der Patienten kümmere. Sie empfand es als empörend und ungeheuerlich, dass die andere Frau ihm dann noch ein Bonbon geben wollte und ihn dabei auch noch so freundlich angelächelt habe. Am schlimmsten sei es aber für sie gewesen, dass sie vor ihm »auf die Knie gefallen sei«, und er habe ihr auch noch aufhelfen müssen. Das sei überhaupt die größte Kränkung und Demütigung gewesen. Für sie sei sein Verhalten nur ein neuerlicher Beweis, wie missachtend und abfällig er auf ihre Bedürfnisse reagiere. Der Leiter fühlte sich gekränkt, dass die Patientin seine guten Absichten so missverstanden hatte. Er spürte den Impuls, seinen Ärger über der Patientin deutlich zu zeigen und sie wegen ihrer »abwegigen Erklärung« lächerlich zu machen.

Diese Patientin hat drei ältere Geschwister. Sie hatte den Eindruck, dass insbesondere eine Schwester beim Vater viel beliebter war, weil sie besser aussah. Sie bemühte sich durch gute Schulleistungen die Anerkennung des Vaters zu erringen, was ihr aber kaum gelang. Vielmehr musste vor allem sie besonders unter den jähzornigen Ausbrüchen des Vaters leiden, der sie dann auch körperlich misshandelte, erniedrigte und massiv entwertete.

- *Stufe 6:* Im vorangehenden Kapitel wurde eine zusätzliche Stufe eingeführt, der Piagets Stufe der formalen Operationen zugrunde liegt. Auf dieser neuen Stufe 6 bestimmt unser moralisches Urteil weitgehend, ob Mitgefühl für ein Opfer aufgebracht wird und wem die Verantwortung für eine Tat zugeschrieben wird. Unser Urteil kann aber durch Wahrnehmungsverzerrung oder -verleugnung aufgrund von Abwehrmaßnahmen beeinflusst sein. Da die Abwehrmechanismen, die dieser Stufe entsprechen, wenig bekannt sind, möchte ich sie ausführlicher vorstellen.
  Abwehr: Ein Mechanismus, der bei der Opferbeschuldigung eine wesentliche Rolle spielt, ist der Täuschungseffekt der Retrospektive (Fischer & Riedesser 1998): Wenn wir erfahren, dass ein Ereignis eingetreten ist, so erscheint es uns als vergleichsweise wahrscheinlich, erwartbar und vorhersehbar, und zwar auch dann, wenn es objektiv zufallsgesteuert eintritt oder extrem unwahrscheinlich ist. Zum Beispiel ließ Fischhoff (1975) die Wahrscheinlichkeit bestimmter Ereignisse von Versuchspersonen einschätzen. Einer Gruppe wurde mitgeteilt, die fraglichen Ereignisse seien bereits schon einmal eingetreten, der anderen Gruppe wurde diese Mitteilung nicht gegeben. Die angeblich bereits vorgefallenen Ereignisse wurden von den Versuchspersonen durchgängig als wahrscheinlicher und in diesem Sinne auch als leichter vorhersehbar beurteilt als Ereignisse, zu denen keine Angaben gemacht wurden. Das Überfall-Opfer beispielsweise hätte in Konsequenz dieser Logik mit dem Überfall rechnen müssen. Das Ziel dieser komplexen Abwehrstrategie besteht darin, ein oft illusionäres Sicherheitsgefühl aufrechtzuerhalten. Abgewehrt wird also die Erschütterung

und Bedrohung eines sicheren Selbst- und Weltverständnisses mittels Omnipotenzfantasien.

Gegenübertragung: In der Gegenübertragung geht die Empathie für das Opfer verloren und es findet eine besondere Form der Opferbeschuldigung statt: Nicht der Täter ist verantwortlich für die Tat, sondern das Opfer hätte durch ein umsichtigeres Verhalten die Tat vermeiden können. Wer sich vorsieht und nicht so unvorsichtig ist wie das Opfer, braucht sich nicht bedroht zu fühlen.

Abwehr: Ein weiteres Phänomen, das vordergründig sehr plausibel erscheint, aber verborgen ebenfalls einer Opferbeschuldigung entspricht, ist die »Neutralitätslösung« (Fischer & Riedesser 1998). Die Neigung zur Neutralitätslösung scheint leider weit verbreitet zu sein. Sie kommt in Redewendung zum Ausdruck wie: »Wenn zwei sich streiten, haben beide Schuld.« Man erspart sich die Mühe, zu unterscheiden zwischen der Aggression, die vom Angreifer ausging, und der defensiven Aggression, mit der sich das Opfer zur Wehr setzt. Basis der Neutralitätslösung scheint ein sozialkognitiver Reduktionsvorgang zu sein. Wenn Angreifer und Angegriffener sich schlagen, so verhalten sich beide aggressiv. Das Problem wird auf eine behavioristische Ebene reduziert, auf der das reine Verhalten betrachtet und bewertet wird, ohne das Motiv dieses Verhaltens und seine Geschichte zu berücksichtigen. In diesem Sinne liegt auch hier eine Variante der Opferbeschuldigung vor, denn das Opfer wird mit dem Angreifer auf die gleiche Stufe gesetzt. Eine solche Begründung verstärkt bei Traumatisierten die Unklarheit in der Unterscheidung zwischen Täter und Opfer – einer Schwierigkeit, die typisch für Traumaopfer zu sein scheint. Sie verwirrt den Betroffenen, anstatt ihm bei der Klärung zu helfen, und führt dazu, dass Aggressionen gegen das eigene Selbst gewendet werden, was wiederum zur Verstärkung der Symptomatik beiträgt. Gerade bei Traumabetroffenen ist zentral, dass die Verwirrung, die ein traumatisches Ereignis beim Betroffenen zurücklässt, geordnet werden kann, eigene Anteile von denen der Täterin unterschieden werden können und damit die Selbst-Objekt-Differenzierung gegenüber der Täterin möglich wird.

Gegenübertragung: Auch bei der Neutralitätslösung wird keine Empathie für das Opfer aufgebracht. Täter und Opfer werden gleich beurteilt. Welches Abwehrmotiv kann einer solchen Haltung zugrunde liegen? Die Abgrenzung vom Opfer wie vom Täter scheint vordergründig gelungen. Gefühle der Ohnmacht und Hilflosigkeit, die mit der Opferrolle verknüpft sind, werden abgewehrt, jedoch auch Schuldgefühle, weil die Empathie für das Opfer fehlt. Das Opfer ist ja »auch böse«; es ist nicht besser als der Täter, was letztlich einer unbewussten Identifikation mit und Parteinahme für den Täter gleichkommt.

3.4 Identifikation mit dem Inhalt der Abwehr

Bisher stand im Vordergrund, wie unterschiedliche Ausdrucksformen der Traumaverarbeitung durch die Abwehr bestimmt werden und wie die Gegenübertragung entsprechend geprägt wird. Im Folgenden soll eine weitere Differenzierung vorgenommen werden, die für das Verständnis der Gegenübertragung Bedeutung hat: die Frage, ob wir in der Gegenübertragung die Abwehr des Patienten übernehmen oder ob wir uns mit dem identifizieren, was vom Patienten abgewehrt wird. Für ersteres ist ein Beispiel, dass wir, wie auch der Patient, daran zweifeln, ob ein offensichtlich geschehenes traumatisches Ereignis überhaupt stattgefunden hat. In diesem Fall wären wir unbewusst mit der Wahrnehmungsabwehr des Patienten identifiziert, die kennzeichnend für die Stufen 1 und 2, also den ersten Zyklus der Traumaverarbeitung ist.

Es ist aber auch möglich, dass wir in der Gegenübertragung die Gefühle erleben, die vom Patienten abgewehrt werden. Die projektive Identifikation ist hierzu ein Beispiel. Dann sind wir mit dem identifiziert, was vom Patienten abgespalten und emotional nicht wahrgenommen werden kann. Die projektive Identifikation wurde zuvor Stufe 4 zugeordnet.

Im Folgenden sollen Abwehrmechanismen ausführlicher dargestellt werden, die in der Gegenübertragung den Inhalt der Abwehr spürbar werden lassen und besonders bedeutsam für die Traumaverarbeitung sind. Neben der projektiven Identifikation möchte ich insbesondere auf Täterintrojekte und die Identifikation mit dem Aggressor eingehen und deutlich machen, wie diese Mechanismen die Gegenübertragung prägen.

3.4.1 Projektive Identifikation

Wie erwähnt, können wir in der Gegenübertragung die Gefühle wahrnehmen, die vom Patienten abgewehrt werden. Die projektive Identifikation illustriert diesen Vorgang deutlich. Ich möchte ein Beispiel nennen.

Fallbeispiel: Projektive Identifikation

Eine Patientin wurde wegen Depressionen und Suizidgedanken in eine psychiatrische Klinik eingewiesen. Die Mutter der Patientin rief diese fünfmal am Tag an. Die Patientin wollte sich von der Mutter abgrenzen, aber traute sich nicht, ihr zu sagen, dass mehr als ein Anruf pro Tag für sie zu viel ist. Ihre behandelnde Therapeutin bemerkte bei sich erheblichen Ärger, als die Patientin ihr von den Anrufen der Mutter berichtete. Die Patientin selbst äußerte auf Nachfrage der Therapeutin, dass sie keinen Ärger auf ihre Mutter erlebe, sondern sich schuldig fühlt, weil sie ihre Mutter nicht genügend unterstützen würde. Die Therapeutin spürte in diesem Moment das Gefühl, das die Patientin vermutlich abwehrte: ihren Ärger und ihre Wut auf die Mutter.

Ein ähnlicher Mechanismus zeigt sich in der Gegenübertragung, wenn das Erleben und Verhalten des Patienten durch Täterintrojekte geprägt wird oder die Identifikation mit dem Aggressor als Abwehr dominiert. Anders als bei der projektiven Identifikation sind es hier nicht die abgewehrten Gefühle des Patienten, die in der Gegenübertragung fassbar werden, sondern Verhaltensweisen und Motive des Täters, die die Therapeutin übernimmt und möglicherweise agiert, wenn ihr die Reflexion über ihr Handeln misslingt.

3.4.2 Täterintrojekte und Identifikation mit dem Aggressor

Der Begriff der Introjektion beschreibt einen Vorgang, der vor allem im Kleinkindalter geschieht und bei dem eine äußere Realität – die Bezugsperson oder Eigenschaften von ihr (Objekte und Objektqualitäten) – nach dem Vorbild körperlicher Einverleibung in das seelische Innere hineingelangen. Die Introjektion stellt in der psychoanalytischen Entwicklungspsychologie den zweiten von drei Internalisierungsprozessen dar; sie kommt nach der Inkorporation und vor der Identifikation. Die Inkorporation ist hierbei der entwicklungspsychologisch früheste Prozess der Internalisierung. Dabei nimmt das Subjekt das Objekt symbolisch in seinen Körper auf, übernimmt damit tatsächlich Eigenschaften des Objektes. Dies geschieht in der Entwicklung des Säuglings, noch bevor sich die Fähigkeit zur Subjekt-Objekt-Differenzierung ausgebildet hat (Mentzos 2017).

Während der Begriff der Inkorporation im Bereich der Psychotraumatologie kaum verwendet wird, hat die Introjektion im Zusammenhang mit sogenannten Täterintrojekten eine zentrale Bedeutung.

Definition: Täterintrojekte

»Täterintrojekte sind psychische Deformationen, die Opfern von ihren Tätern zugefügt wurden und sich durch dissoziative Aneignungsprozesse verfestigt haben und sich im Erleben und Verhalten von Menschen unbewusst festsetzen. Täterintrojekte sind dabei psychisch komplexe Leitbilder, die Opfer gegen ihren Willen durch die brutalen Grenzüberschreitungen des Täters verinnerlicht haben. Täterintrojekte steuern den betroffenen Menschen häufig in schwer vermeidbare Wiederholungen selbst- und fremdschädigenden psychophysischen Verhaltens hinein. Betroffen sind dabei vor allem Kinder und Menschen in längeren Abhängigkeitsbeziehungen. Täterintrojekte bzw. Widersacher sind Täter-loyale Anteile, die in der Regel der Abwehr von Ohnmacht und Scham und dem Erhalt der Bindung zum Täter dienen, wobei die Folgen häufig Selbstbestrafung, Autoaggression oder auch gefühlte eigene Täterschaft darstellen, etwa durch die übernommenen Ansichten der Täter: du bist selbst schuld, bist nichts wert, verdienst es nicht anders, bist ein Nichts, hast es ja so gewollt, wolltest es doch auch, hat dir doch Spaß gemacht. Diese Ansichten übernehmen Traumatisierte oft selbst, ihr Selbstbild ist oft von Verachtung,

Wert- und Respektlosigkeit und manchmal regelrechtem Hass auf sich selbst geprägt.« (Stangl 2022, o. S.)

Neben der Introjektion spielt die Identifikation, genauer: Identifikation mit dem Aggressor, in der Psychotraumatologie eine wichtige Rolle.

Definition: Identifikation mit dem Aggressor

Die Identifikation mit dem Aggressor (auch: Identifizierung mit dem Angreifer) ist ein Abwehrmechanismus zur Angstbewältigung, dessen Funktion und Relevanz je nach Standpunkt der Autoren unterschiedlich bewertet wurde.

Der Begriff der »Identifikation mit dem Aggressor« wurde von Anna Freud geprägt. Nach Anna Freud wirken in der Identifikation mit dem Aggressor zwei elementare Abwehrmechanismen: die Introjektion, von Anna Freud hier nach Stand der Theorieentwicklung noch synonym zu Identifikation verwendet, und die Projektion. Neu war damals der Gedanke, dass nicht nur aus Liebe heraus, sondern auch aus Angst introjiziert wird. Anna Freud beschreibt als Beispiel den Fall eines Schülers, der durch Grimassieren auffällt, sobald der Lehrer ihn tadelt. Es zeigt sich, dass das Grimassieren ein verzerrtes Spiegeln der verärgerten Gesichtszüge des Lehrers ist.

Sie unterscheidet drei Formen, in der sich die Identifikation mit dem Angreifer ausdrücken kann, denen jedoch sämtlich eine »Wendung vom passiv Erlittenen zur Aktivität« (und somit ein dritter elementarer Abwehrmechanismus) zugrunde liegt: Aus dem Bedrohten wird der Bedroher:

- Die Person identifiziert sich mit dem Aggressor durch mimetische Darstellung des Angreifers (direktes Spiegeln oder vorsätzliche Rollenübernahme); der zuvor erwähnte Schüler ist hierzu ein Beispiel.
- Die Person identifiziert sich mit der Aggression durch Agieren der Aggression; z. B. zeigt ein Kind bohrende Tätigkeiten nach einem Zahnarztbesuch.

- Die Person identifiziert sich mit der Eigenschaft des Aggressors durch Übernahme der Attribute, die sie symbolisieren; z.B. bewältigt ein Schüler einen schmerzhaften Zusammenstoß mit seinem Lehrer, indem er sich mit Säbel und Militärmütze versieht.
- Eine Identifikation mit dem Aggressor liegt auch vor, wenn ein Kind aus Angst vor einer erst erwarteten Strafe sich vorwegnehmend mit dem Strafenden identifiziert: Anna Freud beschreibt die Reaktion eines Jungen, der zu spät nach Hause kommt und der nun der zu erwartenden Strafrede dadurch zu entgehen sucht, dass er seinerseits zu schimpfen beginnt. Die Identifikation mit dem Aggressor kann demnach als Zwischenstufe der Entwicklung des Über-Ichs betrachtet werden: Die Gewissensinstanz wird verinnerlicht, jedoch noch nicht gegen das eigene Selbst gewandt, sondern in Projektion gegen die Außenwelt gerichtet.

Im Gegensatz zu Anna Freud betonte Sándor Ferenczi den traumatischen, die seelische Integrität nachhaltig beschädigenden Aspekt dieses Abwehrtypus: Er stellte die bis dann gängige psychoanalytische Theorie infrage, indem er auf die Häufigkeit realer Missbrauchserfahrungen und die Bedeutung solcher Erfahrungen für das Entstehen einer seelischen Störung hinwies (Ferenczi 1932). Die von Kindern erlebte Angst und Hilflosigkeit zwinge sie, »sich selbst ganz vergessend sich mit dem Angreifer vollauf zu identifizieren« (Ferenczi 1933, zit. nach Masson 1984, S. 324). Ferenczi zufolge ist das Kind erfüllt vom Wunsch nach zärtlichen, aber nicht nach sexuellen oder gewalttätigen Beziehungen zu den Erwachsenen. Im Unterschied zur erwachsenen, schuldfähigen Leidenschaftlichkeit befinde sich das Kind auf einer Stufe »passiver Objektliebe«:

> »Haß ist es, was das Kind beim Geliebtwerden von einem Erwachsenen traumatisch überrascht und erschreckt und es aus einem spontan und harmlos spielenden Wesen zu einem den Erwachsenen ängstlich, sozusagen selbstvergessen imitierenden, schuldbewußten Liebesautomaten umgestaltet.« (Ferenczi 1933, zit. nach Masson 1984, S. 329)

Solche »Anmutungen« übersteigen und überfordern die kindlichen Verständnis- und Verarbeitungsmöglichkeiten, was dazu führen kann, dass es in einen tranceartigen Ausnahmezustand (»traumatische Trance«) gerät, in dem es den Angreifer introjiziert, also in seiner (unbewussten) Fantasie in sich hineinnimmt, um ihn als äußere Realität zum Verschwinden zu bringen. Dieser Schutzmechanismus lässt die unerträglich werdende Angst auf Kosten der Realitätswahrnehmung in ein Gefühl traumartiger Geborgenheit umschlagen. Statt sich aktiv mit der bedrohlichen Wirklichkeit des Täters auseinanderzusetzen, wozu es nicht fähig ist, unterwirft es sich dem Willen des Täters und macht ihn zugleich zu einem fremden Teil seiner selbst (Introjektion). Dies kann bei wiederholten Gewalterfahrungen zu einer regelrechten Zerstückelung der Persönlichkeit (Atomisierung) führen. Das Kind opfert in einem solchen Extremzustand gewissermaßen sein noch unfertiges, kaum wehrfähiges Selbst, um die lebenswichtige Beziehung zu einer als notwendig wohlwollend vorzustellenden Bezugsperson halluzinatorisch aufrechtzuerhalten. Das überwältigte, emotional und in seiner Wahrnehmungsfähigkeit verwirrte Kind fühlt sich für das Geschehen verantwortlich, was als Introjektion des Schuldgefühls des Angreifers verstanden wird. Dieses Schuldgefühl wird zur Quelle eines beständigen innerseelischen Abwehrkonflikts: Das Opfer entwickelt Hass, der seinerseits wiederum Schuldgefühle hervorruft und daher verdrängt und in Ablenkung vom ursprünglichen Objekt gegen das eigene Selbst gewendet wird. Es kommt in der Folge häufig zu schweren Störungen auf der Beziehungsebene, Depressionen, selbstverletzendem Verhalten oder gesteigerter, nach außen gerichteter Aggressivität.

Eine Vereinheitlichung der zwei unterschiedlichen Positionen nimmt Matthias Hirsch (1996) vor, der in den divergierenden Perspektiven zwei Arten desselben Abwehrgeschehens wahrnimmt. Damit reicht das Spektrum dieses Abwehrmechanismus von produktiven Formen der Angstbewältigung bis hin zur schädigenden Verleugnung überwältigender Angst im Traumageschehen: Hier identifiziert sich eine Person, die von einem Aggressor körperlich und/oder emotional misshandelt oder unterdrückt wird, unbewusst mit ihm. Die Person verinnerlicht und übernimmt dabei ohne ihr bewusstes Wissen und oft gegen ihren bewussten Willen Persönlichkeitseigenschaften, Werte und Verhaltensweisen des Aggressors und macht sie zu Anteilen ihres Selbst.

Im Hinblick auf die beiden genannten Mechanismen kann vermutet werden, dass bei Täterintrojekten weitgehend eine Verschmelzung mit Täteranteilen stattfindet, die zu Spaltungen im Selbst führt. Bei der Identifikation mit dem Aggressor im Sinne von Anna Freud bleibt dagegen die Kohärenz des Selbst erhalten. Es findet lediglich eine Identifikation unter anderem mit Attributen der Person statt, die dem Kind einst Angst gemacht haben.

Wenn wir versuchen, die beiden Internalisierungsprozesse unseren Symbolisierungsstufen zuzuordnen, können wir Täterintrojekte weitgehend den Stufen 2 und 3 zuordnen. Auf diesen Stufen kommt es zu Spaltungen im Selbst, denen eine Verschmelzung mit Täteranteilen zugrunde liegt, die als besonders bedrohlich erlebt werden. Die Identifikation mit dem Aggressor beinhaltet dagegen Eigenschaften, die bereits Stufe 4 ausmachen. Die Kohärenz des Selbst bleibt auf dieser Stufe erhalten, aber die Identifikation mit angstauslösenden Verhaltensweisen einer Bezugsperson führt dazu, dass über das Nachahmen von als bedrohlich erlebten Gebärden oder der Aneignung über Symbole der Macht Angst abzuwehren versucht wird.

3.4.3 Täterintrojekte, Identifikation mit dem Aggressor und Gegenübertragung

Sowohl für Täterintrojekte als auch für die Identifikation mit dem Aggressor gilt, dass hier der Inhalt des Abgewehrten in der Gegenübertragung spürbar wird. Was ich genau damit meine, möchte ich an einem Beispiel illustrieren, bei dem es sich vermutlich um Täterintrojekte handelt.

Fallbeispiel: Täterintrojekte in der Gegenübertragung

Auf einer Station in einer psychiatrischen Klinik fiel die Patientin dadurch auf, dass sie sich dem Behandlungsteam gegenüber mal sehr aggressiv und entwertend verhielt mal eine fast verachtende

Gleichgültigkeit zeigte. Es schien für sie keine Rolle zu spielen, mit wem sie sprach, wenn sie in eine Krise abzugleiten drohte. Wer gerade da war, hatte ihr zur Verfügung zu stehen.
Aus ihrer Geschichte ist bekannt, dass ihr Vater ihr gegenüber sehr entwertend war und sie auch körperlich misshandelt hatte. Die Mutter habe sie nicht geschützt und sei ihr gegenüber kalt und gleichgültig gewesen. Sie habe nie den Eindruck gehabt, dass ihre Mutter an ihr interessiert gewesen sei. Im Gegenteil, sie habe die Mutter als unbezogen und distanziert erlebt.
Genau diese beiden Haltungen nahm die Patientin gegenüber dem Behandlungsteam ein: Entwertung und Aggression oder Gleichgültigkeit und Unbezogenheit. Die Patientin schien sowohl mit der schädigenden Haltung der Mutter als auch mit der Aggression des Vaters identifiziert, richtiger: verschmolzen zu sein. In der Gegenübertragung zeigte sich dementsprechend beim Behandlungsteam, dass sie sich nicht genügend von der Patientin abgrenzen konnten. Einzelne Teammitglieder berichteten von Gefühlen der Ohnmacht, Hilflosigkeit, Verwirrung und Überforderung, andere betonten, dass sie im Kontakt mit der Patientin sehr vorsichtig seien. Sie hatten Angst, ihr zu nahe zu treten. Tatsächlich grenzte sich die Patientin häufig sehr aggressiv ab. In einer Gruppe stellte sie z. B. ihre Position gegenüber den anderen Gruppenmitgliedern so dar, dass sie sich mit dem Gesicht zur Wand in eine Ecke stellte und zwischen sich und der Gruppe Stühle platzierte.

Bei genauer Betrachtung muss aber auch die Angst, der Patientin zu nahe zu treten, als Abgrenzungsproblem der Teammitglieder gegenüber der Patientin gedeutet werden. Wie die Patientin Angst vor ihrem Vater hatte, hatten einzelne Teammitglieder Angst vor dem Kontakt mit der Patientin.

Das beschriebene Verhalten der Patientin und die Gegenübertragung des Behandlungsteams lassen vermuten, dass die Patientin entweder zum Vater oder zur Mutter »wurde«. Sie zeigte eine weit über das Ausmaß einer Identifikation hinausgehende Verschmelzung mit den Verhaltensweisen und Haltungen der Eltern, die sich besonders schädigend auf sie ausgewirkt hatten.

Bei Täterintrojekten scheint es schwieriger zu sein, sich in der Gegenübertragung vom Patienten abzugrenzen, als wenn die Identifikation mit dem Aggressor – wie sie Anna Freud beschrieb – im Vordergrund steht. Die Gegenübertragung erlaubt damit eine Aussage darüber, ob eine Patientin Täterintrojekte verinnerlicht hat oder es sich eher um Identifikationsprozesse handelt. Bei Täterintrojekten scheint zudem die Therapeutin häufig die konkordante Position in der Gegenübertragung einzunehmen, weil – wie im Beispiel – die Patientin mit dem Introjekt verschmolzen ist und damit den Therapeuten in ihre ursprüngliche Rolle drängt.

3.5 Zusammenfassung

Der Traumaintegrationsprozess zeichnet sich durch zwei Veränderungszyklen aus, die mit unterschiedlichen psychischen Prozessen einhergehen. Im ersten Zyklus geht es um die kognitive und emotionale Wahrnehmung traumatischer Situationen. Im zweiten Zyklus stehen die Erarbeitung der subjektiven Bedeutung traumatischer Erfahrungen im Vordergrund, sowie die Lösung von Konflikten, die mit diesen Erkenntnissen einhergehen.

Kennzeichnend für den ersten Zyklus der Traumaverarbeitung ist, dass traumatische Erfahrungen nicht in symbolischer Form repräsentiert sind. Hier finden wir sogenannte frühe Abwehrmechanismen wie Spaltung, Verleugnung oder Projektion. Im zweiten Zyklus, wenn traumatische Ereignisse in einer Form repräsentiert sind, die den Stufen 3, 4 oder 5 entspricht, zeigt sich auf Stufe 3 die Spaltung in »nur gut« und »nur böse«, auf Stufe 4 die Abspaltung von Affekten und die projektive Identifikation, ab Stufe 5 finden wir dagegen reife Abwehrmechanismen wie Verdrängung, Rationalisierung oder Intellektualisierung. Mit den unterschiedlichen Symbolisierungsebenen gehen also spezifische Abwehrmechanismen einher.

Die Unterscheidung zwischen Dissoziation und Verdrängung macht deutlich, gegen was die Abwehr auf welcher Symbolisierungsebene gerichtet ist. Bei dissoziativen Prozessen, die für die beiden ersten Ebenen spezifisch zu sein scheinen, finden traumatische Erfahrungen auf einer bildhaften oder sensomotorischen Ebene ihren Ausdruck. Sie sind in symbolischer Form dem Bewusstsein nicht zugänglich, da diese Form der Erinnerungscodierung aufgrund der starken Affekte nicht geleistet werden kann. Dieser nicht symbolische Ausdruck traumatischer Ereignisse ist an einen bestimmten psychischen Zustand gebunden, der mit der Reaktivierung traumatischer Erfahrungen einhergeht. Dieses Gebundensein an bestimmte Erlebniszustände ist bei der Verdrängung nicht vorhanden. Hier bleibt die Kohäsion des Selbst erhalten. Bei der Verdrängung sind traumatisierende Erfahrungen in narrativer, symbolischer Form codiert. Erst in einem zweiten Schritt werden diese Erinnerungen mittels des Abwehrmechanismus der Verdrängung vom Bewusstsein ferngehalten. Während bei der Verdrängung der fehlende Selbstbezug die Verarbeitung traumatischer Geschehnisse verhindert, ist es bei der Dissoziation also der Verlust der Selbstkohärenz, der eine Integration in die psychische Struktur unmöglich macht.

Für unser Thema ist zentral, wie die Gegenübertragung durch die Abwehr geprägt wird. Ich habe versucht, diese Frage zu beantworten, indem ich vom beobachtbaren Ausdruck traumatischer Erfahrungen ausging, um möglichst phänomennah Abwehr und Gegenübertragung einander zuzuordnen. Ergänzend habe ich spezifische Abwehrmechanismen genauer betrachtet, die in der Gegenübertragung zu einer Identifikation oder Verschmelzung mit dem führen, was vom Patienten abgewehrt wird. Neben der projektiven Identifikation bin ich insbesondere auf Täterintrojekte und die Identifikation mit dem Aggressor eingegangen, um zu verdeutlichen, wie diese Mechanismen die Gegenübertragung prägen.

In Tabelle 3-1 fasse ich die Zuordnung von Abwehr und Gegenübertragung zusammen, wie wir sie bei den unterschiedlichen Ausdrucksformen traumatischer Ereignisse finden.

Tab. 3-1 Zuordnung von Abwehr und Gegenübertragung zu Ausdrucksformen traumatischer Erfahrungen

Symbolisierungsebene	Ausdrucksform traumatischer Erfahrungen	Abwehr	Gegenübertragung
Stufe 1: Proto-sensorische Anlage	Körpersymptome	Regression, Spaltung	Körperliche Empfindungen
Stufe 2: Primäre Zeichen und Signale	Traumaschema	Verleugnung, Vermeidung, Spaltung	Gefühlsansteckung
Stufe 3: Symbolische Funktion	Erinnerung (konkret und körpernah)	Spaltungen im Selbst (Täterintrojekte)	Verschmelzung mit Anteilen des Patienten
Stufe 4: Sprache	Erinnerung in Worten; eigenes Opfersein wird erkannt	Abspaltung von Gefühlen, projektive Identifikation (Identifikation mit dem Aggressor)	Fühlen der abgespaltenen Gefühle des Patienten
Stufe 5: Sekundäre Symbolisierung	Täter wird als Täter erkannt	Reifere Abwehrmechanismen wie Verdrängung, Verschiebung	Rollen der konkordanten und komplementären Gegenübertragung
Stufe 6: Moralische Zustimmung	Täter wird aufgrund moralischer Normen beurteilt	Täuschungseffekt der Retrospektive/ Neutralitätslösung	Omnipotenzfantasien für ein illusionäres Sicherheitsgefühl, Opferbeschuldigung

In der *ersten Spalte* sind die ersten fünf Ebenen der symbolischen Organisation aufgeführt, wie sie Anna Aragno (1997) differenziert hat. Als zusätzliche Ebene wird Stufe 6 hinzugefügt, deren Bedeutung für die Emotions- und Empathieentwicklung Thomas Kesselring (2010) ausgearbeitet hat.

In der *zweiten Spalte* werden Ausdrucksformen traumatischer Geschehnisse den Ebenen der Symbolisierung zugeordnet. Auf der ersten Stufe zeigen sich traumatische Erfahrungen in Form von Körpersymptomen. Auf der zweiten Stufe kommt zu Körpersymptomen das Traumaschema hinzu. Die dritte Stufe zeichnet sich dadurch aus, dass Erinnerung möglich ist; diese ersten Erinnerungsspuren sind körperlich und an konkrete Handlungen gebunden. Auf Stufe 4 können Erinnerungen mit Worten beschrieben werden. Gleichzeitig ist ein neues Bewusstsein erreicht: Das eigene Opfersein kann als solches realisiert werden. Auf Stufe 5 können unterschiedliche Perspektiven sowohl emotional als auch kognitiv eingenommen werden. Auf Stufe 6 wird ein Täter oder ein Opfer aufgrund moralischer Normen bewertet.

In der *dritten Spalte* sind die unterschiedlichen Abwehrmechanismen aufgelistet, die spezifisch für die verschiedenen Symbolisierungsstufen zu sein scheinen. Auf Stufe 1 finden wir die Resomatisierung, die aufgrund der Regressionsbewegung in der traumatischen Situation erfolgt. Einher geht diese Abwehrbewegung mit Spaltungen im Selbst. Auf Stufe 2 dominiert als Abwehr Verleugnung und Vermeidung. Auch auf dieser Ebene finden wir Spaltungen im Selbst. Bestimmte Persönlichkeitsanteile oder das Traumaschema sind abgespalten und können über Trigger jederzeit reaktiviert werden. Auch auf Stufe 3 dominieren Spaltungen im Selbst, die sich unter anderem in der Spaltung in »nur gut« und »nur böse« zeigen oder mittels Täterintrojekten ihren Ausdruck finden, um unerträgliche Gefühle abzuwehren und/oder die Bindung zum Täter nicht zu verlieren. Auf Stufe 4 bleibt die Kohärenz des Selbst erhalten, aber abgespalten können Affekte und Gefühle sein, die über die projektive Identifikation dem Gegenüber vermittelt werden. Dieser Stufe kann auch die Identifikation mit dem Aggressor zugeordnet werden, da die eigene Gewissensinstanz zwar verinnerlicht ist, aber noch nicht gegen das eigene Selbst gewandt, sondern in Projektion gegen die Außenwelt gerichtet wird. Stufe 5 wird geprägt durch reifere Abwehrmechanismen wie Verdrängung oder Verschiebung. Auf Stufe 6 finden wir als Abwehrformen den Täuschungseffekt der Retrospektive sowie die Neutralitätslösung.

In der *vierten Spalte* werden Gegenübertragungsmanifestationen den unterschiedlichen Stufen zugeordnet. Auf Stufe 1 zeigt sich die Gegenübertragung in Form von Körpersymptomen. Stufe 2 zeichnet sich durch Gefühlsansteckung aus. Auch auf Stufe 3 fällt in der Gegenübertragung die Abgrenzung von Gefühlen des Patienten schwer. Über Täterintrojekte kann eine Verschmelzung mit Anteilen des Patienten die Gegenübertragung prägen. Auf Stufe 4 werden abgespaltene Gefühle des Patienten für die Therapeutin via projektive Identifikation erlebbar. Auf Stufe 5 zeigt sich die aktualisierte Übertragungskonstellation, indem die konkordante und komplementäre Rolle in der Gegenübertragung von der Therapeutin übernommen wird. Diese Rollenübernahme kann in der Regel von der Behandlerin besser reflektiert und erkannt werden als auf Stufe 4, weil ihr die Unterscheidung zwischen eigenen Gefühlen und Haltungen und dem Erleben des Patienten leichter fällt. Auf Stufe 6 kann in der Gegenübertragung deutlich werden, dass eigene Ängste vor Ohnmacht und Hilflosigkeit durch Omnipotenzfantasien abgewehrt werden, um ein illusorisches Sicherheitsgefühl aufrechtzuerhalten. Diese Mechanismen führen letztlich zur Opferbeschuldigung, wo jegliche Empathie für die Opfer verloren geht.

KAPITEL 4

Wie trägt die Lösung von Konflikten zu Entwicklungsschritten im therapeutischen Prozess bei?

Im vorangehenden Kapitel wurde aufgezeigt, dass sich die Gegenübertragung der Therapeutin nicht nur dem Symbolisierungsniveau der Patientin anpasst, sondern auch durch die gerade in der Therapie dominierende Abwehr mitgeprägt wird. In diesem Kapitel möchte ich eine weitere Komponente hinzufügen, die einen wesentlichen Einfluss auf die Gegenübertragung ausübt: die inneren Widersprüche und Konflikte, die die Prozessdynamik des Patienten mitbestimmen.

4.1 Aufbau neuer Strukturen durch Stufendifferenzierung

4.1.1 Definitionen von Konflikten und Antinomien

Gerhard Schüßler definiert im »Handbuch der psychoanalytischen Grundbegriffe« (Mertens 2002) den Begriff Konflikt wie folgt:

Definition: Konflikt

»Konflikt beinhaltet das Zusammentreffen gegensätzlicher Positionen innerhalb einer Person, den inneren Widerstreit von Motiven, Wünschen, Bedürfnissen, Werten und Vorstellungen. Zu unterscheiden sind äußere und innere konflikthafte Belastungen, die in der Regel dem Menschen bewusst und einer Verarbeitung und Lösung zugänglich sind, sowie innere unbewusste Konflikte, die von der Psychoanalyse als konstitutiv für das menschliche Leben und als ursächlicher Faktor in der Entstehung von Neurosen angesehen werden.« (Schüßler 2002, S. 496)

Das Vorhandensein innerer unbewusster zeitüberdauernder Konflikte ist an bestimmte ichstrukturelle Voraussetzungen geknüpft. Strukturelle Voraussetzungen beim psychoanalytischen Wunsch-Abwehr-Modell sind z. B. ein intaktes Ich, das über alle wesentlichen Ich-Funktionen verfügt. Diese können allerdings konfliktbedingt in bestimmten Bereichen eingeschränkt sein, stehen aber nach der Lösung des Konflikts wieder zur Verfügung.

- Die Realitätsprüfung ist intakt.
- Der Betreffende erlebt sein Gegenüber als eigenständige Person.
- Die Beziehungen sind triangulär, d. h., in den inneren Objektbeziehungen geht es nicht nur um die Beziehung zu einem anderen, sondern auch um ein Bild darüber, dass der andere wiederum eine Beziehung zu jemanden haben kann, zu dem auch der Betreffende in Beziehung steht (so wie die Eltern nicht nur zum Kind, sondern auch untereinander eine Beziehung haben, die sich von der zum Kind unterscheidet).

Diese Ausgangsbedingungen sind zu Beginn der Traumaverarbeitung nicht gegeben. Spezifisch für die Verarbeitung traumatischer Erfahrungen scheint zu sein, dass sich nach Traumatisierungen Konflikte deshalb nicht lösen lassen, weil die strukturellen Voraussetzungen dazu erst wieder geschaffen werden müssen (Deserno 2020, zit. nach Barwinski 2020a, S. 12).

Um den Aufbau neuer Strukturen zu verstehen, gehe ich von der menschlichen Entwicklung aus. Die menschliche Entwicklungslogik dient mir gewissermaßen als Vorbild, dem auch gelingende therapeutische Veränderungen folgen (Barwinski 2016b, 2020a). Wie Entwicklungsschritte aufgrund der Lösung von gegensätzlichen Positionen möglich werden, hat unter anderem Thomas Kesselring in seinem bereits 1984 veröffentlichten Buch »Die Produktivität der

Antinomie« aufgezeigt. Er hat Jean Piagets Modell der kognitiven Entwicklung mit Hegels Dialektikverständnis zu verknüpfen versucht. Kesselring stellt die Hypothese auf, dass auf allen Entwicklungsstufen Antinomien Entwicklungsschübe auslösen oder die Entwicklung blockieren können. Eine Antinomie – so wie Kesselring den Begriff verwendet – ist ein doppelter Widerspruch.

Bei einem normalen Widerspruch führt die Negation zur Wahrheit. Wenn beispielsweise ein Missbrauchsopfer sich an traumatische Ereignisse zu erinnern beginnt, aber lange Zeit zuvor nicht realisieren konnte, was wirklich geschah, steht die Erinnerung im Widerspruch zur Verleugnung der traumatischen Realität. Für den Traumabetroffenen stellt sich in dieser Phase der Unsicherheit die Frage, ob ihm wirklich schlimme Dinge zugestoßen sind oder er sich dies nur einbildet. Objektiv betrachtet gibt es letztlich nur ein Entweder-Oder. Entweder sind die Übergriffe geschehen oder es ist nichts Derartiges passiert, beides zusammen kann nicht sein. Wenn eine Aussage in einen Widerspruch führt, dann ist die gegenteilige Annahme notwendigerweise wahr.

Bei einer Antinomie ist dies nicht der Fall. Hier führt auch die Negation der widersprüchlichen Annahme zu einem Widerspruch. Kesselring (persönliche Mitteilung, 7.5.2022) zitiert das Beispiel des Dorfbarbiers von Russell: Er rasiert alle diejenigen, die sich nicht selbst rasieren. Die Antwort auf die Frage, ob er sich selbst rasiert, führt in eine Antinomie: Denn die Annahme, dass er sich selbst rasiert, führt zum Widerspruch. Die gegenteilige Annahme ebenfalls. Bei einer Antinomie ist weder die positive noch die negative Version wahr.

Definition: Antinomie

Zentrales Merkmal der Struktur einer Antinomie ist eine negative Selbstbezüglichkeit, genauer: ein Zugleich von Selbstbeziehung und Negation dieser Selbstbeziehung, wodurch eine oszillierende Bewegung zwischen Selbstbeziehung und Negation dieser Selbstbeziehung entsteht.

Die »Produktivität der Antinomie« besteht nach Kesselring (1984) darin, dass dieser unhaltbare, sich durch ein ständiges Oszillieren auszeichnende Erstarrungszustand überwunden werden muss, indem der der Antinomie zugrunde liegende Gegensatz aufgehoben wird und damit ein Entwicklungsschritt stattfindet. Um den Gegensatz aufzuheben, muss allerdings zuerst ein anderes Problem gelöst werden.

Wie Kesselring hervorhebt, kommen Antinomien durch Vermischung verschiedener Stufen zustande. Unmittelbar einleuchtend zeigt sich dies an der Entwicklung eines Neugeborenen.

> »Das menschliche Leben beginnt mit dem Gegensatz von instinkt- bzw. reflexhafter Organisation einerseits und dem Aufbau eines ersten sensomotorisch-koordinativen Schemas andererseits. Die Anteile dieses Gegensatzes sind strukturell unterschiedlich und müssen auf ein gemeinsames Niveau gehoben werden. Dieser Prozess wiederholt sich beim nächsten Entwicklungsschritt logisch und empirisch.« (Deserno 2020, zit. nach Barwinski 2020a, S. 8)

Wie ich im Folgenden zeige, stellt sich beim Prozess der Traumaintegration eine ähnliche Aufgabe. Die Vermischung verschiedener Stufen muss aufgehoben werden und der Gegensatz, der einer Antinomie zugrunde liegt, muss gelöst werden, damit ein Entwicklungsschritt stattfinden kann. Wie dies möglich wird, wird uns im Folgenden beschäftigen.

4.1.2 Antinomien und Konflikte im Traumaintegrationsprozess

In vorangehenden Arbeiten (Barwinski 2020a, 2016b) habe ich den Begriff der Antinomie auf den Prozess der Traumaintegration zu übertragen versucht. Ausgehend von den in Kapitel 3 beschriebenen Symbolisierungsebenen konnte ich für die Traumaverarbeitung typische Antinomien und Konflikte ausarbeiten, die sich zwischen unterschiedlichen Symbolisierungsebenen zeigen. Wie dort ausgeführt, geht es bei der Traumaverarbeitung ja darum, ein äußeres

Ereignis, das traumatische Geschehen, psychisch zu repräsentieren, d.h., in symbolische Formen überzuführen. Wie und warum der Prozess der Symbolisierung aufgrund von Konflikten bzw. Antinomien blockiert sein kann, ist deshalb für uns ein wichtiges Thema.

Bevor ich Konflikte und Antinomien vorstelle, die für die Verarbeitung von Traumata spezifisch zu sein scheinen, möchte ich – bewusst sehr kurz gehalten – den wesentlichen Unterschied in den Voraussetzungen bei Antinomien und neurotischen Konflikten deutlich machen.

Als Beispiel für eine Antinomie hat Deserno (2020, zit. nach Barwinski 2020a) die Ausgangslage eines Neugeborenen genannt: den Gegensatz von instinkt- bzw. reflexhafter Organisation einerseits und dem Aufbau eines ersten sensomotorisch-koordinativen Schemas andererseits. Die Pole dieses Gegensatzes sind strukturell unterschiedlich und müssen auf eine gemeinsame Ebene gehoben werden. Diese Ausgangslage scheint spezifisch für eine Antinomie zu sein. Bei einer Antinomie befinden sich die beiden gegensätzlichen Pole auf verschiedenen Ebenen. Unterschiedliche Ebenen können mittels des Symbolisierungsprozesses definiert werden. Wenn ich im Folgenden von Ebenen spreche, beziehe ich mich auf die Ebenen der Organisation, wie sie von Anna Aragno (1997) konzeptualisiert werden.

Bei neurotischen Konflikten ist die Ausgangslage eine andere. Wunsch und Abwehr sind auf der gleichen Ebene. Dies bedeutet jedoch, dass, um einen neurotischen Konflikt zu lösen, keine neuen Strukturen aufgebaut werden müssen. Hier geht es also nicht um Nachreifung bzw. strukturell unterschiedliche Ebenen, die auf ein gemeinsames Niveau gehoben werden müssen. Eine Stufentrennung, die für die Aufhebung einer Antinomie Bedingung zu sein scheint, ist hier nicht notwendig.

Um Missverständnissen vorzubeugen, möchte ich betonen, dass diese Aussage für neurotische Konflikte gilt, aber nicht für den Konfliktbegriff allgemein. Der Konfliktbegriff wird häufig breiter, phänomenologisch beschreibend verwendet. In der OPD wird z.B. ein phänomenologisch-deskriptiver Ansatz verfolgt, der stark von der Beobachtung geleitet ist. Es wird übersichtlich beschrieben, welche

Merkmale entlang wichtiger Lebensbereiche (Familie, Partner, Beruf, Soziales, Körper, Besitz etc.) vorliegen müssen, damit ein bestimmter OPD-Konflikt diagnostisch benannt werden darf (Jungclaussen 2018).

Auch Gottfried Fischer, dessen Allgemeines Dialektisches Veränderungsmodell (ADVM) der Psychotherapie ich in Kapitel 4.2 einführe und auf das ich mich im Folgenden beziehe, verwendet den Konfliktbegriff in einer nicht auf neurotische Konflikte beschränkten Auslegung. Ich werde den Begriff Konflikt dementsprechend in seiner allgemeinen, phänomenologisch beschreibenden, breiteren Bedeutung verwenden. Wenn es um neurotische Konflikte geht, wird dies explizit vermerkt.

Das Problem der Stufentrennung im Traumaverarbeitungsprozess

Im Folgenden geht es darum, Vermischungen von verschiedenen Symbolisierungsebenen aufzuzeigen und deren Folgen für die Konfliktlösung deutlich zu machen. Ich beschreibe folgende Ausgangslagen:

1. Ausgangslage 1: Vermischung von Stufe 1 (reflexhafter Reaktion in der traumatischen Situation) und Stufe 2 (Reaktivierung des Traumaschemas)
2. Ausgangslage 2: Vermischung von Stufe 3 (Erinnerungen an traumatische Erfahrungen) und Stufe 4 (Ebene der Repräsentanzen)
3. Ausgangslage 3: Wunsch-Abwehrdynamik auf Stufe 5

Ich beginne mit der Ausgangslage, wie sie sich bei unintegrierten, unsymbolisierten traumatischen Erfahrungen zeigt.

Vermischung von Stufe 1 und 2. Heinrich Deserno (2020, zit. nach Barwinski 2020a) hat als spezifisch für die menschliche Entwicklung den Gegensatz von instinkt- bzw. reflexhafter Organisation einerseits und dem Aufbau eines ersten sensomotorisch-koordinativen Schemas andererseits beschrieben. Eine ähnliche Situation zeigt sich zu Beginn der Traumaverarbeitung. Das Handeln in der traumatischen Situation ist instinktgesteuert: durch Kampf, Flucht oder Erstarrung versuchen Traumabetroffene, sich aus lebensbedrohlichen Situationen zu retten. Auf eine bedrohliche äußere Situation reagiert der Organismus also mit einer reflexartigen Reaktion. Der Übergang und erste Schritt hin zu einer innerseelischen Repräsentation zeigt sich im Traumaschema.

Spezifisch für die Reaktivierung traumatischer Ereignisse ist, dass Traumabetroffene nicht zwischen traumatischer Vergangenheit und Intrusionen in Form von Flashbacks und überwältigenden Affekten unterscheiden können. Es findet also eine Vermischung verschiedener Stufen statt:

- Stufe 1: Traumatische Situation (instinkt- bzw. reflexhafte Organisation)
- Stufe 2: Reaktivierung traumatischer Erfahrungen (Traumaschema)

Erst die Differenzierung zwischen diesen beiden Ebenen ermöglicht dann die übergeordnete Stufe 3:

- Stufe 3: Erreichen der symbolischen Funktion; eine bewusste und willentlich gesteuerte Erinnerung an traumatische Erfahrungen ist möglich, und es gelingt auch, über diese Erinnerung zu berichten

Ziel der Differenzierung zwischen den beiden Stufen ist somit eine erste symbolische Repräsentation traumatischer Erfahrungen, die die Unterscheidung zwischen Vergangenheit und Gegenwart und damit die zeitliche Einordnung des traumatischen Geschehens ermöglicht.

Vermischung von Stufe 3 und 4. Ist es möglich, sich an traumatische Geschehnisse zu erinnern (Stufe 3), kann eine weitere Schwierigkeit den Integrationsprozess blockieren. Vor allem bei Beziehungstraumata steht eine bewusste Erinnerung an erlittene Traumata im Widerspruch zur »guten« Repräsentanz der Täterin. Ich möchte diesen Gedanken kurz ausführen.

Spezifisch für Stufe 4 ist, dass die Trennung zwischen Selbst und anderen möglich wird und ein neues Bewusstsein des Selbsterlebens vorhanden ist. Dieser Entwicklungsschritt bedeutet im Prozess der Traumaintegration, dass auf dieser Stufe – man könnte sagen – der Täter als Täter erkannt werden kann. Es wird möglich, bewusst emotional zu erfassen, was das schädigende Verhalten des Täters für den Betroffenen selbst bedeutet hat und was die Tat über den Täter aussagt. Vor allem bei Beziehungstraumata hat dieser Erkenntnisschritt zur Folge, dass die »gute« Repräsentanz der Beziehungsperson nicht mehr aufrechterhalten werden kann. Diese Einsicht kann für Betroffene unerträglich sein, da jeglicher innerer Halt verloren zu gehen droht. Wir Menschen brauchen gute innere Selbst-Objekt-Repräsentanzen, um psychisch zu überleben. Die bewusste Erinnerung an erlittene Traumata steht dann im deutlichen Kontrast zum überlebenswichtigen Bedürfnis, die Bindung zur zentralen Bezugsperson aufrechtzuerhalten.

Es findet hier wiederum eine Vermischung verschiedener Stufen statt, da nicht zwischen folgenden Stufen unterschieden werden kann:

- Stufe 3: Erinnerungen an traumatische Geschehnisse
- Stufe 4: »Gute« Objektrepräsentanz des Täters

Es zeigt sich ein Oszillieren zwischen widersprüchlichen Polen: Ist die Bezugsperson gut oder schlecht? Ist sie Beschützer oder Täter? Ich möchte ein Beispiel anführen.

Fallbeispiel: Hass wird auf sich selbst gerichtet

Herr M. wurde in seiner Kindheit von seiner Mutter schwer körperlich misshandelt. Sie habe, wie in Rage, besinnungslos auf ihn eingeprügelt. Für ihn hatten diese Szenen »etwas Sexuelles«. Ihm wurde zunehmend bewusst, dass seine Mutter ihn möglicherweise für eigene sexuelle Wünsche zu bestrafen versucht habe, die sie auf ihn projiziert und aus ihm herausprügeln wollte. Diese Erkenntnis hatte zur Folge, dass er seine Mutter zu hassen begann und eine überwältigende Wut ihr gegenüber in sich spürte.

Hasste er die Mutter, geriet er jedoch in eine »objektlose Einsamkeit«. Um seine Aggression auf die Mutter abzuwehren, richtete er den Hass und die Vorwürfe an die Mutter gegen sich selbst. Er erlebte sich als böse und schlecht. Sie war dann in seinem Erleben eine gute Mutter, die sich immer aufopfernd um ihn gekümmert hatte.

In der beschriebenen Sequenz wird die Erinnerung an einzelne traumatische Ereignisse gleichgesetzt mit der höheren Stufe der Objektrepräsentanz. Die Erinnerung an Misshandlungen führt dazu, dass die Repräsentanz der Mutter als »gutes Objekt« nicht mehr aufrechterhalten werden kann. Der Wunsch nach Verbindung hat dann zur Folge, dass die Mutter als nur gut wahrgenommen wird. Das Gefühl der Liebe schlägt unmittelbar in ein Hassgefühl um, aber auch der umgekehrte Fall ist zutreffend: Der Hass seinerseits kehrt sich ebenfalls wieder in Liebe um (so als ob der Hass mit logischer Notwendigkeit aus der Liebe folgt und umgekehrt). Keines der beiden Gefühle ist stabil, sie können jederzeit wechseln. Es wäre falsch, das Gefühl des Patienten als Liebe zu bezeichnen, aber ebenso falsch, es als Hass zu benennen. Erst die Differenzierung zwischen diesen beiden Ebenen ermöglicht dann die übergeordnete Stufe 5.

- Stufe 5: Fähigkeit, Ambivalenz zu empfinden und über die eigenen mentalen Prozesse nachzudenken

Herr M. konnte z. B. akzeptieren, dass er widersprüchliche Gefühle gegenüber der Mutter empfand. Er hasste sie für ihre Misshandlungen, aber spürte auch Liebe ihr gegenüber, wenn er an sie als seine Mutter dachte, zu der er die Verbindung nicht verlieren wollte.

Zu erkennen, was die Motive des Täters sind oder waren, kann durch die Verschmelzung mit negativen Täteranteilen verhindert werden. Erst wenn die Verschmelzung mit Täterintrojekten aufgelöst werden kann, also eine klare Trennung zwischen Selbst und Täter möglich wird, ist die beschriebene Antinomie überwunden.

Fallbeispiel: Spaltung in »nur gut« und »nur böse«

Herr M. konnte sich in einem Anteil an Misshandlungen durch die Mutter erinnern und auch deren Motive realisieren. In einem anderen Anteil idealisierte er die Mutter, um sie als »gutes Objekt« behalten zu können. Er zeigte damit eine Spaltung in »nur gut« und »nur böse«. Einerseits blieb die Mutter idealisiert und als »gutes Objekt« innerlich verfügbar, andererseits hasste er die Mutter, weil er realisierte, dass sie ihn für ihre Bedürfnisse missbraucht hatte. Hasste er die Mutter, geriet er in eine für ihn unerträgliche Verlassenheit. Idealisierte er sie, dann war sie in seinem Erleben nur gut und hatte sich als einzige um ihn gekümmert, aber er fühlte sich schlecht und böse. In diesem Zustand wendete er die Aggression auf die Mutter gegen die eigene Person und machte die Vorwürfe, die eigentlich der Mutter galten, sich selbst.

Hier geht es darum, dem Patienten beide Anteile bewusst zu machen und deren Sinn aufzuzeigen, um Empathie für sich zu entwickeln und Ambivalenz empfinden zu können.

Wunsch-Abwehr-Dynamik auf Stufe 5. Sind Spaltung überwunden und die Fähigkeit erreicht, über die eigenen mentalen Prozesse nachzudenken und diese zu reflektieren, was Stufe 5 entspricht, kann eine Wunsch-Abwehr-Dynamik den Traumaintegrationsprozess erneut blockieren. Konflikte können den Selbstbezug zu bestimmten Wünschen und Gefühlen verhindern, z. B. dem Wunsch nach Liebe und Fürsorge, wenn die Bezugsperson sich schädigend verhielt.

Als Beispiel komme ich wiederum auf Herrn M. zurück.

Fallbeispiel: Wunsch nach Liebe wird abgewehrt

Herr M. erzählte in einer Therapiesitzung, dass er gestern seine Mutter besucht habe. Er wusste nicht, was er sonst unternehmen sollte, und ging dann spontan bei ihr vorbei. Er berichtete, dass er sich über seine Mutter geärgert habe. Sie sei grenzüberschreitend und bevormunde ihn. Sie spreche nur von sich und interessiere sich eigentlich gar nicht für ihn. Er habe sie schließlich angeschrien,

dass sie ihn endlich in Ruhe lassen solle, und habe die Türe zugeknallt und das Haus verlassen.
Die Therapeutin fragte nach, ob Langeweile das einzige Motiv gewesen sei, um seine Mutter zu besuchen. Er bestätigte, dass er sonst sicher nicht bei ihr vorbei gegangen wäre. Die jetzige Erfahrung habe ihm gezeigt, dass seine Mutter »unmöglich« sei. Als die Therapeutin genauer wissen wollte, warum das Verhalten seiner Mutter ihn so wütend gemacht habe, entgegnete er: »Irgendwie habe ich immer noch die Hoffnung, dass mich meine Mutter versteht. Aber dann bin ich so enttäuscht, dass die gar nicht merkt, um was es mir geht. Das macht mich so wütend.« Die Therapeutin versuchte zu klären: »Dann ist es die Enttäuschung, dass ihre Mutter Sie wieder nicht versteht. Dann hatten Sie offensichtlich vor ihrem Besuch die Hoffnung, dass ihre Mutter sie doch verstehen könne.« Herr M. entgegnete: »Ja, vielleicht schon, obwohl das ja keinen Sinn macht. Meine Mutter kann nicht für mich da sein.« Die Therapeutin fragte wiederum nach: »Ist das ihr Wunsch, dass Ihre Mutter sich um sie kümmern würde?« Worauf Herr M. entgegnete: »Ja, vielleicht ist es so, dass ich mir trotz allem von meiner Mutter wünsche, dass sie sich um mich kümmert.« Nach einer Pause fügte er hinzu: »Das ist paradox. Ich kann mir doch nicht von einer Mutter Liebe wünschen, die so brutal mir gegenüber war.«

Wenn die Motive des Täters realisiert werden können, d. h. Mentalisieren möglich geworden ist (Stufe 5), kann diese Einsicht im Widerspruch zu eigenen Wünschen stehen, wie im Beispiel dem Wunsch nach Fürsorge und Liebe. Folge ist, dass diese Wünsche abgewehrt werden, um nicht erneut enttäuscht und abgelehnt zu werden.[4]

Bei einer Wunsch-Abwehr-Dynamik zeigen sich sogenannte reife Abwehrmechanismen wie Verdrängung, Verschiebung, Rationalisierung. Erst die bewusste Wahrnehmung eigener Wünsche ermöglicht dann, dass ein vollständiges Narrativ der eigenen Traumage-

4 In zwei früheren Arbeiten hatte ich die Wunsch-Abwehr-Dynamik auf Stufe 5 ebenfalls als Antinomie beschrieben. Bei genauerer Betrachtung handelt es sich hier jedoch nicht um eine Antinomie, da – wie ausgeführt – Wunsch und Abwehr nicht auf unterschiedlichen Symbolisierungsstufen angesiedelt sind.

schichte möglich wird, weil die im Widerspruch zu Erinnerungen stehenden Wünsche nicht mehr aus Abwehrgründen vom Bewusstsein ferngehalten werden müssen.

Auf Stufe 5 sind beide Pole des Konflikts – der Wunsch und die Abwehr – auf der gleichen Symbolisierungsebene. Es sind auf beiden Seiten des Widerspruchs folgende Bedingungen erfüllt:

- Die Realitätsprüfung ist intakt.
- Der Betreffende erlebt sein Gegenüber als eigenständige Person.
- Beziehungen sind triangulär.

Hier braucht es keine Nachreifung. Es reicht, wenn mittels des dialogischen Reflexionsprozesses in der Therapie die abgewehrten Wünsche bewusst gemacht und deren Abwehr verstanden wird.

Gegenübertragung bei fehlender Stufentrennung

Im Folgenden soll aufgezeigt werden, wie der Umgang mit der Gegenübertragung gestaltet werden muss, wenn wir in der Behandlung mit den drei beschriebenen Ausgangslagen und der damit einhergehenden Abwehr konfrontiert sind.

Gegenübertragung bei Ausgangslage 1. Zu Beginn der Traumaverarbeitung können Traumabetroffene häufig nicht zwischen traumatischer Situation und Reaktivierung traumatischer Ereignisse unterschieden. Wird das Traumaschema reaktiviert (Stufe 2), »werden« wir in der Gegenübertragung zum Patienten. Die Gegenübertragung zeigt hier die Manifestationen, wie sie bereits in den Kapiteln 2 und 3 beschrieben wurden. Die Selbst-Objekt-Differenzierung geht in der therapeutischen Beziehung verloren. Die Therapeutin erlebt die gleichen Körpersymptome und kommt in den gleichen Affektzustand wie der Patient. Die Heftigkeit der Gegenübertragung ist hier ein Indikator dafür, dass traumatische Erfahrungen noch rudimentär repräsentiert sind. Erst wenn ein Patient beginnt, sich bewusst an traumatische Ereignisse zu erinnern, also Stufe 3 im Symbolisierungsprozess erreicht hat, verändert sich auch die Gegenübertragung. Die Affektstärke nimmt ab und die Gefühle werden differenzierter.

Gegenübertragung bei Ausgangslage 2. Diese Ausgangslage kommt zustande, weil zwischen Erinnerungen an traumatische Geschehnisse und der Stufe der Repräsentanzen nicht unterschieden werden kann. Folge ist, dass durch die Spaltung in »nur gut« und »nur böse« und die damit einhergehende Verschmelzung mit Täteranteilen in einem Anteil nicht realisiert werden kann, dass z. B. eine wichtige Bezugsperson sich schädigend verhalten hat. Bei dieser Konstellation passt sich die Gegenübertragung dem Anteil an, der für den Patienten gerade nicht spürbar ist (→ Kapitel 3.3).

Gegenübertragung bei Ausgangslage 3. Ist die Selbst-Objekt-Differenzierung möglich geworden und damit die Verschmelzungen mit negativen Täteranteilen aufgelöst, kann eine Wunsch-Abwehr-Dynamik den Behandlungsprozess bestimmen. Bei einer Wunsch-Abwehr-Dynamik werden in der Gegenübertragung Rollen eingenommen, die den verinnerlichten Beziehungsmustern des Patienten entsprechen. Hier bleibt die Selbst-Objekt-Differenzierung erhalten. Racker (1959) hat diese Konstellation mit den Begriffen konkordante und komplementäre Gegenübertragung erfasst. Zur Erinnerung: In der konkordanten Gegenübertragung schlüpfen wir unbewusst in die Rolle des Patienten, in der komplementären Gegenübertragung sind wir mit einer Bezugsperson des Patienten identifiziert.

4.2 Lösung der individuellen Konfliktpolarität: das Allgemeine Dialektische Veränderungsmodell der Psychotherapie

Während vorangehend die Stufendifferenzierung im Vordergrund stand, soll im Folgenden die Lösung von Widersprüchen Thema sein, die Antinomien, aber auch neurotische Konflikte auszeichnen. Gottfried Fischer (1989) hat ein Modell entwickelt, das die Auflösung von Widersprüchen als dialektischen Prozess versteht, der über Prozesse der Dekonstruktion, Konstruktion und Rekonstruktion zu Einsicht und Entwicklung führt. Ich werde im Folgenden die theoretischen Grundlagen seines dialektischen Veränderungsmodells vereinfacht vorstellen und ausführen, wie sein Modell für den Umgang mit der Gegenübertragung genutzt werden kann (Fischer et al. 2011).

Gottfried Fischer (1989) hat Piagets Entwicklungstheorie zum Ausgangspunkt genommen, um konstruktive Veränderungsprozesse in der Psychotherapie zu beschreiben und zu verstehen. Fischer setzt voraus, dass autonome psychotherapeutische Veränderungsprozesse einer vergleichbaren dialektischen Logik folgen, wie Piaget sie an der kognitiven und emotionalen Entwicklung des Menschen aufgezeigt hat. Übereinstimmend mit Kesselring geht auch er davon aus, dass Antinomien eine in sich produktive Struktur bilden, die den Übergang in einer höheren Kategorie erzwingt. Dieses Erzwingen des Stufenübergangs nennt Fischer mit Bezug auf Kesselring den antinomischen Prozess. Der Ausgangspunkt für die »antinomische Reflexivität«, die zur Aufhebung der Antinomie und zu einer neuen Kategorie führt, ist für Fischer der »unbewusste Begriff« (Werthmann 1975), der in sich selbst einen Widerspruch enthält (→ Kasten »Exkurs: Begriff«). Damit ist, sehr vereinfacht ausgedrückt, gemeint, dass in jedem »Begriff« sich widersprechende Pole enthalten sind. Zum Beispiel ist Nähe nicht vorstellbar ohne eine Vorstellung von Distanz. Wenn der Bezug zu einem Pol verloren geht, z. B. nur Nähe zu anderen Menschen gesucht wird und Distanz als unerträglich erlebt wird, spricht Fischer von Pathologie. Dann sind die Pole aus ihrer regulativen Verbindung herausgetreten, haben sich gegeneinander isoliert und sind ins Extrem gegangen, was Fischer durch die Anfangs- und Endbuchstaben des Alphabets (A vs. Z) bezeichnet. Nur in ihrem gegenseitigen Zusammenhang bilden sie einen subjektiv sinnvollen »Begriff«. Das heißt jedoch, dass sich jeder Pol nur in seinem Bezug auf den anderen definieren lässt.

> »Seine Identität ergibt sich aus dem Bezug auf sein Gegenteil und ist damit logisch gesehen die *Identität von Identität und Nicht-Identität.* Fallen die Pole aus ihrer dialektischen Einheit heraus, so geht sowohl logisch als auch real ihr Sinnbezug verloren.« (Fischer 2008, S. 102)

Zum Beispiel ist Vertrauen ohne die Fähigkeit zum Misstrauen ebenso sinnlos wie schädlich, wie auch umgekehrt ein generalisiertes Misstrauen ohne die Fähigkeit, anderen Menschen zu vertrauen, lebbar ist. In der aufgespaltenen Polarität haben diese psychischen Qualitäten ihre »Relativität« eingebüßt. Jetzt erfolgt ihre »Regulation« nach dem Alles-oder-Nichts-Prinzip: Auf das vorangehende Beispiel bezogen: entweder völliges Vertrauen oder absolutes Misstrauen. Um gesund zu werden, müssen die aufgespaltenen Polaritäten wieder verbunden werden. Auf Vertrauen bezogen bedeutet dies: Gesundes Vertrauen ist nur möglich, wenn ich auch misstrauisch sein kann.

Exkurs: »Begriff«

Ein »Begriff« ist eine kognitive Struktur, die umgangssprachlich vielleicht am stärksten mit Bewusstsein, Verstand und Logik identifiziert wird. Das Unbewusste hingegen erscheint als irrational und wesentlich unlogisch. Es scheint das genaue Gegenteil von begrifflichem Denken zu sein. Gerade diese Spannung liegt im Konzept des »unbewussten Begriffs« (Werthmann 1975). Es enthält einen Selbstwiderspruch. Denn ein Begriff ist eine kognitive Struktur, die zu ihrer Explikation und damit zu ihrem »Bewusstwerden« drängt. Als eine vollendete Ausdrucksform des Symbolischen hat der Begriff die Form des menschlichen Selbstbewusstseins.

Wie wir uns diese Verknüpfung von gegensätzlichen Polen vorstellen können, illustriert Fischer am Beispiel des Umgangs mit der Übertragung in der therapeutischen Beziehung. Ein Patient hat im Laufe der Entwicklung negative Erfahrungen gemacht, die er als negative Vorerwartung in die Therapie miteinbringt. Diese negativen Übertragungen haben die Tendenz, sich in der Aktualität zu wiederholen. Übersteht der Therapeut diese »Beziehungstests« des Patienten erfolgreich, indem er seine Gegenübertragung reflektiert, so festigt sich das therapeutische Arbeitsbündnis, und negative Erwartungen, die aus den lebensgeschichtlichen Erfahrungen des Patienten auf den Therapeuten übertragen werden, werden – in der Terminologie des Dialektischen Veränderungsmodells – »dekonstruiert«. Ist also ein hinreichender Kontrast vorhanden zwischen der neuen therapeutischen

Beziehungserfahrung und den lebensgeschichtlich mitgebrachten Erwartungen, die ein Patient auf den Therapeuten überträgt, so kommt es zur Dekonstruktion des pathogenen Beziehungsschemas.

Nach der Dekonstruktion des Übertragungsschemas erfolgt, unter günstigen Bedingungen, ein Neuentwurf von Beziehungsmöglichkeiten. Gottfried Fischer nennt diesen Vorgang »Konstruktion«, eine neue Problemlösung auf einer Metaebene. Auf der Grundlage eines solchen Veränderungsschritts werden in der Rekonstruktion aktuelle Beziehungen hinterfragt und bisherige Beziehungserfahrungen überprüft. Das heißt, dass auch die Vergangenheit aufgrund der erreichten psychischen Konstruktionsschritte anders betrachtet wird.

Wie sieht nun der Umgang mit der Gegenübertragung im Allgemeinen Dialektischen Veränderungsmodell aus? Im Mittelpunkt der therapeutischen Arbeit steht für Gottfried Fischer die individuelle Konfliktpolarität des Patienten (wie erwähnt verwendet Fischer einen breiter definierten Konfliktbegriff, hier sind nicht neurotische Konflikte gemeint). Aus dieser individuellen Konfliktpolarität leitet sich die »förderliche therapeutische Haltung« ab. Wie dabei konkret vorgegangen werden kann, möchte ich anhand eines Beispiels illustrieren.

Fallbeispiel: Nähe-Distanz-Konflikt

Herr P. sucht therapeutische Unterstützung, weil sich in seinen Beziehungen zu Frauen immer wieder das gleiche Muster zeigt. Er stürzt sich leidenschaftlich in eine neue Beziehung, verbringt seine Zeit nur noch mit seiner neuen Partnerin, bis es ihm nach ein paar Monaten »zu eng« wird. Dann erlebt er sich von seiner Partnerin kontrolliert und beendet abrupt die Beziehung. Nach kurzer Zeit fühlt er sich jedoch einsam und allein und stürzt sich erneut in eine symbiotische Beziehung zu einer Frau. Dieses Muster hat er seit Jahren wiederholt. Den Grund dafür sah er bisher nicht bei sich. Er hatte das Gefühl, dass er immer die falsche Frau wählen würde oder »Frauen halt anklammernd« seien. Nach wenigen Wochen zeigt sich das gleiche Muster in der therapeutischen Beziehung. Nach einer Honeymoon-Phase beginnt er, sich auch von seinem Therapeuten kontrolliert und eingeengt zu fühlen. Er sagt, dass er darüber nachdenke, die Therapie abzubrechen.

Bei diesem Beispiel kann die Ausgangslage (Pol A vs. Pol Z) – wie Fischer vorschlägt – mit »erstickender Nähe« vs. »gefühllose Trennung« signiert werden. Entweder stürzt sich der Patient in eine symbiotische Beziehung zu einer Frau oder er trennt sich abrupt von ihr.

Die Inszenierung der Grundpolarität zwischen »erstickender Nähe« vs. »gefühllose Trennung«, wie sie sich in der therapeutischen Beziehung darstellt, fasst Fischer mit »klammern« vs. »wegschicken« zusammen.

A: klammern	Z: wegschicken

In der Gegenübertragung besteht bei diesem Patienten die Gefahr, dass der komplementäre Pol vom Therapeuten ausagiert wird. Wenn der Patient klammerte, spürte der Therapeut die Tendenz, ihn – unter irgendeiner therapeutischen Rationalisierung – wegstoßen zu wollen. Umgekehrt hatte er den Impuls, den Patienten unbedingt halten zu wollen, wenn sich dieser von ihm distanzierte.

A: klammern	Z: wegschicken
Gegenübertragung: wegstoßen	Gegenübertragung: klammern

Um an der Arbeitsbeziehung festhalten zu können bzw. diese innerlich wiederherzustellen, muss der Therapeut beide Tendenzen reflektieren und bei sich selbst überwinden. Gelingt die Reflexion und Bearbeitung der Gegenübertragung, so verwirklicht der Therapeut eine Haltung, die als *weder* klammern *noch* wegschicken zusammengefasst werden kann. Wird nun der Patient zum richtigen Zeitpunkt und in der adäquaten Weise mit dieser doppelten Verneinung seines aufgespaltenen Beziehungsschemas konfrontiert, so gelingt ein Zyklus von Dekonstruktion, Konstruktion und Rekonstruktion im Sinne des ADVM, dessen Ergebnis als dialektische Aufhebung der Ausgangslage wie folgt signiert werden kann:

A: klammern	Z: wegschicken
Gegenübertragung: wegstoßen	Gegenübertragung: klammern

A': intensive Verbundenheit Z': freie Wanderschaft

Mit A' und Z' sind Entwicklungsschritte verbunden. Einerseits gelingt es dem Patienten, sich innerlich in Beziehungen abgrenzen zu können (A'), d.h., die Fähigkeit zur Selbst-Objekt-Differenzierung ist erreicht, andererseits kann er innerlich eine Beziehung aufrechterhalten, auch wenn er Aggressionen empfindet und die Person nicht physisch anwesend ist. Die Fähigkeit zur Objektkonstanz ist damit gegeben (Z').

A' Selbstbehauptung in der Beziehung Z' Beziehungskonstanz

Gottfried Fischer fasst zusammen, welche Haltung es in der Gegenübertragung braucht, um die beschriebene Polarität zu lösen, und welche intrapsychischen Entwicklungsschritte notwendig sind, um den Konflikt des Patienten langfristig aufzuheben (→ Tab. 4-1).

Tab. 4-1 Polaritätenquadrat und förderliche therapeutische Haltung am Beispiel von Herrn P. (Fischer 2007, S. 206)

Inszenierung	Gegen-übertragung	Arbeits-beziehung		Outcome
Pol A Klammern	Wegstoßen	Wegstoßen ≠ Gehenlassen	A'	Selbstbehauptung in der Beziehung
Wechsel von Klammern und Wegstoßen	Wechsel von Klammern und Wegstoßen	Weder Klammern noch Wegstoßen	A Z	Intensive Verbundenheit und freie Wanderschaft
Pol Z Wegstoßen	Klammern	Halten ≠ Klammern	Z'	Beziehungskonstanz

Zur Tabelle: Die Inszenierung der Grundpolarität zwischen »erstickender Nähe« vs. »gefühllose Trennung«, wie sie sich in der therapeutischen Beziehung darstellt, ist in Spalte 1 beschrieben mit »Klammern« vs. »Wegstoßen«. Auf diesem Entwicklungsstand werden die polarisierten Tendenzen im Handeln als Agieren ausgedrückt, was sich entsprechend Spalte 2 in einer komplementären Gegenübertragungsreaktion des Therapeuten zeigt: Bei Anklammern als Tendenz, den Patienten wegzustoßen, und bei der Tendenz des Patienten, »wegzugehen« und die Behandlung abzubrechen, als komplementäre Tendenz des Therapeuten, ihn unter irgendeiner therapeutischen Begründung festzuhalten (Klammern).

Um an der Arbeitsbeziehung festhalten zu können bzw. diese innerlich wiederherzustellen, muss der Therapeut beide Tendenzen bei sich erkennen. Gelingt die Reflexion und Bearbeitung der Gegenübertragung, so verwirklicht der Therapeut eine Haltung, die in Spalte 3 als *weder* Klammern *noch* Wegstoßen eingetragen ist.

Das Ergebnis des Zyklus von Dekonstruktion, Konstruktion und Rekonstruktion ist in Spalte 4 als A' und Z' sowie in Spalte 5 als »intensive Verbundenheit« und »freie Wanderschaft« signiert. Ebenfalls in Spalte 5 ist das Resultat der dialektischen »Aufhebung« der therapeutischen Ausgangslage dargestellt: als »Selbstbehauptung in der Beziehung« an Pol A sowie als »Beziehungskonstanz« an Pol Z.

4.3 Stufendifferenzierung, dialektische Lösung von Konflikten und Gegenübertragung

Für uns stellt sich nun die Frage, wie das von Gottfried Fischer skizzierte Vorgehen der zweifachen Verneinung, der doppelten Negation, mit der zuvor beschriebenen Stufendifferenzierung kombinierbar ist. Dazu stelle ich drei Sequenzen aus der Behandlung einer Patientin vor, bei der sich im Verlauf ihrer Therapie alle drei Konstellationen zeigten, die bei den Ausführungen zur Stufenentmischung als bedeutsam für den Traumaintegrationsprozess ausgearbeitet wurden. Zu Beginn ihrer Behandlung wies sie eine dissoziative Amnesie auf. Mit der Erinnerung an traumatische Situationen wurden Spaltungen deutlich und mit der Auflösung von Spaltungen zeigte sich schließlich eine Wunsch-Abwehr-Dynamik.

Erste Behandlungssequenz

Frau M. hatte sexuelle Übergriffe durch Ihren Großvater erfahren. Als sie zur Behandlung kam, konnte sie sich nur bruchstückhaft an ihre traumatischen Erfahrungen erinnern. Sie berichtete von Panikattacken, die – wie später deutlich wurde – den Gefühlszuständen entsprachen, die sie in traumatischen Situationen erlebt hatte. Gleichzeitig entwickelte sie schwere Phobien. Sie konnte oft erst nach Stunden das Haus verlassen, wenn sie zur Arbeit musste oder Einkäufe zu erledigen hatte.

Sie konnte nicht zwischen traumatischer Vergangenheit und Intrusionen unterscheiden – eine Schwierigkeit, die für unintegrierte und nicht symbolisierte traumatische Erfahrungen spezifisch ist. Flashbacks oder überwältigende Affektzustände wechselten ab mit Rückzug und Verleugnung. Diese Ausgangslage (Pol A vs. Pol Z) kann wie folgt signiert werden:

A: Intrusionen Z: Vermeidung

Der Intrusionspol zeigte sich bei Frau F. in Form von Panikzuständen. Der Gegenpol wurde darin deutlich, dass sie das Haus nicht verlassen konnte. Sie vermied Situationen oder Personen, die zur Reaktivierung traumatischer Erlebniszustände führen könnten. Sie zeigte damit eine Vermischung verschiedener Stufen, zwischen

- traumatischer Situation (instinkt- bzw. reflexhafte Organisation) und
- Reaktivierung traumatischer Erfahrungen (Traumaschema).

Behandlungsziel bei dieser Konstellation ist Stufe 3: bewusste und willentlich gesteuerte Erinnerungen an traumatische Erfahrungen.

In der Gegenübertragung besteht hier die Gefahr, dass die Therapeutin in den gleichen emotionalen Zustand gerät wie die Patientin. Wie die Patientin kann auch die Therapeutin von Affekten überflutet werden. Oder der umgekehrte Fall trifft zu: Wie die Patientin verleugnet auch die Behandlerin traumatische Ereignisse oder vermeidet deren Thematisierung aus der Angst heraus, die Patientin könnte durch das Sprechen über traumatische Erfahrungen sich nicht von diesen abgrenzen.

A: Intrusionen	Z: Vermeidung
Gegenübertragung: Affektüberflutung	Gegenübertragung: Verleugnung/Vermeidung

Im Intrusionspol fiel es der Therapeutin schwer, sich von der Patientin abzugrenzen. In der Gegenübertragung spürte sie sehr heftige Gefühle, ähnlich, wie sie die Patientin in traumatischen Situationen erlebt hatte. Wenn es Frau F. gelang, ihre traumatischen Erfahrungen vom Bewusstsein fernzuhalten, hatte auch die Therapeutin keinen Zugang zu deren traumatischen Erleben. Auch sie spaltete das Wissen und die heftigen Affekte ab, die sie in der Gegenübertragung mit der Patientin zuvor erlebt hatte.

Beide emotionalen Zustände müssen reflektiert werden, was eine erhebliche Arbeit in der Gegenübertragung bedeutet, da die Selbst-Objekt-Differenzierung in der therapeutischen Beziehung bei diesem niedrigen Symbolisierungsniveau verloren geht. Gelingt die Reflexion und Bearbeitung der Gegenübertragung, so wird der Therapeutin eine Haltung möglich, die bei beiden Polen die Abgrenzung zur Patientin möglich macht: *weder* selbst von Affekten überschwemmt werden, *noch* die traumatische Erfahrung verleugnen und das Thema Trauma in der Therapie vermeiden. Es ging einerseits darum, sich bewusst von den heftigen Affekten der Patientin abzugrenzen, um handlungsfähig zu bleiben und der Patientin einen kontrollierten Umgang mit ihren Affekten zu ermöglichen. Andererseits konnte das Fehlen von Gefühlen in der Gegenübertragung dazu genutzt werden, um über traumatische Erfahrungen zu sprechen, weil der Patientin ein genügend *großer* Abstand zum traumatischen Erleben in diesen Momenten möglich war.

Eine solche Haltung in der Gegenübertragung kombiniert mit Distanzierungs- und Stabilisierungstechniken macht es der Patientin möglich, dass sie sich bewusst mit ihren traumatischen Erfahrungen auseinandersetzen kann, weil sie Abstand zu ihren heftigen Affekten findet.

A': Auseinandersetzung mit traumatischen Erfahrungen — Z': Abstand nehmen können

Mit A' und Z' sind Entwicklungsschritte verbunden. Einerseits gelingt es der Patientin, sich innerlich von ihren heftigen Affekten abzugrenzen (A'), d.h., die Fähigkeit zur Affektregulation ist gestärkt, andererseits ist die symbolische Funktion erreicht und damit Erinnerung anstatt Reaktivierung möglich geworden (Stufe 3) (Z').

A': Affektregulation — Z': symbolische Funktion

Ist dieser Veränderungsschritt möglich geworden, muss die Affektregulation nicht mehr über räumliche Distanz vollzogen werden – wie z. B. über die Vermeidung von Triggern –, sondern kann innerlich geleistet werden.

Frau F. fand eine Möglichkeit, wie sie inneren Abstand zu ihren heftigen Affekten finden konnte: Es gelang ihr, ihre Erfahrungen mittels Schreiben in Worte zu fassen und damit Distanz zu ihren heftigen Gefühlszuständen herzustellen. Sie begann, sich in der Folge bewusst mit ihrem Großvater auseinanderzusetzen.

Zweite Behandlungssequenz

Ist eine bewusste Erinnerung an traumatische Ereignisse möglich geworden, bestimmt der Widerspruch zwischen der Repräsentanz des »guten Täters« und dem Wissen um die Tat die Prozessdynamik.

Mit dem bewussten Realisieren, was der Großvater ihr angetan hatte, erlebte die Patientin eine starke Wut. In den Gesprächen mit ihrer Therapeutin zeigte sich eine oszillierende Bewegung: Sie schwankte zwischen Hass und Liebe gegenüber dem Großvater. Zum Beispiel warf sie sich vor, dass sie den Missbrauch provoziert habe, weil sie seine Nähe gesucht habe. Wenig später äußerte sie: »Er war wirklich ein Egoist. Wenn ich an ihn denke, habe ich eine wahnsinnige Wut.« Sie selbst bemerkte die Widersprüche in ihren Aussagen nicht.

Sie zeigte damit eine Vermischung verschiedener Stufen:

- Erinnerungen an traumatische Geschehnisse
- »Gute« Objektrepräsentanz

Behandlungsziel bei dieser Ausgangslage ist Stufe 5: Auf Stufe 5 ist die Fähigkeit zur Selbst-Objekt-Differenzierung erreicht, sowie die Fähigkeit, über die eigenen mentalen Prozesse nachzudenken und diese zu reflektieren und damit auch die Motive des Täters zu erkennen.

Um dieses Ziel zu erreichen, kann wiederum eine dialektische Lösung des Widerspruchs Methodik sein. Anders als in der erstgeschilderten Sequenz wird hier der Widerspruch zwischen der Repräsentanz des »guten Täters« und dem Wissen um die traumatische Realität nicht über räumliche Distanz (Vermeiden) zum Ausdruck gebracht, sondern als konträre emotionale Zustände. Frau F. erlebte das Gefühl der Verlassenheit, wenn sie emotional den Missbrauch erfassen konnte und ihre Wut die Aufrechterhaltung der guten Repräsentanz des Großvaters unmöglich machte. Oder sie glitt in eine Verschmelzung mit Täteranteilen, damit sie die innere Beziehung zum Täter, der ja ihr Großvater ist, nicht verlor.

A: Beziehungsabbruch Z: Verschmelzung

Spürte sie nur Hass, konnte sie die verinnerlichte Beziehung zum Großvater nicht mehr aufrechterhalten. Damit geriet sie in eine für sie unerträgliche, objektlose Einsamkeit. Die Wut versuchte sie dann, mittels Verschmelzung abzuwehren. Zeigte sie eine Verschmelzung mit negativen Anteilen der Repräsentanz des Großvaters, fühlte sie sich ihm zwar nahe und erlebte nicht mehr das Gefühl der Verlassenheit, aber war in ihren Augen schlecht und böse. Sie war das schlechte Kind, das den guten Großvater zum Missbrauch getrieben hatte. Frau F. erlebte sowohl Abhängigkeit als auch Alleinsein als unerträglich. Abhängig zu sein, bedeutete, entwertet und missbraucht zu werden. Alleinsein hieß für sie, die Verbindung zur zentralen Bezugsperson verloren zu haben und in Gefühle tiefer Einsamkeit zu fallen. Beziehung bedeutete für sie, sich bedingungslos den Wünschen anderer anzupassen.

In der Gegenübertragung bestand bei dieser Patientin die Gefahr, dass der komplementäre Pol von der Therapeutin inszeniert wird. Wenn die Patientin sich in der therapeutischen Beziehung zurückzog oder innerlich sogar den Kontakt abbrach, spürte die Therapeutin die Tendenz, die Grenzen der Patientin nicht zu respektieren. Sie hatte z. B. den Impuls, ihr zusätzliche Stunden zu verordnen, obwohl die Patientin dies zuvor abgelehnt hatte. Ohne die bewusste Reflexion der Gegenübertragung hätte die Therapeutin damit ein schädigendes Beziehungsmuster wiederholt. Wie der Täter wäre die Therapeutin für die Patientin zu einer Person geworden, die ihre Grenzen nicht respektiert und über sie verfügt. Wenn die Patientin umgekehrt Unterstützung brauchte, hatte die Therapeutin Schwierigkeiten, die Patientin in ihrer Überforderung wahrzunehmen. Die Gefühle der Patientin waren für die Therapeutin kaum spürbar, und damit war die Gefahr gegeben, dass sie die Patientin in ihrer Hilflosigkeit allein ließ.

A: Beziehungsabbruch	Z: Verschmelzung
Gegenübertragung: übergriffig	Gegenübertragung: allein lassen

Mit der bewussten Wahrnehmung der mit den Polen verknüpften Gegenübertragung können wir auch hier die förderliche therapeutische Haltung bestimmen. Für Frau F. kann diese Haltung wie folgt formuliert werden: weder allein lassen, noch übergriffig über sie verfügen. Es ging einerseits darum, immer wieder bewusst den Kontakt zu der Patientin zu suchen, wenn die Therapeutin das Gefühl hatte, sie innerlich nicht zu erreichen. Andererseits war zentral, dass sie versuchte, die Bedürfnisse der Patientin mit ihr gemeinsam ausfindig zu machen, um ihre Grenzen überhaupt wahrnehmen zu können und sie mit ihrer Überforderung nicht allein zu lassen.

Eine solche Haltung in der Gegenübertragung machte es der Patientin möglich, dass sie sich einerseits bewusst abgrenzen konnte. Andererseits wurde es ihr zunehmend möglich, die innere Beziehung zur Therapeutin auch dann aufrechtzuerhalten, wenn sie Ärger spürte, weil die Therapeutin ihre Bedürfnisse nicht wahrgenommen hatte.

A': Distanz einnehmen können Z': in Beziehung bleiben

Mit A' und Z' sind Entwicklungsschritte verbunden. Es gelingt der Patientin zunehmend, sich innerlich von der Therapeutin abzugrenzen (A'), d.h., die Fähigkeit zur Selbst-Objekt-Differenzierung ist gestärkt, andererseits kann sie die innere Beziehung zur Therapeutin aufrechterhalten, auch wenn sie Ärger spürt (Z').

A': Selbst-Objekt-Differenzierung Z': Beziehungskonstanz

Ist dieser Konstruktionsschritt erreicht, muss die Nähe-Distanz-Regulation in zwischenmenschlichen Beziehungen nicht mehr über räumliche Distanz vollzogen werden, sondern kann innerlich geleistet werden. Die innere Beziehung geht auch dann nicht verloren, wenn die Patientin Wut und Ärger erlebt. Damit ist die Fähigkeit erreicht, Ambivalenz zu empfinden, und damit ist auch die Spaltung im Selbst aufgelöst.

Dritte Behandlungssequenz

Die Therapeutin musste eine Sitzung mit Frau F. wegen eines Verkehrsstaus absagen. Die Patientin berichtete im folgenden Gespräch, dass sie sich schlecht, störend und überflüssig fühle. Die Therapeutin fragte sie, ob sie die Verschiebung der Sitzung als Beweis dafür erlebt habe, dass sie sie ablehne und loswerden wolle. Sie bestätigte die Vermutung, worauf die Therapeutin vermutete: »Ich frage mich, ob die Angst, dass ich Sie ablehnen könnte, damit zu tun hat, dass Sie zu erkennen beginnen, dass Sie sich vom Großvater nicht geliebt gefühlt hatten.« Sie dachte einen Moment nach und entgegnete: »Das beruhigt mich, weil ich merke, dass zwischen uns wirklich alles in Ordnung ist. Aber es tut auch weh, weil es wirklich so war.«

In der vorgestellten Fallvignette wurde der zuvor unbewusste Wunsch, dass der Großvater sie lieben würde, für die Patientin fassbar. Es zeigte sich ein Konflikt, wie er in der Psychoanalyse als Wunsch-Abwehr-Konflikt beschrieben wird: Der Wunsch nach Liebe und Fürsorge muss abgewehrt werden aufgrund der Angst, für diese Wünsche abgelehnt und verlassen zu werden. Behandlungsziel ist bei dieser Ausgangslage, den Selbstbezug zum zuvor unbewussten Wunsch nach Liebe und Fürsorge herzustellen.

Um dieses Ziel zu erreichen, kann wiederum eine dialektische Lösung des Konflikts zur Behandlungsplanung genutzt werden. Anders als in der zuvor geschilderten Sequenz wird hier der Widerspruch zwischen ihren Wünschen und Über-Ich-Geboten nicht interpersonell ausgetragen, sondern bildet sich als intrapsychisches Geschehen ab. Das Selbstgefühl wird hier also über eine intrapsychische Dynamik reguliert. Frau F. erlebte sowohl Abhängigkeit als auch Autonomie als unerträglich. Abhängig zu sein, bedeutete für sie, entwertet und missbraucht zu werden. Autonom zu sein, hieß für sie, allein gelassen zu werden und Überforderung zu erleben. Bei Frau M. können damit folgende konträren Pole signiert werden:

A: überfordernde Autonomie Z: schädigende Abhängigkeit

Der Wunsch nach Liebe und Fürsorge geht mit der Angst einher, für diese Wünsche abgelehnt und verlassen zu werden. Deshalb spürte Frau M. diese Wünsche nicht und versuchte, Abhängigkeit zu vermeiden. Wenn sie in Beziehung zu anderen Menschen trat, konnte sie sich mit ihren Bedürfnissen nicht einbringen (Z). Autonom zu sein, war für sie zentral. Weil sie keine Hilfe annehmen konnte, fühlte sie sich aber häufig überfordert und allein (A).

In der Gegenübertragung hatte die Therapeutin beim Pol A das Gefühl, dass die Patientin mit allem zurechtkommt und sie eigentlich nicht braucht. Beim entgegengesetzten Pol Z löste die Patientin manchmal Ärger in der Therapeutin aus. Sie hatte das Gefühl, dass die Patientin nun doch Probleme aktiver anpacken könnte, und empfand sie zu passiv und Unterstützung fordernd, wo dies gar nicht notwendig wäre. Für Frau M. kann entsprechend der Gegenübertragung bei der Polarisierung »A: überfordernde Autarkie« versus »Z: Selbstverlust in der Abhängigkeit« die förderliche therapeutische Haltung wie folgt zusammengefasst werden:

Weder die Patientin überfordern, *noch* sie für ihre Wünsche zu verurteilen.

A: überfordernde Autonomie	Z: schädigende Abhängigkeit
Gegenübertragung: überfordern	Gegenübertragung: verurteilen

Es ging einerseits darum, der Patientin Unterstützung anzubieten, auch wenn diese sich nach außen sehr autonom gab und häufig Hilfe nicht annehmen konnte. Andererseits war es sehr wichtig, dass die Patientin spürte, dass die Therapeutin sie nicht wegen ihrer Wünsche verurteilte. Eine solche Haltung in der Gegenübertragung machte es der Patientin allmählich möglich, dass sie Hilfe annehmen konnte und sich dafür nicht verurteilen und schämen musste.

A': Hilfe annehmen	Z': Wünsche wahrnehmen

Mit A' und Z' wurden Veränderungsschritte möglich. Es gelang der Patientin zunehmend, sich ihrer Wünsche bewusst zu werden, ohne sich für ihre Wünsche zu verurteilen. Und es wurde ihr möglich, wirkliche innere Autonomie zu erreichen, weil sie Hilfe annehmen kann. Bei Frau F. führte die Verbindung von A' und Z' dementsprechend zu folgender Konstruktion: Weil sie autonom sein kann, kann sie Hilfe annehmen.

A': Autonomie	Z': Selbstbezug zu Versorgungswünschen

Die Bestimmung der förderlichen therapeutischen Beziehung ist ein wesentlicher Beitrag, um das Arbeitsbündnis herzustellen und aufrechtzuerhalten. Mithilfe der bewussten Wahrnehmung der mit den Polen A und Z einhergehenden Gegenübertragung kann die für den jeweiligen Patienten entwicklungsfördernde Haltung vom Therapeuten vorweggenommen und in der aktuellen Beziehungsgestaltung immer wieder reflektiert werden. Häufig scheitern Behandlungen, weil Therapeuten in der Gegenübertragung agieren und nicht verstehen, dass sie einer Gegenübertragung unterliegen. Mit dem beschriebenen Vorgehen steht uns ein Instrument zur Verfügung, Gegenübertragungsprobleme besser und schneller zu erkennen und zu umgehen.

4.4 Zusammenfassung

Zu Beginn des Kapitels bin ich von der Frage ausgegangen, wie Widersprüche und Konflikte, die die Prozessdynamik des Patienten prägen, die Gegenübertragung mitbestimmen. In einem ersten Schritt habe ich das Veränderungsmodell vorgestellt, von dem ich in der Therapie ausgehe. Hier beziehe ich mich weitgehend auf Thomas Kesselring und Gottfried Fischer.

Kesselring (1984) postuliert, dass auf allen Entwicklungsstufen Antinomien Entwicklungsschübe auslösen oder die Entwicklung blockieren können. Um eine Antinomie zu lösen, muss eine Stufendifferenzierung stattfinden, um anschließend den der Antinomie zugrunde liegenden Gegensatz aufzuheben und damit einen Entwicklungsschritt zu ermöglichen. Auf die Traumaverarbeitung übertragen, die als Symbolisierungsprozess verstanden werden kann: Die unterschiedlichen Ebenen, die in diesem Prozess differenziert werden müssen, entsprechen den Symbolisierungsebenen (→ Kap. 2).

Es gibt zwei prototypische Stufenvermischungen, deren Differenzierung notwendig ist, um Widersprüche und Konflikte im Traumaintegrationsprozess zu lösen.

- Zu Beginn der Traumaverarbeitung geht es um die Unterscheidung zwischen traumatischer Situation und der Reaktivierung traumatischer Erfahrungen, was bei den Ebenen der symbolischen Organisation, den Ebenen 1 und 2 entspricht. Ziel ist es hier, dass es möglich wird, sich bewusst an traumatische Erfahrungen zu erinnern (Stufe 3). Bei dieser Konstellation passt sich die Gegenübertragung dem Anteil an, der gerade im Vordergrund steht. Ist das Traumaschema reaktiviert, können die Affekte in der Gegenübertragung überwältigend sein, weil die Selbst-Objekt-Differenzierung in der therapeutischen Beziehung verloren geht. Bleibt das Traumaschema dagegen abgespalten, sind auch in der Gegenübertragung traumatische Affekte nicht spürbar.
- Ist Erinnerung statt Reaktivierung möglich geworden, kann wiederum eine Vermischung verschiedener Stufen den Traumaintegrationsprozess blockieren: die mangelnde Differenzierung zwi-

schen Stufe 3 (Erinnerungen an traumatische Geschehnisse) und Stufe 4 (der »guten« Objektrepräsentanz des Täters). Bei dieser Konstellation passt sich die Gegenübertragung dem Anteil an, der nicht für den Patienten spürbar ist, während der Patient im Unterschied zur erstgenannten Konstellation den Anteil in sich wahrnimmt, der eben nicht in der Gegenübertragung fassbar wird. Auch hier ist die Selbst-Objekt-Differenzierung in der therapeutischen Beziehung noch nicht erreicht. In der Gegenübertragung wird der Therapeut zum Teilobjekt des Patienten, der dessen abgespaltenen Anteil übernimmt.

Sind Spaltungen überwunden und die Fähigkeit erreicht, über die eigenen mentalen Prozesse nachzudenken und diese zu reflektieren, was Stufe 5 entspricht, kann eine Wunsch-Abwehr-Dynamik den Traumaintegrationsprozess stagnieren lassen. In der Gegenübertragung werden Rollen eingenommen, die verinnerlichten Beziehungsmustern des Patienten entsprechen. Hier bleibt die Selbst-Objekt-Differenzierung erhalten.

Wie Widersprüche aufgelöst werden können, wird von Gottfried Fischer (1989) als dialektischer Prozess konzipiert, der zu höheren Entwicklungsstufen führt. Wie konkret die Konfliktpolarität eines Patienten gelöst werden kann, beschreibt er als Zyklus von Dekonstruktion, Konstruktion und Rekonstruktion. Sein Vorgehen bei der Aufhebung von Widersprüchen und der Ableitung der förderlichen therapeutischen Haltung kann wie folgt zusammengefasst werden:

1. In einem ersten Schritt wird die Konfliktpolarität des Patienten bestimmt (signiert als Pol A vs. Pol Z).
2. Die Inszenierung der Konfliktpolarität des Patienten, also wie die Konfliktpolarität sich konkret in Interaktionen zeigt, wird im Folgeschritt ebenfalls mit A und Z gekennzeichnet.
3. Mit dem dritten Schritt wird die Gegenübertragung benannt, die mit der Inszenierung der Konfliktpolarität des Patienten in zwischenmenschlichen Beziehungen einhergeht. Gelingt die Reflexion und Bearbeitung der Gegenübertragung, so verwirklicht die Psychotherapeutin eine Haltung, die beide Pole negiert.

4. Der vierte Schritt fasst zusammen, wie sich die beiden Pole A und Z verändert haben sollten, damit ein Entwicklungsschritt möglich wird, signiert mit A' und Z'.
5. Mit Schritt 5 werden die Fähigkeiten benannt, die den vorangehend beschriebenen Entwicklungsschritt voraussetzt.

Zusammenfassend kann festgehalten werden, dass das Behandlungsziel über die Stufendifferenzierung definiert wird, wenn es sich bei der Ausgangslage um eine Antinomie handelt. Das Vorgehen, wie die individuelle Konfliktpolarität des Patienten aufgelöst werden kann, erhält mit den aufgeführten Schritten eine Methodik.

Mit Fortschreiten des Traumaintegrationsprozesses wird der phasenspezifische Widerspruch immer weiter verinnerlicht – von räumlicher Distanz zu einem interpersonellen Geschehen bis schließlich zu einer intrapsychischen Konfliktdynamik. Entsprechend verändert sich die Gegenübertragung, die mit einer Milderung der Affektstärke, einer Differenzierung in der Gefühlswahrnehmung und einer zunehmenden Differenzierung in den Objektbeziehungen einhergeht.

Tab. 4-2 Darstellung von Konflikten und ihre Lösung

Symbolisierungsebenen	Darstellung von Konflikten	Vorgehen zur Lösung von Konflikten
Stufe 1 Stufe 2	Körperliche oder räumliche Darstellung	1. Bestimmung der Ausgangspole 2. Bestimmung der Inszenierung 3. Bestimmung der Gegenübertragung 4. Bestimmung der Pole der höheren Ebene 5. Bestimmung der neu entwickelten Fähigkeiten
Stufe 3 Stufe 4	Interpersonelles Geschehen	1. Bestimmung der Ausgangspole 2. Inszenierung 3. Gegenübertragung 4. Pole der höheren Ebene 5. Neu entwickelte Fähigkeiten
Stufe 5	Intrapsychische Konfliktdynamik	1. Bestimmung der Ausgangspole 2. Inszenierung 3. Gegenübertragung 4. Pole der höheren Ebene 5. Neu entwickelte Fähigkeiten

Der in der Behandlung dominierende Widerspruch bestimmt die Gegenübertragung. Während in einer ersten Phase der Traumabearbeitung die Therapeutin in der Gegenübertragung die Affekte des Patienten eins zu eins übernimmt, wird sie in der Folge zum Container der abgespaltenen Gefühle und Zustände des Patienten. Erst wenn eine intrapsychische Konfliktdynamik den Behandlungsverlauf prägt, werden weniger spezifische, vom Patienten abgespaltene Gefühle in der Gegenübertragung spürbar als Rollenmuster, die mittels der Gegenübertragung erfasst und verstanden werden können.

In Tabelle 4-2 fasse ich die wichtigsten Ergebnisse des Kapitels zusammen.

In der *ersten Spalte* sind die Ebenen der symbolischen Organisation als Stufe 1 bis 5 aufgeführt. Stufe 1 steht für die protosensorische Anlage, Stufe 2 für primäre oder archetypische Zeichen und Signale, auf Stufe 3 ist die symbolische Funktion erreicht, Stufe 4 verweist auf die Weiterentwicklung mittels Sprache und Stufe 5 steht für sekundäre Symbolisierungsprozesse. (Unsere Stufe 6, die zusätzlich zur Erfassung der moralischen Beurteilung eingeführt wurde, wird hier nicht aufgeführt, da moralische Bewertungen ebenfalls zu einer Konfliktdynamik, konkret zu Es-Über-Ich-Konflikten führen können.)

In der *zweiten Spalte* ist aufgeführt, wie der phasenspezifische Widerspruch dargestellt wird – von Körpersymptomen zu räumlicher Distanz, zu einem interpersonellen Geschehen bis schließlich zu einer intrapsychischen Konfliktdynamik.

In der *dritten Spalte* werden die Schritte in Stichworten wiedergegeben, wie die individuelle Konfliktpolarität des Patienten aufgelöst werden kann. Nach der Bestimmung der Konfliktpole wird aufgezeigt, wie sich diese in zwischenmenschlichen Beziehungen inszeniert. Mit Schritt 3 wird die Gegenübertragung genannt, die mit den beiden Polen einhergeht. Im vierten Schritt werden die erreichen Pole der höheren Ebene benannt und im fünften Schritt die Fähigkeiten aufgeführt, die mit der Konfliktpolarität auf der höheren Ebene erreicht sein müssen. Bei einer intrapsychischen Konfliktdynamik entfällt der letztgenannte Schritt, da zur Lösung neurotischer Konflikte bereits die strukturellen Voraussetzungen vorhanden sind, um diese Konflikte zu lösen.

Praktischer Teil

KAPITEL 5

Methoden zur Gegenübertragungsanalyse: Wie kann die Gegenübertragung für das Beziehungsverständnis und die Behandlungsplanung genutzt werden?

In den vorangehenden Kapiteln wurden die theoretischen Grundlagen für eine Gegenübertragungsanalyse erarbeitet. Im Folgenden geht es darum, wie diese Konzepte in der Praxis umgesetzt werden können. Ich werde die wichtigsten Ergebnisse aus den vier vorangehenden Kapiteln zusammenfassen und anschließend Methoden vorstellen, wie diese Überlegungen für die Behandlungsplanung und Gestaltung der therapeutischen Beziehung nutzbar gemacht werden können.

Anzumerken bleibt, dass die Gegenübertragung auch in der OPD-2-Beziehungsdiagnostik (Achse II) eine wichtige Rolle spielt, um zentrale dysfunktionale Beziehungsmuster des Patienten zu erfassen, die er in seinen verschiedenen Lebensbereichen immer wieder herstellt. Anders als bei der OPD versuche ich unterschiedliche Gegenübertragungsmanifestationen möglichst differenziert zu erfassen und theoretisch zu begründen. Es geht mir im Folgenden weniger um eine Beziehungsdiagnostik (eingeschränkt auf bestimmte Eigenschaften bzw. Variablen) als um die Entwicklung von Methoden, die als Grundlage für die Ableitung von praxisrelevanten Interventionen genutzt werden können.

Entsprechend der Reihenfolge der in den vorangehenden Kapiteln behandelten Themen beginne ich mit der Genese der Gegenübertragung und stelle eine Methode vor, wie eine sorgfältige Gegenübertragungsanalyse zu einem besseren Verständnis der Dynamik in der therapeutischen Beziehung führen kann. Im Folgeunterkapitel knüpfe ich an die in Kapitel 2 ausgeführten symboltheoretischen Überlegungen an. Es wird eine Methodik beschrieben, die Aussagen über den Stand im Traumaverarbeitungsprozess ermöglicht. Anschließend würdige ich die Bedeutung der Abwehr und zeige auf, wie die Abwehr für Stabilisierung und Entwicklung genutzt werden kann. Abschließend zeige ich anhand eines 5-Punkte-Programms auf, wie ausgehend von der individuellen Konfliktpolarität des Patienten die förderliche therapeutische Haltung abgeleitet werden kann.

5.1 Erfassung der Art der Gegenübertragung

Zu Beginn dieses Kapitels möchte ich die verschiedenen Quellen der Gegenübertragung, wie ich sie in Kapitel 1 aufgeführt habe, kurz in Erinnerung rufen:

- Die Eigenübertragung des Therapeuten, die aufgrund eigener unbewältigter Konflikte und Traumata die Gefühle gegenüber einem Patienten beeinflussen können
- Die Übertragungen des Patienten, die in der Gegenübertragung den Therapeuten die konkordante oder komplementäre Rolle übernehmen lassen
- Entwicklungsdefizit des Patienten, die eine kompensatorische Haltung bei der Therapeutin auslösen können
- Die traumatisierende Übertragung als Sonderform der projektiven Identifikation, bei der die Therapeutin zum Teilobjekt des Patienten wird; sie nimmt die abgespaltenen Gefühle des Patienten bei sich wahr

Die unterschiedlichen Vorstellungen über die Genese von Gegenübertragungsprozessen können als Grundlage genutzt werden, um ein regelgeleitetes Vorgehen für die Gegenübertragungsanalyse zu entwickeln und damit zu einem besseren Verständnis der Beziehungsdynamik in der Therapie zu gelangen. Ausgehend von den aufgeführten Quellen schlage ich folgendes Vorgehen vor:

Schritt 1: Gefühle, Bilder etc. notieren. Zuerst geht es darum, die Gegenübertragung als solche zu erkennen. Um sich der eigenen Gegenübertragung bewusst zu werden, kann es nützlich sein, die eigenen Gefühle im Kontakt mit einem Patienten auf einem Blatt zu notieren. Die Gegenübertragung soll in Worte gefasst werden. Dazu gehören auch Körpersymptome, Bilder, Handlungsimpulse, Hoffnungen, Urteile und natürlich die eigenen Gefühle.

Schritt 2: Quellen der Gegenübertragung notieren. Ist eine solche Liste erstellt, sollte bei jeder Gegenübertragung notiert werden, welche Genese ihr zugrunde liegt. Dazu sind folgende Fragen hilfreich:

1. Könnte die aufgeführte Gegenübertragung auch eine Eigenübertragung sein? (Zur Erinnerung: Unter Eigenübertragung werden die ungelösten Probleme des Therapeuten verstanden, die dieser unbewusst in die therapeutische Beziehung einbringt.)
2. In welcher Rolle bin ich in der Gegenübertragung? Bin ich mit der Patientin oder mit einer zentralen Bezugsfigur der Patientin identifiziert?

Dieser zweiten Frage liegt die von Paula Heimann (1950) aufgestellte Hypothese zugrunde, dass die Gegenübertragung ein aussagekräftiges Echo auf die verinnerlichten Beziehungsmuster des Patienten ist. Aus der Sicht des Patienten kann dieses Phänomen wie folgt konzeptualisiert werden: Eine unbewusste intrapsychische Rollenbeziehung wird externalisiert, in dem sich der Patient eine bestimmte Rolle zuweist und der Therapeut die komplementäre oder konkordante Rolle dazu in der Interaktion übernimmt. Die innere Antwort auf die Übertragung des Patienten kann also konkordant zu einem gleichwertigen Erleben im Therapeuten sein, während komplementär der Therapeut die Rolle einer wichtigen Bezugsperson aus der Vergangenheit des Patienten einnimmt.

3. Komme ich in eine Rolle, die der Kompensation von Entwicklungsdefiziten des Patienten dient?

Mit dieser Frage wird an Überlegungen von Analytikern wie Donald W. Winnicott, Masud Khan, Michael Balint, John Rosen angeknüpft, die die Meinung vertreten, dass der Gegenübertragung nicht nur eine wichtige indikatorische Funktion im Hinblick auf die Übertragungen des Patienten zukommt, sondern dass sie eigentlich den »Nährboden des therapeutischen Prozesses« darstellt. Bei früh gestörten Patienten ermöglicht sie Erfahrungen, die ihnen in ihrer Kindheit versagt worden sind. Erst mit diesen neuen Erfahrungen wird Nachreifung möglich.

4. Wie identifiziere ich mich mit der Patientin?

Die Selbst-Objekt-Differenzierung in der therapeutischen Beziehung geht bei bestimmten Formen der Gegenübertragung verloren, wie z. B. bei der projektiven Identifikation. Wie genau die projektive Identifikation funktioniert, möchte ich mit Wilfred Bions Worten nochmals zusammenfassen: Der Adressat einer normalen projektiven Identifikation bearbeitet jenen Aspekt des Patienten, der in ihn hineingelegt, also vom Patienten weggegeben wurde. Anschließend wird der – vor der Bearbeitung – noch so unerträgliche und überwältigende Teil zusammen mit dem Verständnis des Therapeuten reprojiziert. Damit kann der Patient jetzt auch den verständnisfähigen Anteil des Therapeuten introjizieren. Mittels des Verständnisses der Gegenübertragung ermöglicht er dem Patienten, einen Zugang zu seinen abgewehrten Gefühlen zu finden. Was der Therapeut fühlt, ist das abgespaltene Erleben des sprachlosen Patienten, der sich an diesem Punkt nicht anders als via projektive Identifikation auszudrücken vermag.

Wenn wir uns mit dem Fehlen der Selbst-Objekt-Differenzierung in der therapeutischen Beziehung beschäftigen, dann muss ein weiterer Aspekt erwähnt werden, der besonders bei der Arbeit mit traumatisierten Patienten berücksichtigt werden sollte: die Wahrnehmung von Körpersymptomen in der Gegenübertragung. In der Therapie mit regredierten oder traumatisierten Patienten wird der

Körper der Therapeutin zu einem wichtigen Wahrnehmungs- und Kommunikationsmittel, um einen ersten Zugang zu abgespaltenen, psychisch nicht repräsentierten traumatischen Erfahrungen zu ermöglichen. Bei der Auflistung der Gegenübertragung sollten deshalb auch Körpersymptome aufgeführt werden, die die Therapeutin im Gespräch mit ihrem Patienten bei sich wahrnimmt.

Um das beschriebene Vorgehen zu illustrieren, möchte ich einen Ausschnitt aus einer Fallsupervision vorstellen.

Fallbeispiel: Beraterin will Klientin retten

Die Beraterin einer Frauenberatungsstelle schilderte in der Supervision folgenden Fall. Ihre Klientin meldete sich bei der Beratungsstelle, weil sie seit Jahren schwere Gewalt durch ihren Ehemann erfuhr. Sie stammt aus Syrien und lebt seit ca. 3 Jahren in der Schweiz. Ihr kultureller Hintergrund und ihre beiden Kinder waren bisher der Grund, warum sie das Gefühl hatte, sich nicht von ihrem Mann trennen zu dürfen. In der ersten Begegnung mit der Beraterin waren für sie viel Angst, Verzweiflung und eine massive Erschöpfung, aber auch Nervosität und Ohnmacht spürbar. Die Klientin wirkte verletzlich und strahlte folgende Botschaft aus: »Bitte rette mich, pass auf mich auf.« Die Klientin äußerte mehrfach den Wunsch, die Beraterin möge ihr sagen, wie sie gewisse Probleme anpacken solle.

Ihre mangelnde Entscheidungsunfähigkeit sowie ihre große Verletzlichkeit führten bei der Beraterin, aber auch in der Fallsupervision beim ganzen Beratungsteam zu Hilflosigkeit und Überforderung, aber auch zum Impuls, die Klientin von allen Schwierigkeiten zu befreien, aber auch von anstehenden und künftigen Entscheidungen fernhalten zu wollen.

Wenden wir die zuvor aufgeführten Schritte auf das Fallbeispiel an, dann werden folgende Aussagen möglich:

Schritt 1 unserer Gegenübertragungsanalyse (→ Kap. 5.1) fordert, eine Liste der Gegenübertragung zu erstellen. Bei der Beraterin und beim Beratungsteam löste die junge Frau folgende Gefühle aus:

- Massive Erschöpfung
- Hilflosigkeit und Überforderung
- Den Impuls, die Klientin von allen Schwierigkeiten zu befreien, auch davon
- notwendige Entscheidungen zu treffen

Schritt 2: Ist eine solche Liste erstellt, sollte bei jeder Gegenübertragung notiert werden, aus welcher Quelle sie stammt. Dabei können die folgenden Fragen nützlich sein:

- In welcher Rolle bin ich als Beraterin in der Gegenübertragung?
  - Die in der Gegenübertragung wahrgenommene massive Erschöpfung entspricht vermutlich dem Erleben der Klientin. Die Klientin klagte mehrfach über Erschöpfung und Müdigkeit.
  - Auch die in der Gegenübertragung erlebte Hilflosigkeit und Überforderung wurde als Gefühl verstanden, das dem Zustand der Klientin entspricht.
  - Der in der Gegenübertragung von der Beraterin und vom Beratungsteam wahrgenommene Impuls, die Klientin von allen Schwierigkeiten zu befreien, aber auch von anstehenden und zünftigen Entscheidungen fernzuhalten, kann im Gegensatz zu den beiden zuvor genannten Gefühlen den Eltern und dem Ehemann der Klientin zugeordnet werden. Hier droht die Gefahr, dass die Beraterin die komplementäre Rolle in der Gegenübertragung einnimmt und die Klientin wieder Bevormundung und Kontrolle erlebt.
- Wie identifiziere ich mich mit der Patientin?
  - Wenn die Beraterin und das Beratungsteam unbewusst die Erschöpfung, Hilflosigkeit und Überforderung der Klientin übernimmt, ist eine entwicklungsfördernde Abgrenzung zur Klientin verloren gegangen. Die Beraterin wie auch ihre Mitarbeiterinnen sind dann in ihrer Handlungsfähigkeit eingeschränkt.
- Komme ich in eine Rolle, die der Kompensation von Entwicklungsdefiziten der Patientin dient?

- Der Impuls, die Klientin von allen Schwierigkeiten zu befreien, aber auch von anstehenden und zukünftigen Entscheidungen fernhalten zu wollen, kann – wie ausgeführt – als Übernahme einer komplementären Rolle in der Gegenübertragung gedeutet werden. Dieser Impuls könnte aber auch als Kompensation von Entwicklungsdefiziten der Klientin verstanden werden (siehe Punkt 3), da sie eventuell Vernachlässigung in ihrer Kindheit erfuhr. Um diese Frage zu klären, wären allerdings weitere Informationen über die Kindheit der Klientin notwendig.

Sowohl die Identifikation, ja fast Verschmelzung mit dem Erleben der Klientin als auch die komplementäre Rolle in der Gegenübertragung verhindern eine entwicklungsfördernde Haltung gegenüber der jungen Syrerin. Die große Gefahr in der Beratung und Begleitung der Klientin wäre entsprechend der Gegenübertragungsanalyse, dass die Identifikation mit der Klientin ein Ausmaß annimmt, das die Abgrenzung von ihr kaum gelingt und damit auch die Beraterin handlungsunfähig wird (siehe Punkt 4). Umgekehrt besteht ein Risiko, dass ein »übergriffiges Hilfssystem« etabliert wird, das schlussendlich die Fremdbestimmung – wie von ihrem Ehemann und der Ursprungsfamilie erlebt – weiterführt (siehe Punkt 2).

Wie das Beispiel verdeutlicht, kann eine sorgfältige Gegenübertragungsanalyse dazu genutzt werden, um schädigende Beziehungsmuster zu erkennen und diese durch neue Beziehungserfahrungen in der Therapie und Beratung korrigieren zu können. Erst wenn z. B. die Klientin erlebt, dass ihr etwas zugetraut wird und gleichzeitig eine haltgebende Person ihr zur Verfügung steht, wird sie auch den Mut aufbringen, eigene Grenzen und Wünsche in Beziehungen einzubringen.

5.2 Gegenübertragung als Indikator für den Stand der Traumaverarbeitung

Eine weitere Nutzung der Gegenübertragung wird möglich, wenn wir die im Kapitel 2 ausgeführten symboltheoretischen Überlegungen in unsere Gegenübertragungsanalyse mit einbeziehen. Es soll eine Methode vorgestellt werden, die Aussagen über den Stand der Traumaverarbeitung erlaubt.

5.2.1 Eigenschaften der Gegenübertragung, die die einzelnen Symbolisierungsstufen auszeichnen

In Kapitel 2.3.1 werden Eigenschaften genannt, die dabei helfen, die Gegenübertragung Symbolisierungsstufen zuzuordnen: die Affektintensität, die Differenziertheit der Gefühle sowie der Impuls, die Gegenübertragung zu agieren. Wenn wir die Traumaverarbeitung als Symbolisierungsprozess verstehen, dann erlaubt die Ausprägung dieser Eigenschaften Hinweise für den Integrationsgrad traumatischer Erfahrungen: Je höher die Affektintensität, je niedriger die Gefühlsdifferenzierung, je größer die Neigung zur Wiederholung traumatischer Erfahrungen in zwischenmenschlichen Beziehungen, desto geringer ist der Integrationsgrad traumatischer Geschehnisse.

Die genannten Eigenschaften sollen im Folgenden differenziert und ergänzt werden, um ein systematisches Vorgehen zu entwickeln, das eine Einschätzung des Stands der Traumaverarbeitung ermöglicht.

Körpersymptome. Zusätzlich zu den drei genannten Eigenschaften (Affektintensität, Differenziertheit der Gefühle und Impuls, die Gegenübertragung zu agieren) soll das Vorhandensein oder Fehlen von Körpersymptomen als Kriterium für die Zuordnung zu Symbolisierungsstufen aufgenommen werden. Damit soll der ersten Ebene der symbolischen Organisation eine größere Bedeutung beigemessen werden, der Ebene der protosensorischen Anlage. Diese Ebene läuft gewissermaßen bei allen anderen Ebenen mit, da Erfahrungen immer auch körperlich sind. Diese Beobachtung steht im Einklang mit Ergebnissen der Embodied Cognitive Science (Leuziger-Bohleber et al. 2013, 2018). Hier wird Erinnerung verstanden als eine Funktion des gesamten Organismus, als Produkt komplexer, dynamischer, rekategorisierender und interaktiver Prozesse, die immer auch »embodied« sind.

Affektstärke. Wie in Kapitel 1.2.3 ausgeführt, variiert bei den aufgeführten Manifestationen der Gegenübertragung vor allem die Affektintensität. Phänomene wie Affektansteckung oder das Erleben der Gegenübertragung bei der projektiven Identifikation können als Beispiele dafür dienen, wie die Heftigkeit der abgespaltenen Affekte des Patienten die Prozessdynamik prägen. Mit fortschreitender Traumaintegration verliert die Affektstärke an Intensität. Entsprechend passt sich die Gegenübertragung der behandelnden Therapeutin an: Die Gegenübertragung bleibt häufig belastend, aber wird nicht mehr als überwältigend erlebt (Barwinski 2017).

Differenziertheit der Gefühle. Auch die Differenziertheit in der Gefühlswahrnehmung verändert sich im Verlauf des Traumaintegrationsprozesses. Um dieses Phänomen zu verstehen, beziehe ich mich im zweiten Kapitel auf die kindliche Entwicklung. Jean Piaget postuliert, dass intellektuelle und affektive bzw. soziale Strukturen isomorph sind und sich parallel entwickeln. Dementsprechend geht er von der Prämisse aus, dass Emotionen durch ihre kognitiven Voraussetzungen bestimmt werden. Dieser »rationale Kern«, der Emotionen prägt, verändert sich im Verlauf der Entwicklung gemäß der kognitiven Stufe des Kindes. Das heißt, die emotionale Entwicklung wird durch die kognitive Entwicklung geprägt, indem Emotionen differenzierter werden und auch an Stärke verlieren. Die gleiche Aussage gilt für den Prozess der Traumaintegration. Mit zunehmender Symbolisierung traumatischer Erfahrungen geht eine Affektdifferenzierung bei der Patientin einher. Das gleiche gilt für die Gegenübertragung: Während zu Beginn dieses Prozesses globale Affekte das Erleben in der Gegenübertragung prägen, werden im Verlauf dieses Prozesses die Gefühle differenzierter.

Selbst-Objekt-Differenzierung. Als eine weitere Kategorie soll die Fähigkeit zur Selbst-Objekt-Differenzierung zur Bestimmung des Stands der Traumaverarbeitung aufgenommen werden, da diese Fähigkeit eine Schlüsselfunktion bei der Einordnung zu Symbolisierungsstufen erfüllt. Die Fähigkeit zur Selbst-Objekt-Differenzierung ermöglicht die Zuordnung des Erlebten zur Innen- und Außenwelt. Ohne diese Grenze gibt es keine deutliche Wahrnehmung des Selbst und des anderen. Die Fähigkeit zur Selbst-Objekt-Differenzierung lief gewissermaßen implizit »mit«, wenn von Affektstärke und Gefühlsdifferenzierung bisher die Rede war. Sie ist nur indirekt zu beobachten und wurde deshalb auch nicht bei der Auflistung von Kriterien bei einer phänomenologischen Betrachtung (→ Kap. 1.2.3) mit einbezogen.

Szenisches Verstehen. Als weiteres Kriterium, das zur Differenzierung der Gegenübertragung beiträgt, wird die Tendenz zur Wiederholung traumatischer Erfahrungen in zwischenmenschlichen Beziehungen genannt. Um dieses Phänomen besser zu verstehen, soll an dieser Stelle ein Exkurs zum Thema »Szenisches Verstehen« eingefügt werden – die szenische Umsetzung der Übertragung in der aktuellen Beziehungsgestaltung. Mit dem Begriff des Wiederholungszwangs wurde dieser Impuls bereits thematisiert, aber bisher noch nicht ausreichend theoretisch begründet.

Als Ausgangspunkt beziehe ich mich wiederum auf eine Kernaussage Jean Piagets (zit. nach Kesselring, 2010). Nicht die Sinne sind die Quelle menschlicher Erkenntnis und auch nicht die Sprache, sondern die Aktivität (»action«). Die kognitive und emotionale Ausstattung einer Person ist demzufolge niemals bloß ein Produkt von Anlage und Umwelt. Die Eigenaktivität bildet nach Piaget einen dritten Kausalfaktor.

> »Aus den sich zunehmend aufeinander einspielenden sensomotorischen Koordinationen gehen im Grunde alle späteren intellektuellen Fähigkeiten im engeren Sinn hervor, und zwar durch einen reflexiven und konstruktiven Prozess: Indem das erkennende Subjekt seine Handlungen und Handlungskoordinationen reflektiert (das *heißt*, indem es sie bewusst oder unbewusst exploriert), baut es – sozusagen im Rückwärtsgang, wie ein Krebs – höherstufige kognitive Strukturen auf.« (Kesselring 2010, S. 86)

Dabei werden Handlungen bzw. Operationen mit jeder Stufe der Entwicklung immer mehr verinnerlicht bis hin zu den formalen Denkoperationen.

Die Vorstellung, dass wir über die Reflexion unserer Handlung höherstufige kognitive Strukturen aufbauen, dass also unsere Handlung die Quelle der Erkenntnis ist, kann als heuristisches Bezugssystem herangezogen werden, um Aspekte des psychoanalytischen Verständnisses des szenischen Verstehens (Argelander 1970) deutlicher herauszuarbeiten (Barwinski 2014, 2016a). Über das Verstehen eigener Handlungsimpulse wird die Problematik des Patienten in Worten beschreibbar und kann reflektiert und gedeutet werden. Dies geschieht über das Erkennen der Gegenübertragung. Das *heißt*, über die Reflexion der Gegenübertragung vollzieht der Behandler den Übergang von der Handlung zur Repräsentation. Die Inszenierung zu deuten anstatt sie unverstanden im »Handlungsdialog« (Klüwer 1983), einem passageren Mitagieren des Therapeuten, zu reproduzieren, ist Voraussetzung für die Einsicht der Patientin, die eine höhere kognitive Struktur impliziert und damit zur Beendigung des Agierens aufseiten des Patienten führt.

Beim szenischen Verstehen haben wir es mit Informationen zu tun, die vor allem in präsymbolischer Form vermittelt werden. Um Mitteilungen erfassen und verstehen zu können, die nicht in Worten zum Ausdruck gebracht werden, muss die behandelnde Therapeutin selbst auf präsymbolische Ebenen der Informationsvermittlung zurückgreifen: eigene Handlungsimpulse und die damit einhergehenden Gefühle in der Interaktion mit dem Patienten wahrnehmen und sinngebend deuten. Um der Frage nachzugehen, wie der Prozess der Bedeutungszuschreibung beim szenischen Verstehen über die Analyse der Gegenübertragung möglich wird, zitiere ich wiederum Jean Piaget. Piaget (1975) beschreibt die kognitive Entwicklung vom Säugling bis zum Erwachsenen als kontinuierlichen Dezentrierungsprozess – als Lockerung einer egozentrischen Haltung bzw. der Befreiung aus der Befangenheit in der eigenen kognitiven bzw. räumlichen oder sozialen Perspektive. Dezentrierungsprozesse fördern die Tendenz, vom kindlichen Egozentrismus ausgehend eine zunehmend objektive Weltsicht zu erlangen. Diese Dezentrierungen sind Resultat »reflektierender Abstraktion«, d. h., sie entstehen mittels des Prozesses der Reflexion.

Das Erkennen der Gegenübertragung – und damit die Auflösung von Gegenübertragungswiderständen – ist meiner Meinung nach eng mit dem Konzept der Dezentrierung verknüpft (Kesselring 2022). Indem es dem Therapeuten gelingt, eine innere Distanz zum Patienten einzunehmen in dem Sinne, dass er die eigenen Gefühle als Ausdruck der in Szene gesetzten Problematik des Patienten versteht, hat er die Ebene des Agierens verlassen. Dezentrierung ist Bedingung, um in der Beziehung zum Patienten die Selbst-Objekt-Differenzierung aufrechtzuerhalten bzw. wiederherzustellen, die durch projektive und identifikatorische Prozesse immer wieder verloren zu gehen droht. Nur indem die Therapeutin in der Beziehung zur Patientin zwischen Eigenem und Anderem sicher unterscheiden kann, gelangt sie zu einer höheren kognitiven Ebene und unterbricht damit den Handlungsdialog.

Dezentrierungsprozesse gelingen der Therapeutin eher auf höheren Stufen der Symbolisierung, weil die Selbst-Objekt-Differenzierung hier bereits erreicht ist und nicht mittels Selbstreflexion wieder aufgebaut werden muss. Das heißt, je höher die Symbolisierungsstufe, desto niedriger ist die Tendenz zur Wiederholung schädigender, nicht verarbeiteter traumatischer Erfahrungen.

5.2.2 Erfassung des Stands der Traumaverarbeitung

Vorgehen

Im Folgenden soll nun aufgezeigt werden, wie sich auf jeder der Symbolisierungsstufen die Ausprägung der genannten Eigenschaften – Körpersymptome; Affektintensität; Differenziertheit der Gefühle; der Impuls, die Gegenübertragung zu agieren; sowie die Selbst-Objekt-Differenzierung – ausdrückt. Damit haben wir eine Methode, die Aussagen über den Stand im Traumaverarbeitungsprozess möglich macht.

Auf *Stufe 1* zeigt sich die Gegenübertragung in Form von Körpersymptomen. Vor allem im Bereich der pränatalen und präverbalen

Traumatisierung kann z. B. das Geschehene nur mittels körperlicher Symptome zum Ausdruck gebracht werden (Volz-Boers 2007). Aber auch das, was Koss-Chioino (2006) als radikale Körperempathie bezeichnet, ist ein Beispiel für Gegenübertragungsphänomene dieser Stufe.

Stufe 2: Während auf Stufe 1 Affekte aufgrund der Resomatisierung kaum spürbar sind, zeichnet sich Stufe 2 durch eine Affektüberflutung aus. In der Gegenübertragung kann die Therapeutin in den gleichen psychischen Zustand geraten, die gleichen Körpersymptome und die gleichen Affekte erleben wie der Patient. Die Affekte sind global, unspezifisch und undifferenziert. Die Selbst-Objekt-Differenzierung ist verloren gegangen. Die Neigung, die Gegenübertragung zu agieren, ist *groß*. Ich möchte ein Beispiel nennen:

Fallbeispiel: Therapeutin fühlt sich bedroht

Eine Patientin fühle sich von einem Täterkreis bedroht, den sie selbst nicht genau spezifizieren konnte, und traute sich kaum noch aus dem Haus. Die Therapeutin selbst hatte ebenfalls große Angst vor diesem Täterkreis, da sie aufgrund der Berichte der Patientin zur Mitwisserin von Verbrechen geworden sei. Sie überlegte sich sogar, ob sie nicht zu ihrem Schutz und dem Schutz ihrer Familie die Behandlung mit dieser Patientin abbrechen sollte. Wie die Patientin konnte die Therapeutin nicht zwischen Möglichkeit und Realität unterscheiden.

Die Therapeutin konnte ihre Angst nicht als Gegenübertragung erkennen, die den Ängsten der Patientin entsprach, sondern fühlte sich wie die Patientin von außen, von einem Täterkreis bedroht.

Wie sich im Verlauf der Behandlung herausstellte, gab es tatsächlich keinen Täterkreis, der die Patientin verfolgte. Die Patientin hatte schwere Gewalt durch ihren Vater erlebt, die sie aber zum damaligen Zeitpunkt nicht dem Vater zuordnen konnte, sondern einem mysteriösen Täterkreis – vermutlich um das Bild des guten Vaters innerlich aufrechterhalten zu können.

Stufe 3 wird vor allem durch Spaltungen im Selbst geprägt. Der Zugang zu Erinnerungen und traumatischen Affekten ist eventuell nur in bestimmten Persönlichkeitsanteilen möglich. Die Affektintensität hat leicht abgenommen und die Gefühlsdifferenzierung ist in dem Sinne möglich geworden, dass der Zugang zu spezifischen Affekten in bestimmten Persönlichkeitsanteilen vorhanden sein kann. Die Neigung zur Wiederholung traumatischer Geschehnisse besteht weiterhin in einem erheblichen Ausmaß. Die Selbst-Objekt-Differenzierung ist weiterhin niedrig. Dazu ein Beispiel:

Fallbeispiel: Therapeutin verharmlost und ist entsetzt zugleich
Eine Patientin hatte schwere sexuelle Übergriffe durch ihren Vater erlebt, der in ihrer Kindheit ihre wichtigste Bezugsperson war. Als sie zu realisieren begann, was der Vater ihr angetan hatte, spürte sie zwar Wut auf ihn, aber »kam mit diesen Gefühlen nicht zurecht«. In der Gegenübertragung bemerkte die Therapeutin bei sich, dass sie einerseits die Taten des Vaters bagatellisierte (z. B.: »Er hat Sie ja vermutlich nur berührt«), andererseits aber entsetzt war, wenn die Patientin von einzelnen Missbrauchssituationen berichtete. Die Therapeutin schien einerseits mit der Abwehr der Patientin identifiziert zu sein, wenn sie die Taten verharmloste, andererseits aber die abgewehrten Gefühle der Patientin mit voller Wucht zu spüren, wenn sie in einen Zustand des Entsetzens geriet.

Auch auf *Stufe 4* bleibt die Affektintensität in der Gegenübertragung stark. Eine Gefühlsdifferenzierung ist in dem Sinne vorhanden, dass via projektiver Identifikation der Zugang zu bestimmten Gefühlen möglich wird. Die Neigung zur Wiederholung traumatischer Geschehnisse besteht weiterhin. Anders als auf Stufe 3 stellen Inszenierungen Beziehungserfahrungen in umgekehrten Rollen dar, wo die Therapeutin die Position der Patientin übernimmt und deren abgespaltene Gefühle in sich wahrnimmt.

Die Selbst-Objekt-Differenzierung geht bei der projektiven Identifizierung verloren. Die abgespaltenen Gefühle des Patienten werden für den Therapeuten oder für andere Bezugspersonen in der

Gegenübertragung spürbar, weil diese zum Teilobjekt des Patienten werden. Auch hierzu ein Beispiel:

Fallbeispiel: Therapeutin wird zum Teilobjekt

Eine Pflegefachfrau berichtete in der Teamsupervision auf einer psychiatrischen Abteilung folgende Episode: »Ich arbeite seit 10 Jahren in der Psychiatrie, aber so etwas ist mir noch nicht passiert. Sabine [eine 14-jährige Patientin] hat mich angeschaut – ich bin innerlich erstarrt. Ich konnte nicht mehr reagieren. Sogar beim Einschlafen sah ich ihren Blick, ich konnte mich nicht distanzieren.«

Wie sich im folgenden klärenden Gespräch zeigte, war die Pflegerin zur Patientin geworden, die die Angst der Patientin vor dem gewalttätigen Vater in sich spürte. Ihre Angst wurde über das Erleben der Pflegerin fassbar. Aber erst dann, als die Pflegerin darüber zu sprechen begann. Die Pflegerin brauchte ein Gegenüber, um ihre Gefühle reflektieren und in Worten ausdrücken zu können.

Auf *Stufe* 5 hat die Affektstärke abgenommen und eine Gefühlsdifferenzierung wird zunehmend möglich. Anders als auf Stufe 4 bleibt auf dieser Stufe die Kohärenz des Selbst erhalten. Abgewehrt werden Gefühle und Wünsche, die aufgrund traumatischer Erfahrungen als gefährlich erlebt werden. Inszenierungen stellen ungelöste neurotische Konflikte dar, die infolge von Traumata entstehen oder sich verstärken.

Auf dieser Stufe können Inszenierungen besser erkannt werden als auf den vorangehenden Ebenen, weil die Differenzierung zwischen Selbst und Gegenüber in der therapeutischen Beziehung erhalten bleibt. Ich gebe ein Beispiel, dem die Abwehr von Rivalität in der Vaterbeziehung zugrunde liegt:

Fallbeispiel: Therapeut nimmt Patienten nicht ernst

Ein 28-jähriger Mann berichtete in der Psychotherapie, dass er am Vorabend eine für ihn sehr peinliche Situation erlebt hat. Er hatte vor kurzem eine neue Arbeitsstelle in einer Autowerkstatt angetreten. Am Vorabend hatte der Chef alle Mitarbeiter zum Essen eingeladen. In der Runde prahlten die Kollegen damit, wie viel sie essen könnten. Er erlebte die Kollegen als regelrechte Haudegen und bestellte, um mithalten zu können, entgegen seinen sonstigen Gewohnheiten auch eine größere Portion. Als das Essen auf dem Tisch stand, schnürte sich sein Hals plötzlich zu und er bekam keinen Bissen herunter. Die Kollegen machten sich über ihn lustig.

Den gleichen Impuls spürte der behandelnde Therapeut. Auch er bemerkte bei sich, dass er seinen Patienten nicht ernst nahm und kein Mitgefühl für ihn aufbringen konnte. Er fragte aber bewusst freundlich und wertschätzend nach, ob es in seiner Kindheit Situationen gab, die ihn an die geschilderte Episode erinnern.

Er berichtete dann, dass er in seiner Jugend oft Streit mit dem Vater hatte. Der Vater kam mittags nach Hause, um mit der Familie gemeinsam essen zu können. Dabei habe er den Patienten oft »runtergeputzt«, ohne dass dieser sich recht zu wehren wusste. Schließlich war er schon ängstlich zum Mittagessen erschienen, weil er befürchtete, der Vater würde ihn wieder »fertig machen«. Ihm sei der Appetit vergangen und er konnte nichts essen. Der Vater bemerkte es, machte sich darüber lustig und sagte schließlich: »Du bist ja noch nicht einmal ein richtiger Kerl und kannst deinen Teller leer essen.«

In Kapitel 2 wurde zu den Ebenen der symbolischen Organisation (Aragno 1997) eine weitere Stufe eingeführt, um Prozesse der moralischen Zustimmung oder Nichtzustimmung zu erfassen. Denn unser moralisches Urteil hat einen erheblichen Einfluss darauf, ob wir Mitgefühl für ein Opfer aufbringen und die Verantwortung dem Täter zuschreiben. Auf dieser Stufe können Gefühle heftig sein, weil z. B. eigene Normen infrage gestellt werden, aber die Fähigkeit zur Gefühlsdifferenzierung ist grundsätzlich vorhanden. Die Differenzierung zwischen Selbst und Gegenüber in der therapeutischen Beziehung ist möglich, kann aber durch kollektive Abwehrmechanismen (→ Kap. 3) eingeschränkt sein.

Stufe 6 (nach Aragno) ist eine übergeordnete Stufe, die die Fähigkeit zur Reflexion beschreibt. Auf dieser Stufe ist ein differenzierter Zugang zu Gefühlen möglich. Diese können bewusst wahrgenommen und verstanden werden. Die Selbst-Objekt-Differenzierung ist vorhanden, was Voraussetzung für die Fähigkeit zur reflektierenden Mentalisierung ist.

In Tabelle 5-1 werden die genannten Eigenschaften der Gegenübertragung den Symbolisierungsstufen zugeordnet.

Auf *Stufe 1* können Körpersymptome als Ausdruck traumatischer Erfahrungen verstanden werden. Affekte sind in der Gegenübertragung nicht spürbar. Damit entfallen auch Kriterien wie Affektdifferenzierung sowie die Neigung zum Agieren. Die Selbst-Objekt-Differenzierung ist auf der Körperebene nicht vorhanden.

Auf *Stufe 2* ist die Affektintensität sehr hoch, da in der Gegenübertragung die Affekte des Patienten eins zu eins für den Therapeuten spürbar werden. Erlebt werden globale Affekte wie Panik oder dif-

Tab. 5-1 Intensität der Gegenübertragung nach Eigenschaften der Gegenübertragung und Symbolisierungsstufen

Symbolisierungsstufen	Körpersymptome	Affektintensität	Gefühlsdifferenzierung	Neigung zum Agieren	Selbst-Objekt-Differenzierung
Stufe 1	xxxxx	x	x	x	x
Stufe 2	xxxx	xxxxx	x	xxxxx	x
Stufe 3	xx	xxxx	xx	xxxx	xx
Stufe 4	x	xxx	xxx	xxx	xxx
Stufe 5		xx	xxxx	xx	xxxx
Moral		xx	xxxx	xx	xxxx
Stufe 6		x	xxxxx	x	xxxxx
Kein x = Eigenschaft nicht vorhanden; 5 x = Eigenschaft am stärksten vorhanden					

fuse Angst. Die Gefühlsdifferenzierung ist dementsprechend gering. Wegen der Stärke der Affekte ist auch die Neigung zur Wiederholung sehr hoch. Die Selbst-Objekt-Differenzierung in der therapeutischen Beziehung scheint hier verloren gegangen zu sein.

Stufe 3 zeichnet sich dadurch aus, dass die Affektintensität leicht abgenommen hat und die Gefühlsdifferenzierung soweit vorhanden ist, dass der Zugang zu traumatischen Affekten und Gefühlen in bestimmten Persönlichkeitsanteilen möglich wird. Die Neigung zur Wiederholung traumatischer Erfahrungen besteht weiterhin in einem erheblichen Ausmaß. Die Selbst-Objekt-Differenzierung ist weiterhin niedrig.

Auf *Stufe 4* hat sich die Affektintensität kaum gemildert, aber die Gefühlsdifferenzierung wird via projektiver Identifikation zum Ausdruck gebracht. Die Neigung zur Wiederholung traumatischer Geschehnisse besteht weiterhin, kann aber über das Erkennen der Gegenübertragung aufgelöst werden. Die Selbst-Objekt-Differenzierung ist eingeschränkt, weil die Therapeutin aufgrund der Abwehr zum Teilobjekt des Patienten werden kann.

Auch auf *Stufe 5* hat die Affektstärke abgenommen und die Gefühlsdifferenzierung ist hoch. Auf dieser Stufe kann die Neigung zum Agieren besser erkannt werden, da die Differenzierung zwischen Selbst und Gegenüber in der therapeutischen Beziehung erhalten bleibt.

Auf der Stufe der *moralischen Zustimmung* können Gefühle heftig sein und die Fähigkeit zur Gefühlsdifferenzierung kann verloren gehen, aber ist grundsätzlich vorhanden. Die Selbst-Objekt-Differenzierung in der therapeutischen Beziehung ist möglich, kann aber durch kollektive Abwehrmechanismen eingeschränkt sein.

Auf *Stufe* 6 (nach Aragno) ist ein differenzierter Zugang zu Gefühlen möglich. Die Gegenübertragung kann reflektiert und verstanden werden anstatt sich in zwischenmenschlichen Beziehungen mittels Handlung auszudrücken.

Vorgehen bei unterschiedlichen Symbolisierungsstufen

Häufig ist es so, dass nicht alle Gegenübertragungsgefühle, die ein Patient bei seinem Gegenüber auslöst, dem gleichen Symbolisierungsniveau zugeordnet werden können. Als Beispiel möchte ich auf die im vorangehenden Unterkapitel erwähnte junge Frau aus Syrien zurückkommen, die sich wegen häuslicher Gewalt bei einer Frauenberatungsstelle gemeldet hatte. Wie dort ausgeführt, hatte sie in der Gegenübertragung folgende Gefühle bei ihrer Beraterin und im Beratungsteam ausgelöst:

- Massive Erschöpfung
- Hilflosigkeit und Überforderung
- Impuls, die Klientin von allen Schwierigkeiten zu befreien, aber auch von anstehenden und zünftigen Entscheidungen fernzuhalten

Die beiden erstgenannten Zustände bzw. Gefühle wurden vorangehend so gedeutet, dass die Beraterin sich nicht von der Klientin abgrenzen konnte. In der Gegenübertragung wurde die Beraterin gewissermaßen zur Klientin. Wie die Klientin fühlte sich die Beraterin in ihrer Handlungsfähigkeit stark eingeschränkt. Die massive Erschöpfung sowie Hilflosigkeit und Überforderung können Stufe 2 zugeordnet werden, da auf Stufe 2 die Affekte sehr stark sind und die Abgrenzung in der therapeutischen Beziehung misslingt.

Der Impuls, die Klientin retten und schonen zu wollen, ja ihr sogar notwendige Entscheidungen abzunehmen, entspricht dagegen einer höheren Symbolisierungsstufe. Wie die Eltern und der Ehemann der jungen Frau zeigte sich bei der Beraterin die Tendenz, die Klientin zu entmündigen und über sie zu verfügen.

Dieser Impuls erfüllt bereits Bedingungen von Stufe 5, da ein altes Beziehungsmuster sich in der Aktualität zu wiederholen droht. Anders als bei den zuvor genannten Körpersymptomen und Affekten bleibt beim beschriebenen Handlungsimpuls die Selbst-Objekt-Differenzierung erhalten. Die Affektintensität ist hier nicht überwältigend und Gefühle können differenziert wahrgenommen werden.

Wie können wir diese unterschiedlichen Niveaus in der Gegenübertragung – einerseits Stufe 2 und andererseits Stufe 5 – erklären?

Eine mögliche Interpretation ist, dass die Aktivierung des Traumaschemas über die Gegenübertragung deutlich wird, aber die Klientin eigentlich über ein höheres Symbolisierungsniveau verfügt.

Aus dieser Beobachtung kann folgende Schlussfolgerung abgeleitet werden: Werden Gefühle in der Gegenübertragung spürbar, die Stufe 2 zugeordnet werden müssen, sind traumatische Erfahrungen nicht verarbeitet. Sonst wäre das Traumaschema im expliziten Gedächtnis integriert und damit nicht mehr triggerbar. Wenn das Traumaschema nicht aktiviert ist, zeigen Traumabetroffene dagegen Beziehungsmuster, die ihrem eigentlichen Funktionsniveau entsprechen und die weitgehend den Umgang in aktuellen sozialen Kontakten prägen.

5.2.3 Erfassung der Abwehr des Patienten

Im Folgenden geht es darum, eine Methode zu entwickeln, wie über die Gegenübertragung die Abwehr des Patienten erkannt und für den Patienten entwicklungsfördernd eingesetzt werden kann.

Funktion der Abwehr

Abwehr erfüllt generell eine Schutzfunktion. Sie soll vor überwältigenden Affekten schützen, inneren Objektverlust verhindern oder Gefühle nicht spürbar werden lassen, weil deren Erleben z. B. Angst oder Scham auslösen könnte. Abwehr ist also eigentlich eine Bewältigungsstrategie (→ Kasten »Exkurs: Abwehr«). Die Funktion der Abwehr sollte dementsprechend erhalten bleiben, aber das Verhalten, wie ein Patient diese Funktion konkret umzusetzen versucht, muss dagegen häufig infrage gestellt werden. Wenn wir nach der Funktion der Abwehr fragen, machen wir eine Ebenentrennung in dem Sinn, dass wir zwischen Verhalten und innerseelischer Dynamik unterscheiden (→ Kap. 4). Wir erkennen das schädigende Verhalten im Alltag, geben diesem Verhalten jedoch Sinn, indem wir es in den Kontext zurückversetzen, in dem es entstanden ist. Auf dem Hintergrund der traumatischen Situation verständlich, werden im weiteren Vorgehen dem Patienten die Nachteile aufgezeigt, die das Verhalten heute für den Betroffenen hat. Aufgrund dieses Diskrepanzerlebnisses entsteht ein Widerspruch, der sich mit dem beschriebenen dialektischen Vorgehen (Kap. 4) auflösen lässt. Wie können wir hier konkret vorgehen und welche Rolle kommt dabei der Gegenübertragung zu?

Exkurs: Abwehr

Gottfried Fischer und Peter Riedesser (1998) haben die Funktion der Abwehr mit dem Konzept des traumakompensatorischen Schemas erfasst. Es umfasst drei Komponenten einer naiv-psychologischen Traumatherapie, die Antwort auf folgende Fragen geben:

- Wie kam das traumatische Ereignis zustande? Wer oder was hat es verursacht?
- Wie kann eine Wiederholung in Zukunft verhindert werden?
- Wie kann das Trauma, die eingetretene seelische Verletzung geheilt werden?

Die erste Frage betrifft die Suche nach der Ursache des Traumas, den ätiologischen Aspekt. Die zweite Frage, die Frage nach der Prävention, steht immer in engem Zusammenhang mit der Beantwortung der ersten Frage. Traumaopfer versuchen entsprechend der eigenen Erklärung, warum gerade ihnen dies zugestoßen ist, in Zukunft diese Ursache zu vermeiden. Mit der dritten Frage wird versucht, die Heilungstheorie des Betroffenen zu erfassen (therapeutischer oder reparativer Aspekt).

Arbeit mit der Abwehr

Wie die Abwehr als Bewältigungsstrategie genutzt werden kann, um konstruktive Veränderungen in der Psychotherapie zu ermöglichen, soll im Folgenden mittels sechs Schritten aufgezeigt werden. In der Praxis gehen wir in der Regel nicht in dieser Systematik vor. Die Beschreibung in Schritten kann aber dazu nützlich sein, um die Interventionslinie und notwendige Zwischenziele für den Behandler explizit zu machen. Beim beschriebenen Ablauf geht es in den ersten zwei Schritten primär um die Arbeit mit der Gegenübertragung. In den darauffolgenden Schritten steht die Nutzung der Funktion der Abwehr im Vordergrund.

Schritt 1. In einem ersten Schritt geht es darum, überhaupt zu realisieren, dass wir in der Gegenübertragung die Abwehr des Patienten übernommen haben. Dabei kann es hilfreich sein, die eigene Gegenübertragung dahingehend zu überprüfen, welcher Symbolisierungsebene sie zugeordnet werden kann und was die dominierende Abwehr auf dieser Stufe ist. Hier spielt es eine Rolle, ob sich in der Gegenübertragung die Abwehr des Patienten zeigt oder ob wir uns mit dem Inhalt der Abwehr identifizieren. Ersteres trifft zu, wenn in der Gegenübertragung beispielsweise die Wahrnehmungsabwehr des Patienten übernommen wird und auch wir daran zweifeln, ob ein Ereignis wirklich geschehen ist. Zweiteres ist der Fall, wenn wir in der Gegenübertragung von abgespaltenen Affekten des Patienten überflutet werden und nicht mehr handlungsfähig sind. Die in Kapitel 3 aufgeführte Zuordnung von Abwehrmechanismen zu Symbolisierungsstufen kann hier unterstützend sein, um die abwehrbedingte Gegenübertragung zu verstehen. Sie soll im Folgenden verkürzt nochmals aufgeführt werden:

- *Abwehr auf Stufe 1*: Desymbolisierung und Resomatisierung werden aufrechterhalten zum Schutz vor überwältigenden Affekten.
  Die *Gegenübertragung* zeigt sich hier in Form von Körpersymptomen.
- *Abwehr auf Stufe 2*: Um die Reaktivierung traumatischer Geschehnisse zu verhindern, werden Vermeidung und Verleugnung als Abwehr eingesetzt.
  Gegenübertragung: Bleibt das Traumaschema abgespalten, besteht die Gefahr, dass auch ein Therapeut traumatische Erfahrungen verleugnet und deren Bedeutung für die Prozessdynamik und Symptomatik des Patienten nicht zur Kenntnis nimmt. In diesem Fall wäre der Therapeut mit der Abwehr des Patienten identifiziert. Wird das Traumaschema reaktiviert, zeigt sich dagegen in der Gegenübertragung Affektansteckung.
- *Abwehr auf Stufe 3*: Dominierende Abwehr ist hier die Spaltung in »nur gut« und »nur böse«. Entweder weiß der Patient, was ihm durch wen angetan wurde, und hat Zugang zu den Gefühlen, die dieses Realisieren in ihm auslöst, oder er bleibt mit dem Täter identifiziert und kann deshalb die Bedeutung des Geschehens emotional nicht erfassen.

Gegenübertragung: Die Gegenübertragung passt sich hier in der Regel dem Persönlichkeitsanteil an, der für den Patienten gerade nicht spürbar ist. Bei Täterintrojekten scheint der Behandler häufig die konkordante Position in der Gegenübertragung einzunehmen, weil die Patientin mit dem Introjekt verschmolzen ist und damit den Therapeuten unbewusst in ihre ursprüngliche Rolle drängt.

- *Abwehr auf Stufe 4*: Die Kohärenz des Selbst bleibt erhalten, aber der Selbstbezug zu bestimmten Gefühlen ist aufgrund von Abwehrprozessen nicht vorhanden. Dominierende Abwehr ist die Abspaltung von Gefühlen sowie die Identifikation mit dem Aggressor, um sich vor unerträglichen Gefühlen zu schützen.
  Gegenübertragung: Der Therapeut ist mit dem Inhalt der Abwehr identifiziert, wenn er die abgespaltenen Gefühle des Patienten in sich wahrnimmt. Die Abwehr der Identifikation mit dem Aggressor kann z. B. dazu führen, dass ein Therapeut die Angst erlebt, die der Patient abzuwehren versucht.
- *Abwehr auf Stufe 5*: Abwehrmechanismen sind hier Verdrängung, Verschiebung, Rationalisierung und andere sogenannte reife Abwehrformen.
  Gegenübertragung: In der Gegenübertragung kann ein Therapeut mit der Abwehr des Patienten identifiziert sein, wenn er Über-Ich-Normen des Patienten übernimmt, oder er fühlt in der Gegenübertragung die Wünsche und Gefühle, zu denen ein Patient den Selbstbezug verloren hat.
- *Abwehr auf Stufe 6*: Hier finden wir Opferbeschuldigung und Omnipotenzfantasien, um Ohnmacht und Hilflosigkeit abzuwehren und ein illusorisches Sicherheitsgefühl aufrechtzuerhalten.
  Gegenübertragung: Gefahr in der Gegenübertragung ist hier, dass die Empathie für das Opfer verloren geht und aufgrund eigener Ängste dem Opfer die Verantwortung für erlittene Traumata zugeschrieben wird.

Schritt 2. Als nächstes versuchen wir, die Funktion der Abwehr zu erfassen, die die Abwehr bei der Patientin hat. Hier kann ebenfalls die vorangehend aufgeführte Liste hilfreich sein, aber vor allem die eigene Gegenübertragung, wie sie sich aktuell im Kontakt mit der

Patientin zeigt. Auf Ebene 2 soll die Abwehr vor Affektüberflutung schützen, während auf Ebene 3 die Spaltung in »nur gut« und »nur böse« die Funktion erfüllt, die innere Bindung an den Täter nicht zu gefährden. Auf Ebene 2 besteht auch für die Therapeutin die Gefahr, dass sie von Affekten überflutet wird, während auf Ebene 3 Verlustangst in der Gegenübertragung spürbar werden kann, z.B. mittels der Angst, den Patienten zu verlieren.

Schritt 3. In Schritt 3 klären wir, wie sich die Abwehr im Alltag zeigt. Hier sollen konkrete Beispiele aus dem Alltag gefunden werden. Zeigen sich z.B. Abwehrmechanismen von Stufe 2, vermeiden Betroffene Trigger oder gehen nicht mehr aus dem Haus, um sich vor äußeren Gefahren zu schützen.

Schritt 4. Wir geben dem unter Schritt 3 aufgeführten Verhalten einen Sinn, indem wir es in den Kontext zurückversetzen, in dem es entstanden ist. Zum Beispiel ist das Vermeidungsverhalten, das Ebene 2 zugeordnet werden kann, nachvollziehbar, wenn ein Traumabetroffener einen Überfall erlebt hat, als er das Haus verließ. Aus dem Haus zu gehen wird zur Gefahr, da – in der Logik des Opfers – das Trauma sich dann wiederholen könnte, weil die äußeren Bedingungen identisch sind.

Schritt 5. Dem Patienten wird vermittelt, dass sein Verhalten vor dem Hintergrund der traumatischen Situation verständlich ist, aber für sein Leben heute Nachteile hat. Zum Beispiel das Haus nicht mehr verlassen zu können, schränkt Traumabetroffene offensichtlich ein.

Schritt 6. Aufgrund dieses Diskrepanzerlebnisses entsteht ein Widerspruch, der sich mit dem in Kapitel 4 beschriebenen dialektischen Vorgehen auflösen lässt. Hier geht es darum, zwei Pole zu bestimmen, die im Widerspruch stehen. Ein Pol beinhaltet die Abwehr, der andere Pol das Abgewehrte. Zum Beispiel kann ein Pol das Traumaschema sein, wenn Betroffene von Affekten überflutet werden. Der andere Pol erfasst dann die Abwehr, die vor Affektüberflutung und erneuter Traumatisierung schützen soll.

Das beschriebe Vorgehen möchte ich an einem Beispiel illustrieren:

Fallbeispiel: Traumakompensatorisches Schema

Frau A., 26 Jahre alt, wirkte vorsichtig, zurückhaltend, misstrauisch und abwartend. Vor ca. 3 Monaten sei sie überfallen worden und knapp einer Vergewaltigung entgangen. »Ich wurde vor der Haustür meiner Mutter von einem Mann plötzlich angegriffen. Er schlug auf mich ein und sagte, dass ich jetzt dran sei, dass er mich vergewaltigen werde. Ich schrie und schlug in Panik um mich«, berichtete sie sachlich, emotionslos, als würde sie von irgendeiner Alltagsbeschäftigung sprechen. Die Art ihres Berichts stand im deutlichen Kontrast zum Inhalt ihrer Mitteilung. Die Therapeutin ließ ihr Bericht auf eine seltsame Weise unberührt, obwohl sie ahnen konnte, dass hinter dieser nüchternen Fassade, die sie nach außen zur Schau trug, tiefe Verzweiflung stecken musste.

Frau A. berichtete weiter, dass ihre Mutter sofort reagiert habe, sie riss das Fenster auf und rief die Polizei. Der Täter flüchtete und wurde einige Stunden später von der Polizei aufgegriffen. Später erfuhr sie, dass sie nicht das erste Opfer dieses Mannes war, sondern vor ihr drei weitere Frauen von ihm geschlagen und sogar vergewaltigt worden waren.

Während der Sommerferien ging es ihr besser, aber seit der Rückkehr in die Schweiz traten auch ihre Ängste und körperlichen Beschwerden wieder auf, die unmittelbar nach dem Überfall ihr ein normales Leben unmöglich gemacht hatten. Sie litt zum Zeitpunkt des Gesprächs an Schlaf- und Essstörungen, starken Ängsten sowie Kopf- und Magenschmerzen. In ihren Gefühlen schwankte sie zwischen Sinnlosigkeitsgefühlen und Apathie, die plötzlich in maßlose Wut über das, was ihr angetan worden war, umschlagen konnten. Vor allem ihre Magenschmerzen behinderten sie in einem lebenseinschränkenden Ausmaß. Sie verabrede sich kaum noch mit Freunden, da ihre Magenschmerzen jederzeit auftreten konnten und sie deshalb Termine oft nicht einhalten konnte.

Seit dem Überfall sei auch ihr Selbstvertrauen verschwunden.

> Vor allem im Studium spüre sie die Folgen ihrer Selbstzweifel: »Ich glaube, ich bin dumm geworden«, bemerkte sie zu ihren Lernstörungen. Sie könne nicht mehr denken und habe Angst, sich in irgendeiner Form zu exponieren, z. B. sich aktiv an Diskussionen zu beteiligen oder ein Referat zu halten. »Das war vor dem Überfall nicht so«, stellte sie bitter fest, »Ich hatte bisher ja keine Schwierigkeiten im Studium«.

Schritt 1. In einem ersten Schritt geht es darum, sich als Therapeutin der eigenen Gegenübertragung bewusst zu werden. Die Patientin konnte genau berichten, wie der Überfall abgelaufen war, aber ihr Bericht blieb emotionslos. Entsprechend reagierte die Therapeutin nicht betroffen auf die Schilderungen von Frau A., sondern nahm nur nüchtern zur Kenntnis, was der Patientin zugestoßen war. Sie war also mit der Abwehr der Patientin identifiziert. Das Erleben in der Gegenübertragung entspricht Ebene 4 in unserem Symbolisierungsebenenmodell. Hier ist die dominierende Abwehr die Abspaltung von Gefühlen.

Schritt 2. In Schritt 2 wird die Funktion der Abwehr erfasst, die die Abwehr beim Patienten hat. Bei Frau A. hatte die Abwehr die Funktion, sich vor unerträglichen Gefühlen zu schützen – der Angst, erneut Opfer von Gewalt zu werden.

Schritt 3. Anschließend suchen wir gemeinsam mit der Patientin, wie sich die Abwehr im Alltag zeigt. Frau A. hatte aufgrund psychosomatischer Beschwerden Schwierigkeiten, sich mit Freunden zu treffen. Außerdem klagte sie darüber, dass sie Angst habe, sich in irgendeiner Form zu exponieren, z. B. im Studium sich aktiv an Diskussionen zu beteiligen oder ein Referat zu halten.

Schritt 4. In Schritt 4 geben wir dem unter Schritt 3 aufgeführten Verhalten einen Sinn, indem wir es in den Kontext zurückversetzen, in dem es entstanden ist. Bei Frau A. wurde diese Bedeutung klar, nachdem die Therapeutin sie gefragt hatte, was ihrer Meinung der Grund war, warum der Täter ihr gefolgt sei. Sie entgegnete spontan: »Weil ich eine rote Hose trug, war der Täter mir gefolgt und nicht einer meiner Kolleginnen.« Konsequenz der Logik dieser Aussage ist, nicht mehr aufzufallen, sich nicht mehr zu exponieren, um nicht erneut überfallen zu werden. Durch den Verzicht auf Exponierung versuchte sie also, eine erneute Traumatisierung zu vermeiden.

Schritt 5. Dem Patienten wird vermittelt, dass sein Verhalten auf dem Hintergrund der traumatischen Situation verständlich ist, aber für sein Leben heute Nachteile hat. Bei Frau A. waren die Nachteile offensichtlich und auch der Grund, warum sie in Behandlung gekommen war. Sie studierte gern und wollte auf keinen Fall ihr Studium abbrechen.

Schritt 6. Im Verhalten spiegelt sich bei der Patientin ein Widerspruch, der sich mit dem in Kapitel 4 beschriebenen dialektischen Vorgehen auflösen lässt. Hier geht es darum, zwei Pole zu bestimmen, die zueinander in Widerspruch stehen. Ein Pol beinhaltet die Abwehr, der andere Pol das Abgewehrte. Bei Frau A. können die beiden Pole, die ihrem Verhaltensmuster zugrunde liegen, wie folgt benannt werden:

A: auffallen aufgrund der Angst	Z: sich nicht exponieren

Frau A. fiel in ihrem Studium dadurch auf, dass sie ihre Leistungen nicht mehr erbringen konnte. Gleichzeitig war ihre Strategie, sich nicht mehr zu exponieren, um sich zu schützen.

Wie im folgenden Unterkapitel beschrieben wird, suchen wir nach der Bestimmung der Grundpolarität des Patienten die Ressourcen, die auch in schädigenden Beziehungsmustern enthalten sind. Vorwegnehmend kann an dieser Stelle festgehalten werden, dass bei Frau A. diese Ressourcen wie folgt signiert werden können:

A': Gefühle ausdrücken	Z': sich zurückhalten können

Die Verknüpfung der beiden positiven Komponenten würde sich dann wie folgt zeigen: Frau A. kann Gefühle ausdrücken, weil sie

Abstand nehmen kann. Damit wäre auch das Behandlungsziel bestimmt, das Frau A. im Verlauf ihrer Therapie erreichen sollte. Sich zu exponieren, aber situationsadäquat Gefahren einschätzen zu können.

Wie genau bei der Bestimmung der Ressourcen vorgegangen werden kann, wird – wie angekündigt – ausführlich im folgenden Unterkapitel ausgeführt.

5.3 Ableitung der förderlichen therapeutischen Haltung aus der Konfliktpolarität des Patienten

Die im Kapitel 4 ausgeführten Überlegungen zum Konfliktverständnis können nicht nur für den Umgang mit der Abwehr nutzbar gemacht werden, sondern auch für die Bestimmung der »förderlichen therapeutischen Haltung« im Integrationsprozess traumatischer Erfahrungen. Menschliche Veränderung wird hier als dialektischer Prozess beschrieben, der über die Auflösung von Konflikten möglich wird. Ausgehend von der Konfliktpolarisierung des Patienten kann sowohl das Behandlungsziel als auch die für die Entwicklung des Patienten förderliche Haltung der Therapeutin abgeleitet werden. Damit können mögliche Gegenübertragungsprobleme vorweggenommen und umgangen werden.

5.3.1 Das konflikthafte Beziehungsschema und Gegenübertragung

Ausgangspunkt für das konflikthafte Beziehungsschema ist der »unbewusste« Begriff: die Annahme, dass in jedem »Begriff« bereits das Gegenteil enthalten ist. Gemäß dieser Vorstellung müsste ein problematisches Verhalten, das in der Therapie bearbeitet werden sollte, immer zwei Ausprägungen aufweisen. Gottfried Fischer (1989) illustriert sein Modell am Beispiel eines Patienten, Herrn P., der therapeutische Unterstützung sucht, weil sich in seinen Beziehungen zu Frauen immer wieder das gleiche Muster zeigt (→ Kap. 4.2.1). Ich greife dieses Beispiel erneut auf, um das von Fischer vorgeschlagene

Vorgehen zur Lösung von Konflikten an dieser Stelle in Erinnerung zu rufen.

Das Beziehungsmuster von Herrn P. kann wie folgt zusammengefasst werden:

Herr P. stürzt sich leidenschaftlich in eine neue Beziehung, verbringt seine Zeit nur noch mit seiner neuen Partnerin, bis es ihm nach ein paar Monaten »zu eng« wird. Dann erlebt er sich von seiner Partnerin kontrolliert und beendet abrupt die Beziehung. Nach kurzer Zeit fühlt er sich jedoch einsam und stürzt sich erneut in eine symbiotische Beziehung zu einer Frau. Dieses Muster hat er seit Jahren wiederholt.

Die im konflikthaften Beziehungsschema enthaltenen Pole kennzeichnet Fischer mit A und Z, dem ersten und letzten Buchstaben des Alphabets. Für Herrn P. wurden die beiden Pole wie folgt signiert:

A: erstickende Nähe Z: gefühllose Trennung

Nach wenigen Wochen zeigt sich das gleiche Muster in der therapeutischen Beziehung. Nachdem Herr P. sich in den ersten Wochen der Behandlung nur der Therapie widmete, fühlt er sich zunehmend von seinem Therapeuten kontrolliert und eingeengt. Er erwähnt, dass er mit dem Gedanken spielt, die Therapie abzubrechen.

In der Gegenübertragung erlebte der Therapeut zwei konträre Gefühlslagen: Pol A (erstickende Nähe) löste in der Gegenübertragung Distanz und Gleichgültigkeit beim Therapeuten aus. Wenn der Patient die Analyse infrage stellte, also Pol Z (gefühllose Trennung) durch sein Verhalten zum Ausdruck brachte, spürte der Therapeut dagegen den Impuls, den Patienten zur Fortsetzung der Analyse zu drängen.

Beide Haltungen würden einer Wiederholung der Beziehungserfahrungen des Patienten entsprechen, die – wie im Verlauf der Therapie herausgearbeitet werden konnte – das Verhalten seiner Mutter ihm gegenüber spiegelten. In der Beziehung zur Mutter erlebte er einerseits Vernachlässigung, andererseits engte die Mutter ihn ein, indem sie ihn kontrollierte und Kontakte zu anderen Kindern und deren Familien unterband.

In der Therapie geht es darum, dass der Therapeut die »Beziehungstests« des Patienten erfolgreich meistert, indem er seine Gegenübertragung reflektiert. Nur so festigt sich das therapeutische Arbeitsbündnis, und negative Erwartungen, die aus den lebensgeschichtlichen Erfahrungen des Patienten auf den Therapeuten übertragen werden, werden – in der Terminologie des Allgemeinen Dialektischen Veränderungsmodells – »dekonstruiert«. Ist also ein hinreichender Kontrast zwischen der neuen therapeutischen Beziehungserfahrung und den lebensgeschichtlich mitgebrachten Erwartungen vorhanden, die ein Patient auf den Therapeuten überträgt, so kommt es zur Dekonstruktion des pathogenen Beziehungsschemas.

Nach der Dekonstruktion des Übertragungsschemas erfolgt, unter günstigen Bedingungen, ein Neuentwurf von Beziehungsmöglichkeiten – die »Konstruktion«, eine neue Problemlösung auf einer Metaebene. Auf der Grundlage eines solchen Veränderungsschritts werden in der Rekonstruktion aktuelle Beziehungen hinterfragt und bisherige Beziehungserfahrungen überprüft. Das heißt, dass auch die Vergangenheit aufgrund der erreichten psychischen Konstruktionsschritte anders betrachtet wird.

5.3.2 Das 5-Punkte-Programm als Instrument zur Therapieplanung

Wie man mithilfe eines 5-Punkte-Programms die Konfliktpolarisierung des Patienten auflösen kann, habe ich an anderer Stelle zusammengefasst (Barwinski 2016b). Dieses Programm kann auch als Planungsinstrument in der Therapie genutzt werden. Das 5-Punkte-Programm beinhaltet folgende Schritte:

- Punkt 1: Bestimmung des problematischen Verhaltens
- Punkt 2: Bestimmung eines Gegenpols zum problematischen Verhalten, der auch zu Schwierigkeiten führt
- Punkt 3: Suche nach positiven Komponenten, die in den beiden problematischen Beziehungsmustern enthalten sind (A' und Z')
- Punkt 4: Verknüpfung der beiden positiven Komponenten

- Punkt 5: Suche nach einer Haltung, in der die beiden positiven Komponenten verknüpft sind

Um das 5-Punkte-Programm zu illustrieren, gehe ich vom zuvor beschriebenen Fallbeispiel, Herrn P. aus.

1. Problematisches Verhalten bestimmen. Wie beschrieben, geht Herr P. immer wieder symbiotische Beziehungen zu Frauen ein, um sich dann aber nach kurzer Zeit wieder abrupt von ihnen abzuwenden. Ausgangspunkt für das 5-Punkte-Programm ist ein schädigendes Beziehungsmuster, das zu Schwierigkeiten führt. Bei der beschriebenen Beziehungsdynamik kann Punkt 1 wie folgt erfasst werden:

Bei Herrn P. ist das problematische Verhalten die *symbiotische Verschmelzung*. Der Patient stürzt sich begeistert in eine neue Beziehung und verbringt seine Zeit nur noch mit seiner neuen Partnerin. Sein eigenes Leben hat er aufgegeben. Er pflegt nicht mehr den Kontakt zu Freunden und hat das Interesse an seinen Hobbies verloren.

2. Gegenpol finden. Im zweiten Schritt geht es darum, einen Gegenpol zu Punkt 1 zu benennen, wie dies mit dem Konzept des »unbewussten Begriffs« theoretisch begründet wird (→ Kap. 4). Jeder »Begriff« zeichnet sich durch widersprüchliche Pole aus.

Bei Herrn P. ist das problematische Verhalten die symbiotische Verschmelzung und der Gegenpol dazu die *abrupte Trennung*. Nach einer kurzen leidenschaftlichen und sehr engen Beziehung fühlt sich der Patient von seiner Partnerin kontrolliert und trennt sich abrupt von ihr. Ein klärendes Gespräch mit der jeweiligen Partnerin ist ihm nicht möglich.

3. Positive Komponenten finden. In einer ersten Veränderungsphase müsste dieser Patient die Erfahrung machen, dass erstickende Nähe nicht gleichgesetzt werden kann mit dem Gefühl, sich mit einem anderen Menschen verbunden zu fühlen. Er müsste also zwischen »erstickende Nähe« (A) und Verbundenheit (A') unterscheiden können. Das heißt, dem Patienten sollte es möglich werden, zwischen (A) und (A') emotional *differenzieren zu können*. Parallel dazu sollte der Patient in der Lage sein, zu differenzieren zwischen »abrupter Trennung« (Z) und einer Erfahrung, wo »Distanz einnehmen« möglich ist (Z'). Wie bei der Differenzierung zwischen A und A' handelt es sich auch hier um ein emotionales Erleben und nicht um einen kognitiven Konstruktionsprozess. Schritt 3 unseres 5-Punkte-Programms beinhaltet die Suche nach den positiven Komponenten der beiden problematischen Beziehungsmuster:

Bei Herrn P. sind die positiven Komponenten der beiden problematischen Beziehungsmuster:

A: erstickende Nähe	Z: abrupte Trennung
A': Verbundenheit	Z': sich distanzieren können

Positiv an »erstickender Nähe« ist sicher die Fähigkeit, sich auf einen anderen Menschen einlassen zu können. Der Wunsch, in einer nahen Beziehung zu einem anderen zu stehen, nach Verbundenheit, ist grundsätzlich entwicklungsfördernd.

Die positive Komponente vom entgegensetzten Pol, der abrupten Trennung, ist, so seltsam dies auch klingen mag, dass Abgrenzung überhaupt möglich ist. Nur die Art, wie dieser Patient sich von seinen Partnerinnen distanzierte, seine Radikalität, ist letztlich selbstschädigend und verletzend für seine Partnerin.

Anders als Gottfried Fischer frage ich bei der differenzierenden Dekonstruktion (Punkt 3) vor allem nach den Ressourcen, die auch in krankmachenden Beziehungsmustern enthalten sind. Theoretischer Hintergrund dieses Vorgehens ist die Bedeutung des Terminus »Aufheben«, wie er in der dialektischen Kognitionswissenschaft seit Hegel verwendet wird. Im Alltagsgebrauch dieses Wortes fallen drei Komponenten zusammen, die theoretisch zu unterscheiden sind:

- Aufheben als Hinaufheben (»elevare«)
- Aufheben als Entfernen oder Beseitigen (»eliminare« oder »tollere«)
- Aufheben als Aufbewahren (»conservare«)

Bei der von mir vorgeschlagenen Vorgehensweise frage ich danach, was von einer Ebene entfernt, dann zur nächsthöheren Ebene hinaufgehoben (elevare) und aufbewahrt (conservare) werden kann. Ich fokussiere also auf Ressourcen und stelle nicht Defizite in den Vordergrund. Deshalb sollte meiner Meinung nach auch bei krankmachenden Strategien deren positiver Beweggrund hervorgehoben werden.

4. Positive Komponenten verknüpfen. Um die Verknüpfung der aufgespaltenen Polaritäten zu erreichen, müssen in einem weiteren Veränderungsschritt die beiden Extrempole A und Z *in Relation* zueinander gesetzt werden. Damit ist gemeint, dass ein Aspekt von A zu Z angelagert wird und umgekehrt. Bei der beschriebenen Problematik zeigt sich dieser Veränderungsschritt darin, dass der Patient mit Z (»abrupte Trennung«) das Gefühl der Verbundenheit verknüpft. Oder bezogen auf A (»erstickende Nähe«): dass er sich verbunden fühlt, auch wenn er sich distanziert.

Treffen beide Funktionen zusammen, so ergibt sich in der Terminologie des Allgemeinen Dialektischen Veränderungsmodells ein Schritt, in dem die beiden positiven Komponenten verknüpft werden.

Angewandt auf unser Beispiel: Bei den beiden Polen »erstickende Nähe« versus »abrupte Trennung« führt die Verbindung von »sucht Beziehung« und »sich distanzieren können« zu folgendem Konstruktionsschritt:

Weil Abgrenzung möglich ist, kann Verbundenheit zugelassen werden.

Wenn innerlich die Bindung an einen anderen Menschen aufrechterhalten werden kann, wird Abgrenzung nicht zu objektloser Verlassenheit. Auf unser Fallbeispiel bezogen: Weil innere Abgrenzung möglich ist, wird die äußere Distanzierung überflüssig.

In dieser Konstruktion sind die zuvor dissoziierten Momente *relativ* zueinander gesetzt und zugleich von ihrer negativen Gefühlsqualität – »erstickende Nähe« bzw. »abrupte Trennung« – differenziert. Damit wird die Erkenntnis möglich, dass Trennung und Distanz innerlich reguliert werden können, anstatt ein schädigendes Beziehungsmuster immer wieder zu wiederholen.

5. Haltung finden, in der die Komponenten verknüpft sind. In der Therapie können wir den letztgenannten Schritt fördern, wenn in der therapeutischen Beziehung schädigende Beziehungsmuster erkannt und deren Motive verständlich werden. Hinzu kommt die gemeinsame Suche nach Möglichkeiten, wie Patienten die erarbeiteten Ziele im Alltag umsetzen könnten. Damit sind wir beim letzten Punkt unseres 5-Punkte-Programms angelangt: Suche nach einer Haltung, in der beide positiven Komponenten verknüpft sind:

Zentral ist hier, dass es um die Stärkung der Eigenaktivität geht und nicht um eine bloße Anpassung an äußere Erfordernisse oder ein Training, um bestimmte Fähigkeiten zu erreichen. Es braucht den mit den vier Punkten erfassten vorangehenden Veränderungsprozess, um neue, konstruktive Haltungen umsetzen zu können.

Auf unser Beispiel bezogen bedeutet dieser Schritt, dass der Patient die Angst vor einer festen Beziehung und gleichzeitig seine große Sehnsucht nach Beziehung als zu sich gehörig erkennen kann. Erst wenn er beide Seiten in sich wahrnimmt, anstatt z. B. seine Nähewünsche unbewusst auf seine Partnerin zu projizieren, wird es ihm möglich, eine Beziehung innerlich aufrechtzuerhalten, auch wenn er Ärger oder Angst gegenüber seiner Partnerin erlebt.

5.3.3 Bestimmung der förderlichen therapeutischen Haltung

Das 5-Punkte-Programm eignet sich nicht nur für die Therapieplanung, sondern auch, um eine entwicklungsorientierte Haltung der Therapeutin aufgrund der individuellen Konfliktpolarisierung des Patienten zu definieren. Wie die förderliche therapeutische Haltung vom 5-Punkte-Programm abgeleitet werden kann, wird im Folgenden – ausgehend von den Überlegungen in Kapitel 4 – aufgezeigt.

Schritt 1: Bestimmung der Konfliktpolarität des Patienten (signiert als Pol A vs. Pol Z)

Ausgangspunkt sind auch hier die beiden Pole A und Z, die das problematische Verhaltensmuster eines Patienten erfassen. Zur Illustration des Vorgehens beziehe mich wiederum auf den Behandlungsverlauf von Herrn P. Bei Herrn P. wurde entsprechend der beschriebenen Beziehungsschwierigkeit folgende Polarität herausgearbeitet:

A: erstickende Nähe	Z: gefühllose Trennung

Schritt 2: Inszenierung der Konfliktpolarität des Patienten in zwischenmenschlichen Beziehungen
Die Inszenierung der Konfliktpolarität des Patienten in zwischenmenschlichen Beziehungen, also wie die Konfliktpolarität sich konkret in Interaktionen zeigt, wird im Folgeschritt ebenfalls unter A und Z aufgelistet.

A: erstickende Nähe	Z: gefühllose Trennung
klammern	Beziehungsabbruch

Das Beziehungsmuster von Herrn P. zeigte sich nach wenigen Wochen in der therapeutischen Beziehung. Nachdem er zuerst die Analyse idealisiert und sein Leben ganz auf die Behandlung ausgerichtet hatte (signiert mit »klammern«), beginnt er, sich auch von seinem Therapeuten kontrolliert und eingeengt zu fühlen. Er beschäftigt sich mit dem Gedanken, die Behandlung abzubrechen.

Schritt 3: Benennung der Gegenübertragung, die mit der Inszenierung der Konfliktpolarität des Patienten in zwischenmenschlichen Beziehungen einhergeht.
Mit diesem Schritt wird die Gegenübertragung benannt, die mit der Inszenierung der Konfliktpolarität des Patienten in zwischenmenschlichen Beziehungen einhergeht. Gelingt die Reflexion und Bearbeitung der Gegenübertragung, so verwirklicht der Psychotherapeut eine Haltung, die beide Pole negiert.

Pol A (»erstickende Nähe«) löste in der Gegenübertragung Distanz und Gleichgültigkeit beim Therapeuten aus. Wenn der Patient die Analyse infrage stellte, also Pol Z (»gefühllose Trennung«) durch sein Verhalten zum Ausdruck brachte, spürte der Therapeut dagegen den Impuls, den Patienten zur Fortsetzung der Analyse zu bewegen.

A: erstickende Nähe	Z: gefühllose Trennung
klammern	Beziehungsabbruch
Gegenübertragung: Distanz, Gleichgültigkeit	Gegenübertragung: Impuls, den Patienten zur Therapiefortsetzung zu drängen

Der Therapeut geriet in der Gegenübertragung in den Pol, der in der aktuellen Situation nicht vom Patienten zum Ausdruck gebracht wurde. Wenn der Patient sich distanzierte, begann der Therapeut – salopp ausgedrückt – zu klammern. Wenn der Patient Nähe zum Therapeuten suchte, grenzte sich dieser abrupt von ihm ab.

Die beiden Pole waren damit immer in der Beziehung präsent, aber aufgespalten auf zwei Personen – den Patienten und den Therapeuten. Nähe- und Distanzwünsche wurden nicht als innerer Konflikt erlebt, sondern interpersonell ausgetragen.

Diese Beobachtung lässt den Schluss zu, dass es sich hier vermutlich nicht um einen neurotischen Konflikt handelt, sondern um eine Schwierigkeit, der eine Symbolisierungsstörung zugrunde liegt (wie dies für die Traumaverarbeitung herausgearbeitet wurde und auch für Entwicklungsdefizite zutrifft). Das Bedürfnis nach Nähe führte bei Herrn P. zu Grenzverlust: Er verlor sich in der Beziehung und konnte sich nicht mehr innerlich abgrenzen. Der Wunsch nach Distanz war aber ebenfalls gefährlich, weil Trennung inneren Objektverlust zur Folge hatte. Erst wenn die betreffenden Entwicklungsaufgaben möglich geworden sind, sich die Pole also auf der gleichen Ebene befinden, wird der Konflikt lösbar.

Aber kommen wir zurück zu unserem Thema, dem Umgang mit der Gegenübertragung. Die Gegenübertragung kann genutzt werden, um den Pol der antinomischen Konstellation zu bestimmen, der gerade vom Patienten nicht wahrgenommen werden kann. Auf unser Beispiel Herr P. bezogen: Spüren wir in der Gegenübertragung den Impuls, uns abzugrenzen, ist dem Patienten der Zugang zu diesem Pol vermutlich nicht möglich. Erleben wir in der Gegenübertragung das gegenteilige Gefühl, den Patienten auf jeden Fall in der Behandlung halten zu wollen, hat der Patient die Verbindung zu seinem Wunsch nach Nähe verloren. Beide Haltungen sollten in der Gegenübertragung bewusst gemacht und negiert werden, um dem Patienten eine Lösung des Konflikts zu ermöglichen, die mit einem inneren Entwicklungsschritt einhergeht.

Schritt 4. Beschreibung der neuen Beziehungserfahrung in den beiden Polen A und Z

Der vierte Schritt fasst zusammen, wie sich die Beziehungsgestaltung bei den beiden Polen A und Z verändert hat, damit ein Entwicklungsschritt möglich wird, signiert mit A' und Z'. (Dieser Schritt entspricht in unserem 5-Punkte-Programm weitgehend Schritt 3.)

A': Distanz einnehmen können Z': in Beziehung bleiben

Mit A' und Z' sind innere Veränderungsschritte möglich geworden. Es gelingt dem Patienten zunehmend, sich innerlich zu distanzieren, ohne die Beziehung abrupt abzubrechen. Und es wird ihm zunehmend möglich, in Beziehung zu bleiben, ohne sich ganz zu verlieren. Bei Herrn P. führte die Verbindung von A' und Z' dementsprechend zu folgendem Konstruktionsschritt: Weil er sich innerlich distanzieren kann, kann er bleiben.

Schritt 5. Benennung der Entwicklungsschritte, die A' und Z' ermöglichen

Mit Schritt 5 werden die Fähigkeiten benannt, die den vorangehend beschriebenen Entwicklungsschritt beinhalten.

A': Selbst-Objekt-Differenzierung Z': Objektkonstanz

Wie bereits erwähnt, führte der Wunsch nach Nähe bei Herrn P. dazu, dass er sich nicht mehr innerlich abgrenzen konnte. Das Bedürfnis nach Distanz war aber ebenfalls bedrohlich, weil Trennung zu innerem Objektverlust führte. Erst wenn die betreffenden Entwicklungsaufgaben möglich geworden sind – Selbst-Objekt-Differenzierung sowie die Fähigkeit, Objektkonstanz aufrechtzuerhalten –, sich die Pole also auf der gleichen Ebene befinden, kann der Konflikt aufgelöst werden.

5.4 Zusammenfassung

In diesem Kapitel wurden folgende vier Methoden vorgestellt, mit denen die Gegenübertragung für die Behandlungsplanung und die Beziehungsgestaltung genutzt werden kann:

1. Erfassung der Art der Gegenübertragung
2. Erfassung des Stands der Traumaverarbeitung
3. Erfassung der Abwehr des Patienten
4. Ableitung der förderlichen therapeutischen Haltung aus der Konfliktpolarität des Patienten

Im Folgenden soll das Vorgehen bei den vier aufgeführten Methoden in Stichworten zusammengefasst werden.

1. Erfassung der Art der Gegenübertragung. Um die Gegenübertragung als Instrument zum Verständnis der Beziehungsdynamik zu nutzen, wird folgendes Vorgehen vorgeschlagen:

- Schritt 1 – Benennen der Gegenübertragung: Um sich der eigenen Gegenübertragung als solche bewusst zu werden, kann es nützlich sein, die Gegenübertragung in Worte zu fassen – sie z. B. auf einem Blatt zu notieren.
- Schritt 2 – Bestimmung der Genese der Gegenübertragung: Ist eine solche Liste erstellt, sollte bei jeder Gegenübertragung notiert werden, aus welcher Quelle sie stammt. Dazu sind folgende Fragen hilfreich:
  - Könnte die aufgeführte Gegenübertragung auch eine Eigenübertragung sein?
  - In welcher Rolle bin ich in der Gegenübertragung? Bin ich mit der Patientin oder mit einer zentralen Bezugsfigur der Patientin identifiziert (konkordante oder komplementäre Rolle in der Gegenübertragung)?
  - Komme ich in eine Rolle, die der Kompensation von Entwicklungsdefiziten des Patienten dient?

– Wie identifiziere ich mich mit der Patientin (z.B. projektive Identifikation, Aktualisierung einer Übertragungskonstellation)?

2. Erfassung des Stands der Traumaverarbeitung. Um die Gegenübertragung Symbolisierungsstufen zuordnen zu können, wurden folgende Eigenschaften herausgearbeitet: Körpersymptome, Affektintensität, Gefühlsdifferenzierung, Neigung zum Agieren sowie Selbst-Objekt-Differenzierung. In Tabelle 5.1 (→ Kap. 5.2.2) werden diese Eigenschaften der Gegenübertragung den Symbolisierungsstufen von Anna Aragno (1997) zugeordnet. Entsprechend der Ausprägung der Eigenschaft kann der Stand im Traumaverarbeitungsprozess bestimmt werden.

Ist bei der Gegenübertragung beispielsweise die Affektintensität hoch, die Gefühls- sowie die Selbst-Objekt-Differenzierung kaum vorhanden und die Neigung zum Agieren ausgeprägt, dann ist dies ein Hinweis auf einen niedrigen Stand des Traumaverarbeitungsprozesses.

3. Erfassung der Abwehr des Patienten. Wie mit der Abwehr bei der Traumaverarbeitung umgegangen werden kann, um sie als Ressource zu nutzen, kann mit folgenden Fragen zusammengefasst werden:

1. Welcher Symbolisierungsebene kann die Gegenübertragung zugeordnet werden und welche Abwehrmechanismen sind für diese Ebene spezifisch?
2. Welche Funktion hat die Abwehr auf dieser Ebene?
3. Wie zeigt sich die Abwehr im Alltag?
4. Dem Verhalten geben wir einen Sinn, indem wir es in den Kontext zurückversetzen, in dem es entstanden ist.
5. Aufzeigen von Nachteilen, die das Verhalten heute hat
6. Welche Pole, die gegenseitig im Widerspruch stehen, bestimmen das Erleben und Verhalten des Patienten? (Ein Pol beinhaltet in der Regel die Abwehr, der andere das, was vom Patienten abgewehrt wird.)

4. Ableitung der förderlichen therapeutischen Haltung. Um die förderliche therapeutische Haltung ausgehend von der Konfliktpolarität des Patienten bestimmen zu können, wird folgendes Vorgehen vorgeschlagen:

1. In einem ersten Schritt wird die Konfliktpolarität des Patienten bestimmt (signiert als Pol A vs. Pol Z).
2. Die Inszenierung der Konfliktpolarität des Patienten in zwischenmenschlichen Beziehungen, also wie die Konfliktpolarität sich konkret in Interaktionen zeigt, wird im Folgeschritt ebenfalls mit A und Z gekennzeichnet.
3. Im dritten Schritt wird die Gegenübertragung benannt, die mit der Inszenierung der Konfliktpolarität des Patienten in zwischenmenschlichen Beziehungen einhergeht. Gelingt die Reflexion und Bearbeitung der Gegenübertragung, so verwirklicht der Psychotherapeut eine Haltung, die beide Pole negiert.
4. Der dritte Schritt fasst zusammen, wie sich die beiden Pole A und Z verändert haben, damit ein Entwicklungsschritt möglich wird, signiert mit A' und Z'.
5. In Schritt 5 werden die Fähigkeiten benannt, die den vorangehend beschriebenen Entwicklungsschritt beinhalten.

KAPITEL 6

Welche Interventionen helfen wann im Traumaverarbeitungsprozess?

In diesem Kapitel steht im Vordergrund, wie wir bei welcher Ausgangslage des Patienten intervenieren sollten, um unserem Patienten Entwicklungsschritte zu ermöglichen. Es geht also um Fragen der adaptiven Indikation. Im Gegensatz zur prognostischen Indikation, bei der es um die Wahl eines Therapieverfahrens bei einer bestimmten Störung geht, handelt es sich bei der adaptiven Indikation um die Anpassung des therapeutischen Vorgehens an die Bedingungen des jeweiligen Patienten. Für uns stellt sich hier die Frage, wie konkret in der therapeutischen Beziehung mit der Gegenübertragung bei welcher Ausgangslage des Patienten umgegangen werden kann. Kapitel 6 ist entsprechend den vorangehend eingeführten Methoden gegliedert. Grundlage des ersten Unterkapitels ist die Erfassung der Art der Gegenübertragung, um die aktuelle Beziehungsdynamik zu verstehen. Anschließend wird ausgeführt, wie die therapeutische Technik dem Symbolisierungsniveau und der Abwehr des Patienten angepasst werden kann, und zum Schluss wird aufgezeigt, wie die therapeutische Beziehung gestaltet werden muss, abgeleitet von der Konfliktpolarität des Patienten.

6.1 Gegenübertragung und Beziehungsdynamik

Wird die Gegenübertragung als Instrument für das Verständnis der Beziehungsdynamik der Patientin genutzt, hat es sich bewährt, zwischen unterschiedlichen Quellen der Gegenübertragung zu differenzieren. Je nachdem, um welche Genese es sich bei der Gegenübertragung handelt, variiert der Umgang mit der Gegenübertragung erheblich. Ich werde insbesondere auf den Unterschied zwischen gut strukturierten Patientinnen im Vergleich zu jenen mit Entwicklungsdefiziten eingehen, da hier der Gegenübertragung eine sehr unterschiedliche Funktion zukommt.

6.1.1 Umgang mit der konkordanten und komplementären Gegenübertragung bei neurotischem Strukturniveau

Wird die Gegenübertragung als Instrument zum Verständnis der Beziehungsdynamik bei gut strukturierten Patienten genutzt – wo die Fähigkeit zur Selbst-Objekt-Differenzierung vorausgesetzt werden kann –, dann stellt sich als Erstes die Frage, welches Rollenmuster in der aktuellen Beziehung zum Therapeuten wiederholt wird. Hier haben wir es mit Gegenübertragungsmanifestationen zu tun, wie sie von Racker (1959) als konkordante und komplementäre Position in der Gegenübertragung beschrieben werden. Um mögliche Interventionen abzuleiten und zu illustrieren, möchte ich von einem Beispiel ausgehen.

Fallbeispiel: Mutterübertragung

Auf die Mitteilung der Schwangerschaft der Therapeutin reagierte eine Patientin – ich nenne sie Frau B. – mit der Bemerkung: »Ich wußte das. Wenn ich Sie wirklich brauche und wenn ich mich wirklich auf Sie eingelassen habe, kommt wieder etwas Äußeres, was mir Grenzen setzt und wo über mich verfügt wird.« In den folgenden Stunden klagte sie, sie fühle sich vollkommen verunsichert. Sie wisse manchmal nicht, wie sie sich auf der Straße bewegen solle. Sie sprach über Alltäglichkeiten – die Therapeutin hatte den Eindruck, dass sie sich innerlich »abgesetzt« hatte. Die Patientin kam zwar regelmäßig zur abgemachten Zeit, und es fiel kein offener Vorwurf gegen sie, aber hinter dieser vordergründigen Angepasstheit schienen andere Gefühle verborgen zu sein, die die Therapeutin nur indirekt zu spüren bekam. Wenn sie z.B. versuchte, auf die Patientin einzugehen, kam sie, die Therapeutin, sich lästig vor. Alle Interventionen schienen der Patientin banal, trafen nie das Wesentliche. Sie konnte nichts von ihrer Therapeutin annehmen und zeigte ihr so, dass sie sie sicher nicht braucht und auch nicht vermissen würde.

Als die Therapeutin die Patientin damit konfrontierte, dass sich ihre Beziehung seit der Mitteilung ihrer Schwangerschaft verändert habe, sie offensichtlich eine andere Person für die Patientin geworden sei, und beschrieb, wie sie miteinander umgingen, brach ihre riesige Wut und Enttäuschung über die Therapeutin aus ihr heraus. Allerdings über einen Umweg: Sie begann, mit der Therapeutin über ihre Finanzen (die Stunden seien zu teuer) und die Stundenzahl zu streiten. Sie wollte die wöchentliche Stundenzahl reduzieren. Am liebsten wolle sie nicht mehr kommen, es lohne sich sowieso nicht mehr, weil die Therapeutin ja weggehen würde. Die Therapeutin ärgerte sich über ihre Provokationen, hätte sie am liebsten zurechtgewiesen, aber es gelang ihr, ihre Gefühle zu reflektieren und folgende Intervention zu geben: »Könnte es sein, dass Sie unsere Abmachungen infrage stellen, mit mir Streit suchen, weil sie sich folgende Frage stellen: ›Kann sie mich noch verstehen, wenn ich mich so verhalte? Nimmt sie mich noch an, wenn ich so wütend auf sie bin, oder reagiert sie mit Unverständnis?‹ Die Patientin schien auf diese Intervention hin erleichtert und konnte der Therapeutin jetzt mitteilen, dass sie ihre Schwangerschaft als gegen sich gerichtet erlebt habe: Die Therapeutin hätte sie nicht mehr ausgehalten, es wäre ihr zu viel mit ihr geworden. Sie fühlte sich wie ein unzufriedenes kleines, hässliches Entlein, das allen nur durch ihre bloße Gegenwart auf die Nerven geht. Sie erinnerte sich, woher sie diese Gefühle kannte. Als ihr 5 Jahre jüngerer Bruder zur Welt gekommen war, sei sie von einem Tag zum anderen regelrecht vergessen worden. Sie habe nur noch gestört. Wie sie sich in dieser Zeit gefühlt habe, habe sie niemandem mitteilen können. Alle fanden sie »nervend«. Ihre riesige Enttäuschung und Wut auf die Mutter und die Eifersucht auf den Neuankömmling habe sie unterdrücken müssen, denn sonst hätte man sie ja gar nicht mehr gewollt, »mich vielleicht weggeschickt«, so drückte sie ihre damalige Angst aus.

In der Gegenübertragung erlebte sich die Therapeutin zuerst verunsichert und abgelehnt. Sie hatte offensichtlich Gefühle, die dem Erleben der Patientin in ihrer Kindheit entsprachen. Die Therapeutin war in ihrer Gegenübertragung also mit der Patientin identifiziert, die sich durch die Schwangerschaft ihrer Mutter verunsichert und abgelehnt gefühlt hatte. Dann ärgerte sich die Therapeutin über die Provokationen der Patientin. Sie hätte sie am liebsten zurechtgewiesen. In diesem Moment hatte die Therapeutin vermutlich unbewusst die Rolle der Mutter der Patientin übernommen, die kein Verständnis für die Gefühle ihrer kleinen Tochter aufbringen konnte.

Möglich wurde der Therapeutin das Verständnis der eigenen Gegenübertragung durch einen – man könnte sagen – Mustervergleich. Die Therapeutin wusste von der Patientin von der schwierigen Beziehung zu ihrer Mutter. Das Verhältnis zwischen ihr und ihrer Mutter war bereits vor der erneuten Schwangerschaft der Mutter eher kalt und distanziert gewesen. Die Patientin berichtete, dass sie sich eigentlich nie wirklich angenommen und geborgen bei der Mutter gefühlt hat. Dieses Wissen half der Therapeutin, die eigene Gegenübertragung und das Verhalten der Patientin als Ausdruck einer Mutterübertragung zu verstehen.

Um Übertragungsphänomene dem Patienten verständlich zu machen und aufzulösen, wird gemäß dem klassischen psychoanalytischen Technikverständnis folgendes Vorgehen vorgeschlagen: Konfrontieren, klären, deuten und durcharbeiten (Mertens, 2009, 2013).

Konfrontieren. Um Übertragungsmuster zu erfassen, muss ein Therapeut zuerst selbst seine Gegenübertragung erkennen und verstehen. Erst dann wird es möglich, den Patienten mit seinen Übertragungsreaktionen zu konfrontieren, damit sie ihm bewusst werden. Im Beispiel musste die Therapeutin zuerst selbst realisieren, dass die Patientin in einer Mutterübertragung ihr gegenüber verhaftet war. Um ihr diese Übertragung bewusst zu machen, machte die Therapeutin die Patientin darauf aufmerksam, dass sich ihre Beziehung seit der Mitteilung ihrer Schwangerschaft verändert habe. Sie sei offensichtlich eine andere Person für die Patientin geworden.

Klären. Um die Wiederholung eines Beziehungsmusters zu verdeutlichen, sollten dem Patienten alle Gefühle und Verhaltensweisen bewusst gemacht werden, die mit diesem Muster einhergehen. Bei der Klärung der Übertragung geht es darum, dass ein Patient realisiert, dass er in einer Übertragungsreaktion gefangen bleibt. Es geht darum, dass es dem Patienten möglich wird, das Bild der Übertragung schärfer zu umreißen und zu vertieften. Im Beispiel machte die Therapeutin die Patientin darauf aufmerksam, dass sie es der Patientin offensichtlich nicht »recht machen« könne. Sie sagte ihr, dass die Patientin nichts von ihr annehmen könne, und stellte die Vermutung auf, dass sie ihr vielleicht so zu verstehen gebe, dass sie sie nicht braucht.

Deuten. Die klassische Übertragungsdeutung besteht darin, für Patienten einen emotional erlebbaren Bezug herzustellen zwischen einer aktuellen Konfliktsituation, einer biografisch früheren Konfliktkonstellation und Elementen der aktuellen Übertragungssituation. Im Beispiel war das Verständnis der Gegenübertragung für die Therapeutin zentral, um einen Zugang zu den Gefühlen der Patientin zu finden. Damit wurde es der Therapeutin möglich, der Patientin aufzeigen zu können, wie sie sich vermutlich während der Schwangerschaft ihrer Mutter gefühlt und wie sie ihre Mutter erlebt hatte. Von dieser Ausgangslage heraus konnte die Therapeutin dann die folgende Deutung geben: »Könnte es sein, dass Sie unsere Abmachungen infrage stellen, mit mir Streit suchen, weil Sie sich folgende Frage stellen: ›Kann sie mich noch verstehen, wenn ich mich so verhalte? Nimmt sie mich noch an, wenn ich so wütend auf sie bin, oder reagiert sie mit Unverständnis?‹«

Die Patientin konnte diese Deutung annehmen, weil die Therapeutin mittels der Reflexion der eigenen Gegenübertragung das damalige Verhalten der Mutter nicht wiederholte, sondern – salopp ausgedrückt – »aussteigen« konnte. Eine andere, korrigierende Erfahrung war also Bedingung, um das alte, verletzende Beziehungsmuster als solches zu erkennen.

Um die Deutung der Therapeutin theoretisch einordnen zu können, ist eine Begriffsklärung notwendig. Jürgen Körner (2014) unterscheidet im Umgang mit der Übertragung zwischen der Arbeit *an* und *in* der Übertragung.

An der Übertragung meint hier ein Vorgehen, bei dem dem Patienten mithilfe des Therapeuten Übertragungen deutlich gemacht werden, indem Parallelen zur Vergangenheit oder zu anderen Beziehungen aufgezeigt werden. Auf unser Beispiel bezogen hätte eine solche Deutung wie folgt lauten können: »Sie erleben mich jetzt wie Ihre Mutter, und genauso wie bei ihr verweigern Sie den Kontakt mit mir, da Sie kein Verständnis von ihr erwarten.«

In der Übertragung zu arbeiten, heißt für den Therapeuten, die zugewiesene Rolle teilweise zu übernehmen, um dann mit dem Patienten die gemeinsamen Anteile an der schwierigen Interaktion (also auch Elemente der Gegenübertragung) zu verstehen. In unserem Beispiel illustriert die Deutung der Therapeutin die Arbeit *in* der Übertragung recht deutlich. Die Therapeutin geht vom Erleben der Patientin aus und versucht, dem Verhalten der Patientin mit der Deutung einen Sinn zu geben. Die Arbeit *in* der Übertragung erlaubt dementsprechend eine stärkere Berücksichtigung der Patientenwahrnehmung und vermeidet damit eine »Expertenhaltung« (Schauenburg 2016) gegenüber dem Patienten, die Anlass für weitere Übertragungen sein kann und den Widerstand für die Annahme einer Deutung verstärkt.

Durcharbeiten. Wichtig bleibt zu erwähnen, dass eine einzelne Deutung die Übertragungsreaktionen eines Patienten nicht völlig erklären kann. Um eine bleibende Veränderung im Verhalten des Patienten zu erreichen, müssen die einzelnen Deutungen durchgearbeitet werden, d. h., immer wieder in der therapeutischen Beziehung verstanden und aufgezeigt werden.

Ob die Arbeit »in« und »an« der Übertragung bei traumatisierten Patienten möglich und förderlich ist, wird von namhaften Vertretern der Psychotraumatologie (z. B. Sachsse 1996) infrage gestellt. Umgekehrt wird von einigen Psychoanalytikern die Position eingenommen, dass Traumata nur integriert werden können, wenn sie in der Übertragung durchgearbeitet werden (Hirsch 2011). Meiner Meinung nach kann diese Frage nicht allgemein mit »ja« oder »nein« beantwortet werden.

Es müssen bestimmte Voraussetzungen erfüllt sein, um Traumata in der Übertragung zu bearbeiten. Welche Bedingung vorhanden sein müssen, um »in« der Übertragung zu arbeiten, wird an späterer Stelle aufgegriffen (→ Kap. 6.2.). Hier will ich lediglich vorwegnehmen, dass ein bestimmtes Symbolisierungsniveau – nämlich Ebene 5 – erreicht sein muss, um die Übertragung als Übertragung zu verstehen. Die Selbst-Objekt-Differenzierung und die Fähigkeit, Gefühle regulieren zu können, muss möglich sein, sowie Dezentrierung, um die Beziehungsdynamik auf einer Metaebene betrachten zu können.

6.1.2 Umgang mit der Gegenübertragung bei Entwicklungstraumata

Die therapeutische Beziehungsgestaltung ist vom beschriebenen Vorgehen des Umgangs mit der konkordanten und komplementären Gegenübertragung sehr unterschiedlich, wenn es sich um Patienten mit Entwicklungstraumata handelt. Worte haben bei diesen Patienten nur bedingt eine kommunikative Funktion. Für die psychotherapeutische Arbeit mit dieser Patientengruppe stellt sich deshalb die Frage, »wie bei vorhandener Sprachlosigkeit bzw. dem Vorherrschen prämentalistischer Modi, bei denen Sprache de-symbolisiert ist, der kommunikative Austausch zwischen Therapeut und Patient stattfinden kann« (Diez-Grieser 2022, S. 148).

Wurde die Entwicklung aufgrund von Vernachlässigung oder anderen Formen frühkindlicher Traumatisierung beeinträchtigt, bleibt die Ausbildung bestimmter Ich-Funktionen eingeschränkt oder entwickelt sich in abweichender Weise. Wir sprechen in diesem Fall von Entwicklungsstörungen oder von Ich-Funktionsdefiziten. Auch wenn die Konzentration auf sogenannte Ich-Funktionsdefizite etwas aus der Mode gekommen ist (unter anderem weil in der Ich-Psychologie eine eher monadische Auffassung der therapeutischen Beziehung vertreten wird, die heute so nicht mehr haltbar ist): Die Beschreibung von gelungener bzw. misslungener Anpassung unter ich-funktionalen Aspekten erweist sich als sehr wertvoll für die Psychotherapie schwer gestörter Patienten, da aufgrund der präzisen Beschreibung ich-funktionaler Defizite gezielt auf die jeweiligen Bedürfnisse des Patienten eingegangen werden kann. Für den Umgang mit der Gegenübertragung ist hier bedeutsam, dass – meist unbewusst – die Gegenübertragung die Funktion erfüllt, Entwicklungsdefizite zu kompensieren. Wenn ein Patient kaum Fürsorge erlebt hat, spüren wir z. B. in der Gegenübertragung den Impuls, für diesen Patienten besonders da sein zu wollen. Wenn ein Patient Schwierigkeiten hat, sich im Gespräch zu strukturieren, übernehmen wir häufig automatisch diese Funktion und helfen dem Patienten, seine Aussagen zu ordnen. Hier scheinen weniger bewusste sprachliche Interventionen (z. B. Übertragungsdeutungen) angebracht zu sein, sondern vielmehr ein intuitives Verständnis der Beziehungsgestaltung.

Entwicklungsdefizite, die bei Entwicklungstraumata von besonderer Bedeutung sind, sollten also mithilfe der therapeutischen Beziehung – entsprechend der Bedeutung der Gegenübertragung als »Nährboden für Entwicklung« – ausgeglichen werden, damit ein Patient neue Erfahrungen machen kann, die Nachreifung ermöglichen. Im Folgenden gebe ich einige Beispiele, wie Entwicklung mithilfe der Gegenübertragung gefördert werden kann.

Externe Form der Emotionsregulierung

Die Therapeutin sollte durch ein beruhigendes, schützendes und tröstendes »elterliches« Verhalten eine emotionsregulierende Funktion für die Zustände der Patientin übernehmen, die durch kindliche Not und durch überwältigende negative Affekte gekennzeichnet sind. Für diese Patientinnen braucht es in Bezug auf die Gegenübertragung eine besondere Sorgfalt: »Psychotherapeuten müssen ihren Körper und ihre Psyche als Resonanzkörper zur Verfügung stellen, um die unsymbolisierten, unverdauten Affekte, Zustände und verrückten Bilder in sich wahrnehmen zu können« (Leikert 2019, 2021). Maria Teresa Diez-Grieser (2022) macht darauf aufmerksam, dass hier Konzepte aus der Säuglingsforschung, die sich mit der Frage des affektiv-verkörperlichten Austausches zwischen Säugling und primärer Bezugsperson beschäftigen, wichtige Referenzpunkte sein können. Das affektive Geschehen verläuft hier über weite Strecken implizit und es »bündeln sich darin Facetten des Jetzt-Erleben des

Patienten und der Analytikerin, ausgelöst durch ihre emotionale Begegnung« (Zeul 2004, S. 590).

Affektwahrnehmung und -differenzierung

Weitere Aufgaben der Behandlung sind bei dieser Patientengruppe, die eigenen Affekte überhaupt wahrzunehmen und zu differenzieren. Psychische Spannungen entstehen durch nicht ausreichend resonant gespiegelte, affektmarkierte und sprachlich symbolisierte Affekte in den ersten Lebensjahren. Die nicht genügend gespiegelten Affekte verbleiben im nichtdeklarativen Gedächtnis. Um Affekte wahrnehmen und diese in symbolischer Form zum Ausdruck bringen zu können, erhält die körperliche Gegenübertragungskompetenz des Therapeuten besondere Bedeutung. Über die Gegenübertragung werden der Therapeutin die Affekte des Patienten fassbar, die sie dann dem Patienten spiegeln und benennen kann. Um diesen Vorgang zu illustrieren, gebe ich ein Beispiel.

Fallbeispiel: Therapeutin nimmt Ärger wahr

Herr S. kam sehr erregt zur Therapiestunde. Er nahm kurz Platz, sprang aber nach wenigen Minuten auf und lief im Raum herum. Er sei zu nervös, um auf dem Stuhl sitzen zu können. Die Therapeutin ärgerte sich über die Ungehaltenheit des Patienten, fragte ihn aber dann, was sich vor der Therapiestunde ereignet hat. Der Patient berichtete von einem Telefongespräch mit seinem Vater. Als die Therapeutin ihn daraufhin fragte, ob er sich über seinen Vater geärgert habe, brach dessen Wut auf den Vater aus ihm heraus.

Über den eigenen Ärger in der Gegenübertragung erhielt die Therapeutin Zugang zu den Gefühlen des Patienten, die dieser zuerst nur als Spannung erlebt hatte. Erst über die Wahrnehmung des Ärgers in der Gegenübertragung konnte die Therapeutin diesem Patienten seine Spannung als Ausdruck von Ärger erkennbar werden lassen. Erst dann wurde es dem Patienten möglich, zu verstehen, dass er nicht nur einfach nervös war, sondern seine innere Unruhe einen Grund hatte und Ausdruck eines Gefühls, seines Ärgers war.

Die Feinfühligkeit des Therapeuten und dessen Fähigkeit zur Selbstreflexion ermöglicht Patienten mit Problemen in der Affektwahrnehmung und -differenzierung einen ersten Zugang zu ihrem Erleben. Über die Spieglung und Benennung der affektiven Zustände werden dann erste Repräsentationen affektiver Zustände möglich.

Mentalisieren und Aufbau stabiler Repräsentanzen

Ziel der Behandlung von Patienten mit Entwicklungsdefiziten ist unter anderem, die Fähigkeit zur Selbstreflexion und zur distanzierten Betrachtung zu fördern, um eine schädigende, interpersonelle Beziehungsregulation zu verbessern. Dazu soll die Kompetenz gestärkt werden, eigene und fremde Befindlichkeiten und Motivationen wahrzunehmen und zu klären. Welchen Beitrag dabei der Gegenübertragung zukommt, soll im Folgenden erläutert werden.

Maria Teresa Diez Grieser hat eine Liste zusammengestellt, in der sie die Gegenübertragung bei den verschiedenen prämentalistischen Modi beschreibt und mögliche mentalisierungsorientierte Interventionen vorschlägt (Diez-Grieser 2022, S. 178). Im Folgenden zitiere ich aus dieser Liste und füge eigene Kommentare hinzu:

Im Laufe der frühen Kindheit entwickelt sich das Mentalisieren von einem basalen körperlichen Modus hin zu einem reflexiven Modus, d. h.: Der Fähigkeit, zu mentalisieren, gehen mehrere *prämentalistische Modi* voraus (Fonagy 2003). Den von Fonagy und seiner Arbeitsgruppe empirisch abgeleiteten prämentalistischen Modi fügen Diez-Grieser und Mahler (2018) einen Modus hinzu, der die Bedeutung des Körpers und die körperliche Entwicklung im ersten Lebensjahr einbezieht.

- *Körpermodus (somatopsychischer Modus):* Prä- und postnatal ist das Kind bis etwa zum 9. Monat primär mit seinen Körperempfindungen beschäftigt, die als auftauchendes Selbst bzw. Kernselbst (Stern 1985) eine erste Struktur bilden.
  Mögliche Gegenübertragungsreaktionen sind hier Körperempfindungen, sich unverbunden oder ratlos fühlen.
  Für den *Umgang mit der Gegenübertragung* empfiehlt Diez-Grieser ein empathisches Validieren der Körperwahrnehmungen so-

wie das Benennen eigener Gefühle, um der Patientin einen ersten Zugang zu ihren Empfindungen zu ermöglichen.

- *Zielgerichteter Modus (teleologischer Modus):* Zwischen dem 9. und 18. Monat kann das Kind eigene und fremde Handlungen als zielgerichtet interpretieren, aber es kann noch nicht die dahinterliegenden Ursachen wie Motive erkennen. Nur was beobachtet werden kann, zählt. Das Selbst und andere werden nur im Zusammenhang mit ihrem physischen Verhalten verstanden. Nur eine Veränderung in der physischen Welt gilt als Zeichen der Absichten des anderen.
  Mögliche Gegenübertragungsreaktionen sind in diesem Modus Unsicherheit, Ängstlichkeit, Handlungsdruck oder das Gefühl, manipuliert zu werden.
  Als *Umgang mit der Gegenübertragung* sieht Maria Teresa Diez-Grieser auch hier empathisches Validieren als zentrale Aufgabe an sowie die Fokussierung auf Affekte und die dahinterstehenden Bedürfnisse.
- *Psychischer Äquivalenzmodus:* Zwischen 18 Monaten und 4 Jahren werden Gedanken und äußere Wirklichkeit nicht unterschieden. Hier erlebt das Kleinkind die innere Welt als mit der äußeren Welt identisch. Es nimmt eigene Gedanken als real und mit den Gedanken anderer identisch wahr. Das Kind kann noch nicht verstehen, dass Denken und Wünschen Abbilder und Interpretationen der Umwelt sind, nicht die Realität selbst.
  In der *Gegenübertragung* kann diese Art des psychischen Funktionierens Verwirrung, Denkstörungen, intensives Mitschwingen mit der Patientin oder auch Schuldgefühle auslösen.
  Für den *Umgang mit der Gegenübertragung* schlägt Diez-Grieser auch hier vor, zunächst das Erleben des Patienten empathisch zu validieren, dann im gemeinsamen Dialog die Gefühle und Wahrnehmungen des Patienten zu verbalisieren und zu explorieren und schließlich dem Patienten zu helfen, einen Perspektivenwechsel zu üben.
- *Als-ob-Modus:* In der gleichen Altersspanne werden erstmals Gedanken, Motive und Ängste (wie im Spiel) von der Realität getrennt. Im Als-ob-Modus, dem Modus des Spiels und der Fantasie,

wird die Gleichsetzung von innerer und äußerer Welt entkoppelt. Die mentale Welt ist von der äußeren Realität getrennt. Wegen der Gleichzeitigkeit verschiedener Welten gilt für den Als-ob-Modus, dass widersprüchliche Überzeugungen gleichzeitig aufrechterhalten werden können. Die Affekte stimmen oft mit dem Inhalt der Gedanken nicht überein.
In der *Gegenübertragung* werden hier Leere, Langeweile, Desinteresse oder Abwertung spürbar.
Für den *Umgang mit der Gegenübertragung* stellt sich hier die Aufgabe, nichtmentalisierende Prozesse bei sich und beim Patienten zu erkennen. Die Therapeutin sollte versuchen, eine Verbindung zur Realität herzustellen.
- *Mentalisieren (reflexiver Modus):* Der reflexive Modus, der sich im Allgemeinen zwischen dem 4. und 5. Lebensjahr zeigt, integriert die vorher nebeneinander existierenden Modi. Er ermöglicht ein Nachdenken über das eigene Selbst und über das vermutete Innenleben anderer Menschen. Unterschiedliche Perspektiven werden erkannt und falsche Überzeugungen werden bei sich und anderen miteinbezogen.

Parallel ablaufende Beziehungs- und Übertragungserfahrungen

Eine wichtige Präzisierung der Übertragungsprozesse bei sogenannten frühen Störungen wird von Ulrich Moser (2001) unter Zuhilfenahme von Erkenntnissen aus der Affekt- und Cognitive-Science-Forschung vorgenommen. Moser unterscheidet parallel ablaufende Beziehungs- und Übertragungserfahrungen. Neben der Mikrowelt der Übertragung gibt es noch eine Beziehungsregulierung, der nichtbewusstes implizites Beziehungswissen zugrunde liegt, wie es vorangehend beschrieben wurde. Unmittelbare Affektansteckung und implizite emotionale Konditionierungen in Form von Koregulationen beherrschen hier das Beziehungsfeld. Auf diese Vorgänge reagieren beide Teilnehmenden der therapeutischen Dyade zumeist weitgehend automatisch, und häufig werden sie sich auch nicht der dabei ablaufenden Vorgänge bewusst. Wichtig ist, dass diese affektiven Übertragungen innerhalb der Beziehungsregulierung nicht identisch mit Übertragungsmustern sind, bei denen die Selbst-Objekt-Differenzierung erhalten bleibt. Übertragungsdeutungen und die sich daraus ergebende emotionale Einsicht sind überwiegend für den Bereich der Mikrowelt bedeutsam, nicht jedoch für den Bereich der grundlegenden Beziehungsregulierung, die von nonverbalen, sensorischen und affektiven Aspekten von Interaktion und Kommunikation gestaltet wird (Sandler & Sandler 1978). Eine gestörte Beziehungsregulierung ist vor allem durch die Unfähigkeit charakterisiert, Affekte bei sich selbst und bei anderen Menschen angemessen decodieren zu können, sowie aufgrund der partiellen Fixierung an den Äquivalenzmodus psychischer Realität, der einen realitätsadäquaten Denkprozess und eine reflexive Mentalisierung erschwert (Fonagy & Target 2006).

Um Beziehungserfahrungen auf die Ebene der psychoanalytischen Mikrowelt zu transportieren, dem bewussten Erkennen zuzuführen, um sie schließlich mithilfe eines nichterwartungskonformen Rollenverhaltens des Therapeuten zu verändern, ist zunächst eine Emotionsregulierung im Hier und Jetzt notwendig, d.h. ein unmittelbares emotionales Mitgehen und Sich-dennoch-Nicht-Anstecken-Lassen von den mitunter heftigen Emotionen des Patienten. Nach erfolgter emotional fundierter Einsicht in das Ausbleiben von Reaktionen des Therapeuten, die negative Erwartungen bestätigen würden, ist nach wiederholter Bearbeitung thematisch verwandter Übertragungsreaktionen eine Korrektur der bisherigen Beziehungsregulierungen nach Moser (2001) möglich.

Mosers Betrachtungsweise stimmt mit Befunden der Gedächtnispsychologie und der Hirnforschung überein: Implizites Beziehungswissen wird bereits früh erworben, gilt als nichtbewusst (im Unterschied zu psychodynamisch unbewussten Vorgängen des deklarativen autobiografischen Gedächtnisses), aber beeinflusst dennoch das bewusste Erleben, Denken und Handeln. Das nichtdeklarative, implizite Gedächtnis bleibt von Säuglingstagen an (in Fragmenten auch schon seit fötaler Existenz) in Verhaltens- und Erlebensmustern aufbewahrt, die sich im späteren Leben als Übertragungsmuster mit implizit prozeduralen Erlebens- und Gedächtnisanteilen manifestieren. Im Handlungsdialog wird die Aktualisierung des impliziten/nichtdeklarativen Beziehungswissens seitens der Patientin von der Therapeutin dahingehend erlebt, dass sie unmittelbar präsent, mit ihren Gefühlen direkt erlebbar, haltgebend, resonant sein soll.

Verbale Interventionen scheinen in diesen Situationen mit viel zu starker Verzögerung anzukommen, selbst wenn die Stimme Beruhigung ausstrahlt. Dieses Gedächtnissystem reagiert eben nicht primär auf sprachliche Inhalte oder gar auf reflexive Bemühungen. Während bei einer Aktualisierung und Übertragung deklarativ-autobiografischer Erinnerungen, die in der Kindheit zu einem späteren Zeitpunkt gebildet wurden und sprachlich abrufbar und reflektierbar sind, symbolisierende Arbeit sinnvoll und erwünscht ist, besteht die analytische Arbeit bei Patientinnen mit Frühstörungsanteilen vor allem darin, bislang Unsymbolisiertes erstmalig zu bildlichen und zu sprachlichen Symbolen werden zu lassen, mit denen dann eine Handlungsverzögerung, ein Nachdenkenkönnen und selbstreflexive Prozesse möglich sind.

6.1.3 Selbst-Objekt-Differenzierung in der Gegenübertragung

Ein Phänomen, das bei traumatisierten Patienten nicht nur als Ausdruck eines Entwicklungsdefizits verstanden werden darf, ist die Schwierigkeit, sich in der therapeutischen Beziehung von diesen Patienten emotional abzugrenzen. Für die mangelnde oder fehlende Abgrenzung in der Beziehung zum Patienten gibt es unterschiedliche Gründe, die bereits genannt wurden: Das Traumaschema ist reaktiviert, es handelt sich um eine projektive Identifikation, oder Täterintrojekte lassen die Grenze zwischen Therapeut und Patient verschmelzen. Vorschläge, wie mit den genannten Ausgangslagen technisch umgegangen werden könnte, werden im Folgenden aufgezeigt.

Traumaschema: Affektansteckung

Ist das Traumaschema reaktiviert, wird der Umgang mit der Gegenübertragung zu einer Herausforderung. Es ist kaum möglich, sich innerlich vom Patienten abzugrenzen. Der Therapeut »wird« im wörtlichen Sinne in seinem Erleben zum Patienten, der dessen Panik und Hilflosigkeit selbst erlebt. Die Techniken, die unseren Patienten im

Umgang mit dem Traumaschema helfen, sind auch Möglichkeiten, die Therapeuten zur Verfügung stehen, wenn sie mit dieser Form der Gegenübertragung konfrontiert sind: Orientierung in Raum und Zeit sowie Abstand zu traumatischen Affekten. Die Orientierung in Raum und Zeit wird für den Behandler z.B. durch eine bewusste Körperwahrnehmung möglich, etwa die Füße fest auf den Boden stellen oder die Sitzhaltung bewusst verändern. Um sich von traumatischen Affekten zu distanzieren, reicht es häufig aus, sich auf die eigenen Kognitionen zu konzentrieren, z.B. das aktuelle Geschehen aus theoretischer Sicht zu reflektieren.

Projektive Identifikation – ein Gefühl ist inadäquat heftig

Bei der projektiven Identifikation wird die Therapeutin zum Teilobjekt der Patientin. Die Gefühle, die von der Patientin abgespalten werden, weil sie für sie unerträglich sind, werden gewissermaßen in die Therapeutin hineingelegt. Diese steht vor der Herausforderung, die via projektiver Identifikation vermittelten Gefühle in sich wahrzunehmen und sie dann in einer abgemilderten Form der Patientin zu spiegeln. In der Gegenübertragung zeichnet sich die projektive Identifikation durch die Heftigkeit der Gefühle aus. Es ist die Stärke der Affekte oder Gefühle, die auch hier den Umgang mit der Gegenübertragung zu einer anspruchsvollen Aufgabe werden lässt. Wichtig ist, dass es der Therapeutin gelingt, ihre Gefühle als Gegenübertragung zu erkennen, diese zu benennen und in Verbindung zu traumatischen Erfahrungen der Patientin zu setzen.

Die Frage, wie via projektiver Identifikation vermittelte Gefühle dem Patienten mitgeteilt werden sollten, wird kontrovers diskutiert. Manchmal kann es für den Patienten hilfreich sein, wenn ein Therapeut sein Erleben unverschlüsselt ausdrückt, z.B.: »Ich habe im Moment so eine Wut, dass ich kaum noch Worte finde.« Eine solche direkte Mitteilung kann allerdings zur Folge haben, dass ein Patient sich schuldig für die Gefühle des Therapeuten fühlt. Aus meiner Erfahrung sind abgewehrte Gefühle für den Patienten leichter annehmbar, wenn die Gegenübertragung in Form einer Frage dem Patienten mitgeteilt wird, z.B.: »Könnte es sein, dass Sie in diesem Moment einen starken Ärger in sich gespürt haben?« Eine andere

Möglichkeit ist, sich als Identifikationsobjekt anzubieten: »Wenn ich mir vorstelle, ich hätte diese Situation erlebt, wäre ich vermutlich ärgerlich geworden.« Welches Vorgehen letztlich hilfreich für den Patienten ist, ist vor allem von der Beziehung zwischen Therapeut und Patient abhängig.

Täterintrojekte: »Fremde« Gefühle und Wertungen

Bestimmen Täterintrojekte die Beziehungsdynamik zwischen Patient und Therapeut, wird das Aufzeigen von Grenzen zur zentralen Aufgabe. Wie Matthias Hirsch (2021) betont, ist hier die Stärkung der Selbst-Objekt-Grenzen von besonderer Bedeutung, »denn die Identifikationsvorgänge schwächen die Grenzen zwischen Täter und Opfer, wie schon vorher die Implantation der Gewalt und die Introjektion« (S. 116). Der Ort, an dem die bewusste Wahrnehmung von Grenzen und Abgrenzungsproblemen stattfindet, ist für ihn die therapeutische Beziehung. Wie hier das Einhalten von Grenzen die Differenzierung zwischen Täter und Opfer fördern kann, zeigt er unter anderem am Umgang mit dem Behandlungssetting auf. Ich möchte ein Fallbeispiel von Hirsch zitieren, da hier exemplarisch gezeigt wird, wie innere Grenzen über die Einhaltung des äußeren Rahmens bewusst gemacht und gestärkt werden. Er stellt das Beispiel einer Patientin vor, Frau S., die von ihrem Großvater vom Kleinkindalter an über Jahre hinweg sexuell missbraucht worden war. Sie war bei Matthias Hirsch in Einzel- und Gruppentherapie.

Fallbeispiel: Patientin erlebt den Therapeuten als Täter

»Nach ungefähr einem Jahr der fast begeisterten, idealisierenden Einstellung teilte sie eines Tages der Gruppe mit, sie habe ein wichtiges Meeting außerhalb und könne deshalb zu nächsten Sitzung nicht kommen. Sie druckste in unklaren Sätzen herum und meinte, sie halte nichts davon, jetzt über Hintergründe nachzudenken, und man könne auch nichts daran ändern. Ich bestand auf den Therapievertrag, man könne nicht einfach wegbleiben, ohne mit den anderen gemeinsam zu bearbeiten, was denn wichtiger sei als die Teilnahme an der Gruppe. In der Einzelsitzung beklagte sie sich mit einer Haltung kopfschüttelnder Befrem-

> dung, sie fühle sich nicht als berufstätige Frau verstanden, vielmehr wie ein Kind behandelt und steigerte sich in eine beträchtliche Wut hinein. Ich bestand darauf, dass es hier zuerst noch nicht einmal darum ginge, ob sie zu dem Meeting führe oder nicht, sondern dass es um die Beziehung gehe, die sie missachte, wenn sie nicht authentisch kommuniziere, wie sie selbst zu dem Terminkonflikt stehe, den sie schließlich habe, ob sie sich Gedanken gemacht und auch bemüht habe, beide Termine in Übereinstimmung zu bringen. Ich sagte ihr also ohne besondere affektive Beteiligung, dass ich mich nicht berücksichtigt fühle, solange ich nicht wisse, ob ihr der Therapietermin (also ich selbst) irgendwas bedeute. Meine Worte prallen an ihr ab; sie wollte abbrechen.
> ›Eine derart menschenverachtende Arroganz, mit der Sie meine Bedürfnisse mit Füßen treten, ist mir lange, sehr lange nicht mehr begegnet! Das ist wie ein Schlag in den Unterleib!‹
> ›In den Unterleib?‹, frage ich. ›Sehr lange nicht mehr passiert? Vielleicht seit dreißig Jahren nicht mehr begegnet?‹
> ›Was meinen Sie? Ach ja, aber das war der Missbrauch.‹ Plötzlich wurde sie von Weinen geschüttelt.
> Damals habe sie keine Chance gehabt, Wut zu haben – die sie heute habe, sage ich. Und sie konnte nichts tun, nicht einmal weggehen. Heute könne sie gehen, die Therapie abbrechen, sie sei nicht existenziell abhängig von jemandem, den sie als menschenverachtend erlebe.
> Zum Schluss der Stunde sagt sie: ›Jetzt finde ich Sie gar nicht mehr so schlimm.‹« (Hirsch 2021, S. 114–115).

Erlebt ein Patient im Therapeuten den Täter wieder, braucht es die Unterstützung des Therapeuten, um den Unterschied zwischen den Gefühlen von damals und dem aktuellen Wiedererleben zu realisieren. Der Therapeut muss hier eine Hilfs-Ich-Funktion übernehmen, damit der Patient erkennt, dass es nicht die traumatische Situation selbst ist, sondern das Erleben nur ein Als-ob verstanden werden kann. Diese Abgrenzung hilft auch, den Täter als den zu erkennen, der er wirklich einmal war:

> »Ein schwacher Erwachsener, der zynischerweise Gewalt über ein Kind zu seiner narzisstischen Vervollständigung nötig gehabt hatte. Das führt zum Erleben, kein hilflos ausgeliefertes Kind mehr zu sein, sondern ein urteilender Erwachsener. Das ist gemeint, wenn vom Aufrichten von Grenzen dem inneren Objekt gegenüber am Beispiel des äußeren therapeutischen Objekts die Rede ist, ein Zurechtrücken der Täter-Opfer-Beziehung.« (Hirsch 2021, S. 116)

Die Abgrenzung des Therapeuten kann auch deshalb hilfreich sein, weil er dem Patienten als Identifikationsobjekt zur Verfügung steht. Auch hierzu möchte ich ein Beispiel anführen.

Fallbeispiel: Angst vor der Aggression der Patientin

Eine Patientin kam regelmäßig 10 bis 15 Minuten zu früh zum abgemachten Termin. Sie klingelte und ging dann nicht ins Wartezimmer, sondern in die Küche des Therapeuten, wo er auch ein Bücherregal aufgestellt hatte. Die Patientin verbrachte dort die Zeit Bücher lesend bis zum Beginn ihrer Therapiestunde. Der Therapeut ärgerte sich darüber, dass die Patientin ungefragt seinen privaten Raum benutzte. Er spürte jedoch eine Hemmung, die Patientin auf ihr Verhalten anzusprechen. Er befürchtete, dass die Patientin sich von ihm zurückgewiesen fühlen könnte und er damit ihr gegenüber zum Täter würde. Erst in der Supervision wurde ihm bewusst, dass er eigentlich Angst vor der Aggression der Patientin hatte und deshalb ihr keine Grenzen setzte. Als er in der folgenden Sitzung ihr Verhalten ansprach, reagierte die Patientin, wie er befürchtet hatte. Sie wurde wütend und versuchte, ihn lächerlich zu machen. Überheblich stellte sie fest, dass er ja schon ein sehr kleinlicher Mensch sei und wohl selbst bei sich »noch über die Bücher« gehen müsse. Als er daraufhin die Parallele zum Verhalten ihres Vaters ansprach, der sie lächerlich gemacht hatte, wenn sie sich gegen übergriffige Berührungen von ihm zu wehren versucht hatte, entspannte sich die Situation.

Der positive Effekt der Abgrenzung des Therapeuten war die Erkenntnis bei der Patientin, dass nicht sie vom Therapeuten abgelehnt wurde, sondern das Grenzen-Setzen eigentlich gegen den Täter gerichtet war.

6.2 Symbolisierungsstufe, Abwehr und Gegenübertragung: Interventionsmöglichkeiten

Dass die Symbolisierungsstufe die Gegenübertragung wesentlich prägt, wird in Kap. 2.3 detailliert ausgeführt. Es wird dort auch aufgezeigt, dass die Verfassung des Therapeuten und damit seine Gegenübertragung der Schlüssel sind, um die aktiven Symbolsysteme des Patienten zu erkennen. Nicht nur die Beziehungsgestaltung, sondern auch die Behandlungstechnik müssen der Symbolisierungsstufe angepasst sein, die gerade den Behandlungsprozess dominiert. In Kapitel 3 wird ausgeführt, dass mit der Fähigkeit zur Symbolisierung unterschiedliche Abwehrbewegungen den Ausdruck traumatischer Erfahrungen mitprägen. Es ist also nicht nur das Symbolisierungsniveau, sondern auch die jeweilige Abwehr, die das erforderliche Vorgehen in der therapeutischen Beziehung bestimmen.

Ich möchte an dieser Stelle die ausgearbeiteten Stufen und die mit der jeweiligen Stufe einhergehende Abwehr und Gegenübertragung mit ein paar Stichworten in Erinnerung rufen. Zu jeder Stufe benenne ich Interventionsmöglichkeiten, die hier veränderungswirksam sind. Die Behandlungsvorschläge, die ich im Folgenden aufgreife, sind in vorangehenden Kapiteln bereits in einem anderen Kontext ausgeführt. Sie sollen deshalb nur kurz erwähnt werden, um sie den Ebenen der symbolischen Organisation zuordnen zu können.

Stufe 1. Auf Stufe 1 können traumatische Erfahrungen nur über den Körper zum Ausdruck gebracht werden. Über die eigene Körperwahrnehmung werden dem Therapeuten das Körperempfinden und mögliche abgewehrte Affekte des Patienten fassbar, die er dann dem Patienten spiegeln und für ihn benennen kann. Dementsprechend schlägt Maria Teresa Diez-Grieser (2022) vor, Körperwahrnehmungen empathisch zu validieren, Gefühle dahinter zu suchen sowie die eigenen Gefühle zu benennen. Dieses Vorgehen entspreche der Erlebniswelt des Patienten und ermögliche ihm, zuvor nicht symbolisierte Affekte wahrzunehmen und gegebenenfalls zu differenzieren. Natascha Unfried (2005) empfiehlt zusätzlich für diese Patientengruppe, auch manuelle Verfahren wie Kunst- oder Ergotherapie anzubieten, eventuell parallel zu psychoanalytischen Therapieformen. Über Körperempfindungen und deren Ausdruck im kreativen Schaffen werde das Erfassen und die Verarbeitung auch unsymbolisierter Erfahrungen möglich.

Stufe 2. Als spezifischer Ausdruck traumatischer Geschehnisse zeigt sich auf Stufe 2, dass Elemente oder Verhaltensmuster genau dem entsprechen, was in der traumatischen Situation stattgefunden hat. Beispiele sind Flashbacks und/oder Affektzustände sowie das Schutzverhalten in der traumatischen Situation. Als Gegenübertragung finden wir auf dieser Stufe entweder Affektansteckung (die Therapeutin erlebt den gleichen emotionalen Zustand, vielleicht die gleichen körperlichen Empfindungen wie der Patient) oder die Therapeutin hat keinen Zugang zum traumatischen Erleben des Patienten.

Diesen Wechsel zwischen Verleugnung und Reizüberflutung erfassen Fischer und Riedesser (1998) mit dem Begriff der traumatischen Reaktion. Sie ist der erste Schritt hin zur Verarbeitung traumatischer Erfahrungen. Das heißt, das Oszillieren zwischen Überflutung und apathischen Pausen macht es langsam möglich, das Schreckliche denken und fühlen zu können und als Teil der eigenen Geschichte zurückzulassen. Die traumatische Reaktion ist in diesem Sinne eine normale Antwort auf eine außergewöhnliche Situation. Fischer und Riedesser schlagen deshalb vor, die natürlichen Selbstheilungsversuche der Patientin zu nutzen und zu unterstützen. Um die biphasische Traumareaktion aufrechtzuerhalten, sollen in Intrusionsphasen Techniken der Beruhigung und Distanzierung angewendet werden. In Numbing-Phasen geht es dagegen darum, mittels Abwehrdeutungen die Abspaltung traumatischer Erfahrungen aufzulösen. Diese Schaukelbewegung zeigt sich nicht nur als Reaktion auf aktuelle Traumata, sondern auch in langfristigen Therapieverläufen. Wenn die Affekte zu stark werden, braucht es auch bei der Verarbeitung von lange zurückliegenden Traumata aus der Kindheit immer wieder Phasen, wo Abstand zu traumatischen Affekten möglich wird, damit der Zugang zu abgespaltenen Affekten nicht zu einer Retraumatisierung des Patienten führt.

Stufe 3. Für den Ausdruck traumatischer Geschehnisse bedeuten die auf Stufe 3 erreichten Fähigkeiten, dass Erinnerungen an Traumata möglich sind und dieses Wissen um traumatische Ereignisse auch zeitlich eingeordnet und in Worten mitgeteilt werden kann. Da mit dem bewussten Erinnern sehr starke Affekte und Ängste verbunden sein können, die die psychischen Fähigkeiten des Traumabetroffenen überfordern können, kann es zu einer Fragmentierung des Selbst kommen. Aufgrund von Spaltungen im Selbst sind dann Erinnerungen nur bei bestimmten Persönlichkeitsanteilen möglich.

Unterschiedliche Anteile des Patienten werden via Gegenübertragung fassbar. Um unsere Patienten darin zu unterstützen, Spaltungen aufzulösen, reicht es in der Regel aus, wenn wir die verschiedenen Anteile benennen, zu denen wir mittels der Gegenübertragung Zugang haben. Um dieses Vorgehen zu verdeutlichen, komme ich nochmals auf unser Beispiel »Beraterin will Klientin retten« aus Kapitel 5.1 zurück.

Fallbeispiel: Beraterin will Klientin retten (Fortsetzung)
Die junge Frau, die viele Jahre schwere Gewalt durch ihren Ehemann erfuhr, äußerte mehrfach den Wunsch, die Beraterin möge für sie Entscheidungen fällen und ihr sagen, wie sie gewisse Probleme anpacken solle. Ihre mangelnde Entscheidungsunfähigkeit sowie ihre große Verletzlichkeit führten bei der Beraterin dazu, für diese Klientin Aufgaben zu übernehmen. Sie unterstützte sie unter anderem dabei, eine Rechtsanwältin zu finden und Anzeige gegen ihren Mann einzureichen. Nach wenigen Tagen zog die Frau jedoch ihre Anzeige zurück. Die Beraterin war verärgert.

Es kann vermutet werden, dass für die Beraterin nur ein Anteil der Klientin fassbar geworden war: der Anteil, der sich endlich von ihrem gewalttätigen Mann trennen wollte. Ein anderer Anteil, der nach wie vor an diesen Mann gebunden war, war für die Beraterin offensichtlich nicht spürbar geworden. Vielleicht hätte die Situation einen anderen Ausgang genommen, wenn die Beraterin beide Anteile der Frau hätte erkennen und benennen können: einerseits ihre Wut und der Wunsch nach Selbstständigkeit, andererseits eine kindliche Abhängigkeit und ein basales Bedürfnis nach Bindung, das der Frau ein selbstständiges Leben zu diesem Zeitpunkt nicht möglich machte. Behandlungsziel bei dieser Klientin wäre, dass sie selbst beide Anteile bei sich wahrnehmen und akzeptieren kann: das Bedürfnis nach Bindung, aber auch ihre Wut aufgrund der Misshandlungen. Hier geht es also darum, dass Ambivalenz möglich wird. Wenn diese Klientin sowohl Wut als auch das Bedürfnis nach Bindung zulassen kann, ist die Spaltung im Selbst aufgelöst. Denn nur ein einheitliches Selbst kann Ambivalenz empfinden.

Stufe 4. Auch auf dieser Ebene können Erinnerungen an traumatische Erfahrungen mit Worten beschrieben werden. Die Selbstkohärenz bleibt erhalten, aber aufgrund der Abwehr der projektiven Identifikation können Gefühle abgespalten bleiben. In der Gegenübertragung erlebt die Therapeutin die abgewehrten Gefühle der Patientin, die häufig deren Erleben im traumatischen Geschehen entsprechen.

Als Sonderform der projektiven Identifikation versteht Hans Holderegger (2012) die traumatisierende Übertragung. Über Inszenierungen, die im Gegenüber abgespaltene Affekte spürbar werden lassen, teilen Traumabetroffene mit, wie sie sich in traumatischen Situationen gefühlt haben und was diese Erfahrung für sie bedeutet hat. In diesen Momenten ist die Trennung zwischen dem Selbst und dem anderen in der therapeutischen Beziehung nicht vorhanden. Es findet eine Art Rollenumkehr statt, die den Therapeuten die Gefühle des Patienten erleben lassen, die er einst in traumatischen Situationen nicht zulassen konnte. Man kann sagen, dass der erste Schritt der Traumaverarbeitung hier im Therapeuten stattfinden muss: Er erlebt die Gefühle des Patienten, ohne von diesen überwältigt zu werden, und spiegelt dem Patienten sein Erleben in der Gegenübertragung in abgemilderter Form.

Wichtig ist hier, dass der Therapeut nicht in der Opferrolle erstarrt und damit seine Handlungsfähigkeit verliert. Er hat die Aufgabe, sein Erleben in Worte zu fassen und die Inszenierung einer traumatischen Erfahrung als solche zu verstehen.

Stufe 5. Auf Stufe 5 ist eine neue Repräsentationsstruktur erreicht: die Fähigkeit, über die eigenen mentalen Prozesse nachzudenken und diese zu reflektieren. Anders als auf Stufe 4 ist es auf Stufe 5 für Traumabetroffene möglich, zu realisieren, aus welchen Motiven heraus der Täter gehandelt hat. Die Mentalisierungsfähigkeit kann eingeschränkt sein durch unterschiedliche Konflikte, die aufgrund traumatischer Erfahrungen entstanden oder verschärft wurden und die mit diesen Konflikten einhergehenden Abwehrmechanismen wie Verdrängung oder Verschiebung. Da die Selbst-Objekt-Differenzierung möglich ist, kann ab dieser Stufe »an« und »in« der Übertragung gearbeitet werden.

Welche technischen Konsequenzen ergeben sich, wenn die Gegenübertragung nicht nur einer Symbolisierungsstufe zugeordnet werden kann?

Die Gegenübertragung kann nicht immer nur einer Symbolisierungsstufe zugeordnet werden (→ Kap. 5.2.2). Zum Beispiel können einerseits überwältigende Affekte in der Gegenübertragung spürbar werden, aber auch Rollenmuster aus der Kindheit, wo die Selbst-Objekt-Differenzierung erhalten bleibt. Hier ist es für den Behandler wichtig, sehr auf seine Gegenübertragung zu achten. Wenn z. B. sehr heftige Affekte die Gegenübertragung bestimmen, braucht es Distanzierungs- und Stabilisierungstechniken, um dem Patienten Abstand zu seinen überwältigenden, traumatischen Affekten zu ermöglichen. Wenn dagegen sogenannte Beziehungsmuster wiederholt werden, wo die Selbst-Objekt-Differenzierung vorhanden ist, können diese als Übertragung gedeutet werden. Bedingung für die Arbeit »an« und »in« der Übertragung ist allerdings, dass es für den Patienten möglich ist, zwischen der aktuellen Situation und der Mikrowelt der Übertragung (Moser 2001) zu unterscheiden.

6.3 Täterintrojekte und Identifikation mit dem Aggressor

Im Folgenden soll die Identifikation mit dem Aggressor im Vordergrund stehen, d.h. was vom Patienten abgewehrt wird. Es wird aufgezeigt, auf welcher Symbolisierungsstufe welche Internalisierungsprozesse bedeutsam sind und was dies für die Behandlungstechnik bedeutet.

Den Introjekten einen Namen geben. Auf Stufe 3 spielt der Mechanismus der Introjektion eine Rolle. Die Grenzen zwischen Täterin und Opfer sind verloren gegangen. Die Täterin »sitzt« gewissermaßen im Über-Ich des Patienten. Matthias Hirsch (2011) schlägt deshalb vor, das abgespaltene traumatische Introjekt als solches personifiziert zu benennen. Dieser Vorschlag ist – wie er selbst betont – nicht neu. Andere namhafte Analytiker haben für Täterintrojekte Namen gefunden, die deren Eigenschaften verdeutlichen. Zum Beispiel bezeichnet William Fairbairn (1952) ein feindliches Introjekt als »inneren Saboteur«. Léon Wurmser (1987) spricht vom »inneren Zwerg«, der neidisch, rachsüchtig und überzeugt ist, völlig im Recht zu sein. Er nennt ihn auch den »inneren Richter« (Wurmser 1993). Hirsch plädiert dafür, dass nicht nur die Bilder des Patienten aufgegriffen und entschlüsselt werden sollten, sondern die Therapeutinnen selbst aufgrund ihrer Gegenübertragung Begriffe suchen sollten, die sie dann dem Patienten anbieten können. »Dadurch leistet man eine Symbolisierungsarbeit, durchaus in der Hilfs-Ich-Funktion, die der Patient noch nicht leisten kann. Man verbalisiert und bebildert unbewusste Affekte, Konflikte, traumatische Situationen« (Hirsch 2011, S. 101).

Beim Umgang mit Introjekten geht es allgemein darum, die Introjekte ich-syston werden zu lassen, um dann die Verschmelzung mit Täteranteilen aufzeigen zu können. Dies wird möglich, wenn ein innerer Abstand zu den Introjekten gefunden wird, um diese gewissermaßen aus der Distanz heraus zu betrachten. Eine begriffliche Personifizierung kann diesen Vorgang unterstützen.

Identifikation mit dem Aggressor bearbeiten. Neben Täterintrojekten ist die Identifikation mit dem Aggressor ein weiterer Internalisierungsmechanismus, der für die Traumaverarbeitung bedeutsam ist. Er kann in der Regel einer höheren Symbolisierungsstufe zugeordnet werden als Täterintrojekte. Damit wird es möglich, die Identifikation mit dem Aggressor in der Übertragung zu bearbeiten.

Im Gegensatz zur Projektion, wo abgewehrte Gefühle nach außen verschoben werden, werden bei der Identifikation mit dem Aggressor unangenehme Gefühle gewissermaßen dem Ich einverleibt. Es findet eine Identifikation mit der Figur statt, die Angst macht. Als Beispiel möchte ich eine Fallvignette anführen, die Anna Freud zur Illustration dieser Abwehr veröffentlicht hat:

Fallbeispiel: Identifikation mit dem Aggressor

»Sie (ein kleines Mädchen) traut sich nicht, das Vorzimmer der Wohnung zu durchqueren; die Dunkelheit macht ihr Gespensterangst. Aber sie erlernt es einmal plötzlich und ist jetzt imstande, den gefürchteten Raum mit allerlei sonderbaren Bewegungen zu durchlaufen. Nach kurzem teilt sie ihrem kleinen Bruder triumphierend mit. ›Du brauchst dich im Vorzimmer nicht zu fürchten‹, sagt sie. ›Du musst nur spielen, dass du selber der Geist bist, der dir begegnen könnte.‹ Ihre magischen Gebärden dabei erklären sich offenbar als die von ihr vermuteten Bewegungen der Geister.« (A. Freud 1936, S. 116)

In der therapeutischen Beziehung kann sich die Identifikation mit dem Aggressor darin zeigen, dass Patienten ihrem Therapeuten Angst zu machen versuchen. Der Patient »spielt« gewissermaßen den wütenden oder entwertenden Elternteil, vor dem er als Kind panische Angst hatte: Er schaut bedrohlich, spricht nicht mehr oder beschimpft seinerseits den Therapeuten, wie wenn dieser der Täter sei. In diesen Momenten geht es darum, unseren Patienten den tieferen Grund ihres Verhaltens bewusst zu machen. Eine mögliche Intervention wäre z. B.: »Sie schauen mich an, wie dies vielleicht ihre Mutter getan hat, bevor sie sie schlug. Könnte es sein, dass ich Ihnen durch irgendeine Bemerkung oder mein Verhalten Angst gemacht habe und Sie deshalb mir – im Gegenzug – Angst machen wollen?«

Eine solche Intervention würde der Arbeit »an« und »in« der Übertragung entsprechen. Dies ist allerdings nur möglich, wenn die Als-ob-Qualität der Übertragung vom Patienten verstanden werden kann, also die Unterscheidung zwischen damaliger traumatischer Erfahrung und heutiger Sicherheit möglich ist und die Selbst-Objekt-Differenzierung in der therapeutischen Beziehung erhalten bleibt.

6.4 Konflikthaftes Beziehungsschema, Symbolisierungsstufen und Gegenübertragung

6.4.1 Konflikthaftes Beziehungsschema und Gegenübertragung

In Kapitel 4 wird ausgeführt, wie aufgrund der Beziehungsdynamik die individuelle Konfliktpolarität eines Patienten bestimmt werden kann. Ausgehend von den beiden Polen des konflikthaften Beziehungsschemas kann die »entwicklungsfördernde Haltung« (Fischer 2007), die der Behandler gegenüber dem Patienten einnehmen sollte, abgeleitet werden. Wie dabei konkret interveniert werden kann, wird im Folgenden Schritt für Schritt dargelegt. Ich möchte wiederum von einem Beispiel ausgehen:

Fallbeispiel: Patientin passt sich stets anderen an

Eine Patientin konnte in der Beziehung zu ihr nahestehenden Menschen keine eigenen Wünsche einbringen. Sie passte sich vollkommen dem Gegenüber an. Entsprechend wurde sie von ihren Freunden und Bekannten nicht wahrgenommen und häufig übergangen. Um sich wieder zu spüren und vor Grenzüberschreitungen zu schützen, musste sie sich räumlich distanzieren. Sie machte z. B. mit einer Freundin keine Treffen mehr ab, um, wie sie es ausdrückte, »Luft zu bekommen«.

Schritt 1: Welche konträren Pole zeigen sich im Verhalten des Patienten in zwischenmenschlichen Beziehungen?

Die Patientin zeigte zwei konträre Pole, die ihre Beziehungsgestaltung prägten:

A: absolute Anpassung (spürt eigene Wünsche nicht mehr)	Z: Rückzug (über räumliche Distanz)

Schritt 2: Welche Gegenübertragung löst Pol A und Pol Z aus?
Um die Wiederholung schädigender Beziehungsmuster zu verhindern, sollte darauf geachtet werden, welche Gegenübertragung das mit den beiden Polen beschriebene Verhalten auslöst. Beim Fallbeispiel zeigte sich folgende Gegenübertragung:

Pol A: Die Anpassung der Patientin führte dazu, dass der Therapeut die Bedürfnisse der Patientin gar nicht wahrnahm. Er bemerkte bei sich mit der Zeit eine gewisse Gleichgültigkeit und ein Desinteresse gegenüber dieser Patientin – vermutlich, weil sie emotional nicht fassbar für ihn war. Die Patientin fühlte sich zurecht nicht wahrgenommen und reagierte – wie gewohnt – mit Rückzug.

Pol Z: Als die Patientin die Behandlung infrage stellte, spürte der Therapeut dagegen den Impuls, es auf jeden Fall der Patientin »rechtmachen zu wollen«. Er ging z. B. auf Terminwünsche der Patientin ein, die für ihn einen großen Aufwand bedeuteten und überging damit seine eigenen Grenzen.

In der Gegenübertragung zeigte sich beim Therapeuten somit folgende Polarisierung:

A: Gleichgültigkeit und Desinteresse	Z: Impuls, Wünsche der Patientin erfüllen zu müssen

Wichtig ist hier, dass die Gegenübertragung in die therapeutische Beziehung eingebracht wird. Wenn der Therapeut z. B. Gleichgültigkeit und Desinteresse gegenüber der Patientin wahrnimmt, kann er die Patientin fragen, ob sie sich im Moment überhaupt spürt. Wenn er dagegen die Tendenz in sich bemerkt, alle Wünsche der Patientin sofort erfüllen zu müssen, wäre es wichtig, sich Zeit zu nehmen, um sich seiner eigenen Wüsche bewusst zu werden und dies auch der Patientin zu kommunizieren.

Schritt 3: Welche Haltung negiert sowohl Pol A als auch Pol Z?
Beide genannten Haltungen würden bei dieser Patientin zu einer Wiederholung ihres schädigenden Beziehungsmusters führen. Wenn der Therapeut seine Grenzen missachtet, wäre er in der Position der Patientin, die ihre Bedürfnisse im Kontakt mit anderen vergisst. Würde er ihr gegenüber dagegen Gleichgültigkeit und Desinteresse zum Ausdruck bringen, hätte er innerlich den Kontakt zur Patientin abgebrochen. Beide – man kann sagen – Gegenübertragungsfallen muss der Therapeut vermeiden. Durch seine Beziehungsgestaltung und verbalen Interventionen sollte der Therapeut beide Alternativen negieren. Bezogen auf unser Beispiel kann die förderliche therapeutische Haltung wie folgt auf den Punkt gebracht werden:

»Weder Gleichgültigkeit und Desinteresse signalisieren noch eigene Grenzen übergehen.«

Eine solche Haltung, vor allem das Bennen der beiden Pole, ermöglichte der Patientin in der Folge, dass sie neue Erfahrungen mit ihrem Therapeuten machen konnte, die ihr bisheriges Beziehungsmuster infrage stellten.

6.4.2 Symbolisierungsstufen der Pole des konflikthaften Beziehungsschemas und Umgang mit der Gegenübertragung

Es erfordert ein anderes technisches Vorgehen, wenn sich die Pole des konflikthaften Beziehungsschemas auf unterschiedlichen Symbolisierungsstufen befinden anstatt – wie bei einer Wunsch-Abwehr-Dynamik – auf gleichem Niveau. Bei dieser Ausgangslage ist es notwendig, eine Stufendifferenzierung anzustreben, die über die Einnahme einer Metaebene möglich wird. Was dies konkret für die drei beschriebenen prototypischen Konfliktkonstellationen bedeutet, die in Kapitel 4.3 für den Traumaintegrationsprozess ausgearbeitet wurden, soll im Folgenden Thema sein.

Unterscheidung zwischen traumatischer Situation und Traumaschema

Wenn Traumabetroffene von Intrusionen überflutet werden, können sie nicht zwischen der traumatischen Situation und Flashbacks differenzieren. Hier geht es um die Unterscheidung zwischen damals und heute, zwischen traumatischer Situation und der Reaktivierung traumatischer Erfahrungen in Form von Flashbacks und traumatischen Affekten. Letzteres sind erste präsymbolische Repräsentationen der traumatischen Erfahrung in Form von Körpersymptomen und überwältigenden Affekten, was bei unseren Symbolisierungsebenen den Stufen 1 und 2 entspricht.

Selbst-Objekt-Differenzierung. In der Gegenübertragung ist hier zentral, dass Psychotherapeuten sich emotional vom Erleben ihrer Patienten abgrenzen können, um in ihrer Rolle funktionsfähig zu bleiben.

Einnahme der Metaebene. Die Stufentrennung beim Patienten – die Unterscheidung zwischen Reaktivierung und vergangener Erfahrung – ist nur möglich, wenn Traumabetroffene eine Metaebene einnehmen können. Das heißt, dass sie kognitiv realisieren, dass sie über Trigger in Zustände geraten können, die ihrem Erleben in traumatischen Situationen gleichkommen. Aufgrund dieses Wissens können Sie dann gezielt Distanzierungstechniken einsetzen, um nicht in den Trauma-State hineinzugleiten, wie z. B. sich bewusst von Emotionen abzulenken. Unterstützt und möglich wird dieser Schritt durch eine gezielte Psychoedukation durch den Psychotherapeuten oder andere an der Behandlung des Patienten involvierte Berufsgruppen. Den Betroffenen sollte zuerst auf einer kognitiven Ebene vermittelt werden, dass Trigger bei ihnen dazu führen können, dass sie sich wieder so erleben, als seien sie in der traumatischen Vergangenheit. Mit diesem Wissen können sie Bewältigungsstrategien suchen und ausprobieren, um die Reaktivierung des Trauma-States zu verhindern.

Unterscheidung zwischen bewusster Wahrnehmung traumatischer Ereignisse und der Ebene der psychischen Repräsentanzen

Wird es möglich, sich an traumatische Erfahrungen zu erinnern, kann eine weitere Abwehr den Traumaintegrationsprozess blockieren: die Abwehr der Wahrnehmung des Täters als Täter. Wie sich hier die Gegenübertragung zeigt, soll anhand eines Beispiels verdeutlicht werden:

Fallbeispiel: Patient fordert Ratschläge und wendet sie nicht an

Herr L. hatte in seiner Kindheit schwere Gewalt durch seine Mutter erfahren, die ihn einerseits vernachlässigte und andererseits sich übergriffig ihm gegenüber verhielt. Trotz der körperlichen Misshandlungen schien er sehr auf seine Mutter bezogen zu sein und sich immer noch nach Liebe und Zuneigung von ihr zu sehnen.

Bereits zu Beginn der Behandlung fiel auf, dass er sich gegenüber dem Therapeuten und auch in seinen sonstigen Beziehungen sehr passiv, fast kindlich verhielt. Er gab sich hilflos und bat um Ratschläge, da er selbst mit seinem Alltag überfordert sei. Fragte ihn der Therapeut aber in der nächsten Sitzung, ob er das Besprochene umsetzen konnte, ging der Patient nicht auf die Frage ein oder führte aus, warum dies nicht möglich gewesen sei. Es zeigte sich also folgendes Muster: Einerseits forderte der Patient, dass der Therapeut für ihn entscheiden soll, andererseits nahm er keine Hilfe an.

Die beiden Pole, die die Beziehungsgestaltung dieses Patienten auszeichnen, können dementsprechend wie folgt benannt werden:

A: Andere sollen für ihn entscheiden   Z: Kann keine Hilfe annehmen

In der Gegenübertragung bemerkte der Therapeut, dass er dem Patienten gegenüber die Tendenz spürte, ihm Vorwürfe wegen seines passiven Verhalten machen zu wollen. Er gab ihm zu verstehen, dass er selbst die Verantwortung übernehmen muss, und spürte wenig Mitgefühl für ihn. Wenn der Patient seine Bemühungen und Meinung ignorierte, wurde der Therapeut ärgerlich, weil der Patient seine Vorschläge nicht umsetzte und nichts von ihm anzunehmen schien.

Die Situation gestaltete sich also wie folgt:

War der Patient in Pol A (andere sollen für ihn entscheiden), verlangte der Therapeut, dass der Patient endlich die Verantwortung für sein Leben übernehmen soll.

Nahm der Patient die Hilfe des Therapeuten nicht an, wurde der Therapeut dagegen ärgerlich, weil der Patient seine Vorschläge ignorierte. In der Gegenübertragung übernahm der Therapeut also den Anteil des Patienten, der der Gegenpol des Verhaltens war, welches der Patient gerade zeigte:

A: Andere sollen für ihn entscheiden	Z: Kann keine Hilfe annehmen
Gegenübertragung: Er soll Verantwortung übernehmen	Gegenübertragung: Er soll die Vorschläge des Therapeuten umsetzen

Selbst-Objekt-Differenzierung. Bei einer solchen Konstellation scheinen gespaltene Selbst- und Objektrepräsentanzen die Dynamik zu bestimmen. Herr L. hatte eine Mutter, die ihn einerseits vernachlässigte, andererseits sich ihm gegenüber in mehrfacher Hinsicht sehr übergriffig verhielt. Um die Mutter nicht als »gutes Objekt« zu verlieren, zeigte er eine Spaltung im Selbst, die Spaltung in »nur gut« und »nur böse«. Er schien verschmolzen mit den negativen Anteilen der Mutter zu sein, um die »gute« Repräsentanz der Mutter aufrechtzuerhalten.

Wie der Patient schien auch der Therapeut mit den schädigenden Anteilen der Mutter des Patienten identifiziert, richtiger: verschmolzen zu sein. Wie die Mutter des Patienten verurteilte er ihn wegen seiner Versorgungswünsche. Entsprechend konnte der Therapeut kein Mitgefühl für ihn aufbringen, wenn dieser sich passiv und kindlich verhielt. Wenn der Patient sich dagegen vom Therapeuten abgrenzte und nichts von ihm annehmen wollte, wurde dieser ärgerlich und zeigte dem Patienten gegenüber ein übergriffiges Verhalten.

Um die Spaltungen im Selbst des Patienten aufzulösen, muss der Therapeut zuerst selbst realisieren, dass er mit dem Täterintrojekt des Patienten verschmolzen ist, im Beispiel mit der vernachlässigenden und übergriffigen Mutter. Erst mit dieser Erkenntnis wird es ihm möglich, Mitgefühl für den Patienten aufzubringen und sich vom Verhalten zu distanzieren, das dem Beziehungsmuster des Patienten mit seiner Mutter entsprach. Es braucht also beim Therapeuten ein Bewusstsein bzw. die Erkenntnis, dass er in der Gegenübertragung die Mutter »ist«. Indem er sich als Täter wahrnehmen kann, hilft er auch dem Patienten, seine Mutter in ihren Täteranteilen zu erkennen. Die Selbst-Objekt-Differenzierung des Therapeuten gegenüber dem Mutterintrojekt des Patienten ermöglicht also dem Patienten, die Verschmelzung mit der Repräsentanz seiner Mutter aufzulösen.

Deutung der Umkehrung der Täter- und Opferrolle. Die Selbst-Objekt-Differenzierung kann beim Patienten damit gefördert werden, dass die Abwehr der Umkehrung der Täter- und Opferrolle gedeutet wird. Hier hat sich folgendes Vorgehen bewährt:

1. Achten Sie bei Ihren Patienten darauf, welche Eigenschaften sie dem Täter- bzw. dem Opfer zuschreiben und welche Gefühle sie dem Täter gegenüber zum Ausdruck bringen. Wenn ein Patient z.B. Mitleid und Verständnis vor allem für den Täter und weniger für sich als Opfer aufbringt, sollte die Rollenumkehr aufgezeigt werden.
2. Beobachten Sie, wie Ihr Patient mit Aggressionen umgeht. Ist es für ihn möglich, Wut gegenüber dem Täter zu erleben, oder zeigt Ihr Patient eine depressive Symptomatik, wird er eventuell sogar suizidal, wenn es darum geht, den Täter objektiv als Täter wahrzunehmen?
3. Wenn Ihr Patient sich die Schuld für traumatische Ereignisse gibt und Vorwürfe vor allem gegen die eigene Person richtet, sollten Sie ihn darauf aufmerksam machen. Die Frage, ob diese Selbstvorwürfe Anschuldigungen entsprechen, die der Täter ihm gegenüber machte, kann dabei hilfreich sein. Es ist auch möglich, dass Selbstvorwürfe nicht den Schuldzuschreibungen des Täters entsprechen. Dann geht es weniger darum, den Täter in Schutz zu nehmen als vielmehr um die Abwehr von Ohnmacht und Hilflosigkeit. Um sich nicht hilflos und ausgeliefert zu fühlen, können Gefühle der Hilflosigkeit mit gegenteiligen Gefühlen abgewehrt werden: Größenfantasien in Form eines das eigene Selbst überschätzenden Verantwortungsgefühls.
4. Die Auflösung der Umkehrung der Täter- und Opferrolle wird darin deutlich, dass Opfer echtes Mitgefühl für sich empfinden können. Solange nicht emotional und kognitiv fassbar und erlebbar wird, wer Täter und Opfer war, ist dies nicht möglich.

Einnahme der Metaebene. Die Selbst-Objekt-Differenzierung ist jedoch nur der erste Schritt, der zur Auflösung der Spaltung in »nur gut« und »nur böse« führt. In einem weiteren Schritt muss unterschieden werden zwischen der Ebene der Selbst- und Objektrepräsentanzen und der Ebene, auf der eine bewusste Wahrnehmung traumatischer Ereignisse und deren subjektive Bedeutung möglich ist. Gehen wir zurück zu unserem Beispiel, Herrn L.

Fallbeispiel: Bewusstmachen von widersprüchlichen Gefühlen
Der Therapeut machte Herrn L. darauf aufmerksam, dass er widersprüchliche Gefühle gegenüber seiner Mutter zeigt: Für die Misshandlungen hasste er die Mutter. Für positive, schöne Momente liebte er sie. Wie jedes Kind hing er an der Mutter und sehnte sich nach deren Zuneigung und Fürsorge. Diese Intervention berührte den Patienten sehr. Er fühlte sich vom Therapeuten verstanden und konnte erkennen, dass nicht *er* böse und nicht liebenswert war, sondern seine Mutter ihm die Zuneigung und Liebe nicht geben konnte, die er wie jedes Kind gebraucht hätte.

Im Folgenden systematisiere ich das beschriebene Vorgehen, indem ich zwischen einzelnen Schritten differenziere. In der Praxis kann diese Schrittfolge in der Regel nicht eingehalten werden. Hier muss aufgrund der aktuellen Dynamik entschieden werden, welcher der im Folgenden aufgeführten Schritte Sinn macht:

- Schritt 1: Die Unterscheidung zwischen der Ebene der Selbst- und Objektrepräsentanzen und der Ebene, auf der eine bewusste Wahrnehmung traumatischer Ereignisse und deren subjektive Bedeutung möglich wird, setzt voraus, dass es zuerst dem Therapeuten gelingt, eine Metaebene einzunehmen. Er muss die beiden Anteile in der Gegenübertragung als widersprüchlich erkennen und als Anteile des Patienten theoretisch einordnen.
- Schritt 2: In einem weiteren Schritt werden die widersprüchlichen Gefühle des Patienten gegenüber dem Täter – in unserem Beispiel: gegenüber der Mutter – dem Patienten aufgezeigt bzw. benannt.

- Schritt 3: Dann werden beide Anteile und die mit diesen Anteilen einhergehenden Gefühle als berechtigt begründet: Für die Misshandlungen muss der Patient im Fallbeispiel die Mutter hassen. Für positive, schöne Momente liebt er sie. Zentral erscheint mir hier, darauf hinzuweisen, dass auf jeden Fall der normale Wunsch jedes Kindes nach guten Eltern vorhanden war und damit die Notwendigkeit bestand, die Bezugsperson als wohlwollend und gut wahrzunehmen. Aufgrund positiver Erfahrungen und dem Wunsch nach Fürsorge hat ein Kind auch gegenüber Tätern Gefühle von Liebe und Sehnsucht nach Geborgenheit, die genauso berechtigt sind wie die Wut aufgrund der Tat. Beides darf sein und ein Gefühl schließt das andere nicht aus. Eine solche Intervention hat in der Regel eine entlastende Wirkung, weil sich die Opfer dann nicht mehr für ihre Sehnsucht nach Liebe schämen müssen und gleichzeitig ihre berechtigte Wut spüren und zum Ausdruck bringen können.
- Schritt 4: Wenn ein Patient in der Folge sowohl Zugang zu seinem Wunsch nach Liebe als auch zu seinem Hass auf den Täter hat, ist Ambivalenz möglich geworden und damit ist die Spaltung im Selbst aufgelöst. Erst dann wird es für ein Opfer möglich, Mitgefühl für sich aufzubringen und den Selbstbezug zur eigenen Vergangenheit herzustellen. Eigene Gefühle werden in ihrer Widersprüchlichkeit verstehbar und erhalten auf dem Hintergrund der Traumageschichte einen Sinn. Damit ist eine höhere Symbolisierungsstufe erreicht – der Übergang von Stufe 3 zu Stufe 4, eventuell sogar zu Stufe 5 ist möglich geworden. Mit dem Übergang zu Stufe 4 bleibt die Selbstkohärenz erhalten. Auf Stufe 4 sind Gefühle, die in traumatischen Situationen erlebt wurden, noch abgespalten, auf Stufe 5 ist der Zugang zu diesen Gefühlen möglich geworden. Herr L. hatte Stufe 5 erreicht, als er die Trauer darüber zulassen konnte, dass er nicht die Mutter hatte, die ein Kind zu seiner Entwicklung gebraucht hätte.

6.4.3 Konflikte auf neurotischem Niveau

Selbst-Objekt-Differenzierung. Bei neurotischen Konflikten ist die Fähigkeit zur Selbst-Objekt-Differenzierung vorhanden. Andere können als ein Gegenüber wahrgenommen werden. Auch hier können wir in der Gegenübertragung widersprüchliche Gefühle empfinden, wie sie ein Patient gegenüber einer zentralen Beziehungsfigur erlebt hat. Aber diesen gegensätzlichen Gefühlen liegen keine Spaltungen zugrunde. Wir finden nicht das Oszillieren zwischen zwei konträren Polen, wie es im vorangehenden Abschnitt beschrieben wird. Auf diesem Niveau ist Ambivalenz möglich.

Einnahme der Metaebene. Bei neurotischen Konflikten ist eine Stufentrennung nicht notwendig, weil Wunsch und Abwehr der gleichen Symbolisierungsstufe zugeordnet werden können. Um die Wiederholung von Übertragungsmustern zu verstehen, muss auch hier zuerst vonseiten des Therapeuten eine Metaebene eingenommen werden. Konflikte können durch Trauma entstehen oder verschärft werden (Barwinski Fäh 2005). In beiden Fällen führt die Verbindung zu traumatischen Erfahrungen zu einer größeren Affektstärke. Es ist aber trotzdem möglich und notwendig, diese Konflikte in der Übertragung aufzuarbeiten. Hier unterscheidet sich die Technik nicht mehr vom Vorgehen, wie es für neurotische Störungen üblich ist. Mit der größeren Fähigkeit zur Reflexion verliert die Gegenübertragung als Antwort auf das Übertragungsangebot des Patienten ihre Dringlichkeit. Zentral bleibt nach wie vor die Reflexionsfähigkeit der Therapeutin und damit die Fähigkeit zur Dezentrierung, die das Denken über die Gegenübertragung möglich macht. Diese Reflexionsfähigkeit muss immer in der Arbeit mit unseren Patienten wieder gefunden oder entwickelt werden. Auflösung der Gegenübertragung heißt auf jeder Stufe, zu dieser Position zurückzufinden.

6.5 Zusammenfassung

In Kapitel 6 wird aufgezeigt, welche Interventionen konkret bei welcher Prozessdynamik bei der Traumaverarbeitung angewendet werden können. Ausgangspunkt für die Ableitung von Interventionen sind die in Kapitel 5 ausgeführten Methoden.

Rollenmuster. Wird die Gegenübertragungsanalyse zum Verständnis der Beziehungsdynamik genutzt, stellt sich als Erstes die Frage, welches Rollenmuster sich in der aktuellen Beziehung zwischen Therapeutin und Patientin wiederholt.

- Ist die Unterscheidung zwischen sich und anderen, die Selbst-Objekt-Differenzierung, dem Patienten möglich, dann kann »an« und »in« der Übertragung gearbeitet werden, wie es im klassischen psychoanalytischen Technikverständnis beschrieben wird: Konfrontieren, klären, deuten und durcharbeiten.
- Liegen dagegen Entwicklungstraumata einem Störungsbild zugrunde, bleibt die Ausbildung bestimmter Ich-Funktionen eingeschränkt. Dann hat die Gegenübertragung die Funktion, Entwicklungsdefizite des Patienten zu kompensieren. Wie Nachreifung mithilfe der Gegenübertragung gefördert werden kann, wird an folgenden Aufgaben illustriert:
  - Externe Form der Emotionsregulierung
  - Affektwahrnehmung und -differenzierung
  - Mentalisieren und Aufbau stabiler Repräsentanzen
  - Berücksichtigung parallel ablaufender Beziehungs- und Übertragungserfahrungen

Selbst-Objekt-Differenzierung. Für eine fehlende emotionale Abgrenzung in der Beziehung zum Patienten gibt es neben Entwicklungsdefiziten unterschiedliche Gründe: Das Traumaschema ist reaktiviert, es handelt sich um eine projektive Identifikation, oder Täterintrojekte führen zum Verlust der Grenze zwischen Therapeut und Patient.

Ist das Traumaschema reaktiviert, sind im Umgang mit der Gegenübertragung die Techniken wirksam, die auch unseren Patienten bei der Handhabung überwältigender Affekte helfen: Orientierung in Raum und Zeit sowie Abstand nehmen zu traumatischen Affekten.

Bei der projektiven Identifikation findet der erste Schritt der Traumaintegration im Therapeuten statt. Er muss die abgespaltenen Gefühle des Patienten bei sich wahrnehmen und ihm in »verdauter« Form spiegeln.

Bei Täterintrojekten wird das Aufzeigen von Grenzen zur zentralen Aufgabe. Der Umgang mit dem Behandlungssetting kann helfen, auch die innere Abgrenzung zu Täterintrojekten zu unterstützen.

Ableitungen für die Behandlungstechnik aus der Abwehr. Nicht nur das Symbolisierungsniveau, sondern auch die jeweilige Abwehr bestimmt, wie die Behandlungstechnik gestaltet werden soll.

- Stufe 1: Über Körperempfindungen und deren Ausdruck im kreativen Schaffen können auch unsymbolisierte Erfahrungen erfasst und verarbeitet werden.
- Stufe 2: Im Umgang mit dem Traumaschema kann die Aufrechterhaltung der biphasischen Traumareaktion zur Integration beitragen. In Intrusionsphasen sollten Techniken der Beruhigung und Distanzierung angewendet werden. In Numbing-Phasen geht es dagegen darum, mittels Abwehrdeutungen die Abspaltung traumatischer Geschehnisse aufzulösen.
- Stufe 3: Um unsere Patienten darin zu unterstützen, dass Spaltungen im Selbst aufgelöst werden, reicht es häufig aus, wenn wir die unterschiedlichen Anteile dem Patienten bewusst machen, indem wir sie benennen.
- Stufe 4: Auf dieser Stufe ist es Aufgabe der Therapeutin, die Gegenübertragung in Worte zu fassen und die Inszenierung einer traumatischen Erfahrung als solche zu verstehen und zu deuten.
- Stufe 5: Da die Selbst-Objekt-Differenzierung auf dieser Stufe möglich ist, kann »an« und »in« der Übertragung gearbeitet werden.

Ableitungen für eine förderliche therapeutische Haltung. Für die Ableitung für eine förderliche therapeutische Haltung aus der Konfliktpolarität des Patienten wird folgendes Vorgehen vorgeschlagen:

- Schritt 1: Welche konträren Pole zeigen sich im Verhalten des Patienten in zwischenmenschlichen Beziehungen?
- Schritt 2: Welche Gegenübertragung löst Pol A und Pol Z aus?
- Schritt 3: Welche Haltung negiert sowohl Pol A als auch Pol Z?

Wenn sich die Pole des konflikthaften Beziehungsschemas auf unterschiedlichen Symbolisierungsstufen befinden, braucht es ein anderes Vorgehen als bei einer Ausgangslage, wo beide Pole auf der gleichen Ebene angesiedelt sind. Bei Ersterem geht es zuerst darum, die Selbst-Objekt-Differenzierung zu ermöglichen. Anschließend sollte eine Metaebene eingenommen werden, um unterschiedliche Symbolisierungsstufen als solche zu erkennen. Bei Letztgenanntem, bei neurotischen Konflikten, ist die Selbst-Objekt-Differenzierung vorhanden und eine Stufentrennung ist nicht notwendig, weil Wunsch und Abwehr der gleichen Symbolisierungsstufe zugeordnet werden können.

KAPITEL 7

Gegenübertragung in Supervisionsgruppen

Fallbesprechungen in Supervisionsgruppen haben den Vorteil, dass unterschiedliche Rollen oder Objektanteile des Patienten in der Gegenübertragung der Gruppenteilnehmenden zum Ausdruck kommen. Die Gegenübertragungsgefühle bei einer Falldarstellung können sogar völlig entgegengesetzt sein. Sie entsprechen in der Regel den augenblicklichen Objektqualitäten im Erleben des Patienten. Das Vorgehen, wie es für eine Einzelsupervision oder für den Eigengebrauch im Umgang mit der Gegenübertragung, wie in Kapitel 5 beschrieben wird, kann auch bei einer Supervisionsgruppe angewendet werden.

7.1 Gegenübertragungsanalyse an einem Fallbeispiel

7.1.1 Erfassung der Art der Gegenübertragung

Um eine systematische Gegenübertragungsanalyse leisten zu können, werden in Kapitel 5 folgende Schritte vorgeschlagen: Zuerst geht es darum, sich der eigenen Gegenübertragung bewusst zu werden. Unterstützend kann sein, die Gegenübertragung in Worte zu fassen. Dazu gehören auch Körpersymptome, Bilder, Handlungsimpuls, Hoffnungen, Urteile und natürlich die eigenen Gefühle. Für eine Supervisionsgruppe hat sich bewährt, die Gegenübertragung der Gruppenmitglieder auf einem Flipchart zu notieren, um allen Teilnehmenden einen Überblick über die genannten Gegenübertragungsreaktionen zu ermöglichen. Ist eine solche Liste erstellt, sollte bei jeder Gegenübertragung notiert werden, welche Genese ihr zugrunde liegt. Dazu sind die bereits in Kapitel 5 aufgeführten Fragen hilfreich:

1. Könnte die aufgeführte Gegenübertragung auch eine Eigenübertragung sein?
In diesem Fall würde es sich um Übertragungen des Therapeuten handeln, die auf eigene ungelöste Konflikte oder nicht bewältigte Traumata zurückgeführt werden müssen. Aber auch weniger gravierende Ereignisse können die Gegenübertragung beeinflussen. Entsprechend der eigenen Geschichte ist ein Teilnehmer einer Supervisionsgruppe für bestimmte Übertragungsangebote sensibler als ein anderes Gruppenmitglied. Ob z. B. eher eine beelternde Haltung eingenommen wird oder die Verschmelzung mit dem Patienten im Vordergrund steht, scheint auch von den eigenen Erfahrungen abhängig zu sein.

2. In welcher Rolle bin ich in der Gegenübertragung?
Ist ein Gruppenmitglied mit der Patientin oder einer zentralen Bezugsfigur der Patientin identifiziert? Die innere Antwort auf die Übertragung des Patienten kann konkordant zu einem gleichwertigen Erleben in der Therapeutin sein, während sich komplementär die innere Objektwelt der Patientin in der Therapeutin zeigt.

3. Komme ich in eine Rolle, die der Kompensation von Entwicklungsdefiziten des Patienten dient?
Bei früh gestörten Patienten ermöglicht die Einnahme einer kompensatorischen Rolle dem Patienten, Erfahrungen zu machen, die ihm in ihrer Kindheit versagt worden sind. Erst mit diesen neuen Erfahrungen wird Nachreifung möglich.

4. Wie identifiziere ich mich mit der Patientin?
Die Selbst-Objekt-Differenzierung in der therapeutischen Beziehung geht bei bestimmten Formen der Gegenübertragung abwehrbedingt verloren, z. B. bei der projektiven Identifikation. Hier übernimmt der Therapeut unbewusst Gefühle des Patienten, die dieser nicht verarbeiten konnte. Der Therapeut verliert seine Grenzen, die

er sich durch die bewusste Reflexion der Gegenübertragung wieder aufbauen muss. Es ist auch möglich, dass die Fähigkeit zur Unterscheidung zwischen sich und anderen nicht entwickelt werden konnte, was dann ebenfalls zu Abgrenzungsproblemen in der Gegenübertragung führt.

Um das beschriebene Vorgehen in einer Supervisionsgruppe zu illustrieren, möchte ich von einem Fallbeispiel ausgehen.

Fallbeispiel: Patient mit Depressionen und Kontaktproblemen

Ein junger Mann im Alter von 34 Jahren, Herr L., kam in die psychiatrische Klinik, da er sich nicht mehr der Bewältigung seines Alltags gewachsen fühlte. Er litt an depressiven Verstimmungen, Antriebslosigkeit, Gefühlen der Einsamkeit und Isolation, fühlte sich resigniert und sah für sich keine Zukunft mehr. Zudem klagte er über starke körperliche Verspannungen, Glieder- und Kopfschmerzen. Gleichzeitig hat er Schwierigkeiten, sich überhaupt zu spüren. Er betreibe deshalb intensiv Sport, was ihm auch gegen die Verspannungen helfe. Er hatte einige Wochen zuvor seine Stelle als Mechaniker verloren. Von seiner Frau habe er sich zurückgezogen. Sie war bisher sein Lebensmittelpunkt. Freunde und Bekannte habe er nicht.

In der Patientengruppe fiel Herr L. dadurch auf, dass er Schwierigkeiten hatte, sich in der Gruppe zu integrieren. Wenn er in einer Gesprächsrunde sich überhaupt äußerte, bezog er sich selten auf seine Mitpatienten. Er sprach nur von sich. Interesse an anderen schien er nicht zu haben. Er erwartete, dass die Mitpatienten, aber auch das Behandlungsteam, auf ihn zugehen würden. Einen Eigenbeitrag an seiner Isolation, unter der er litt, sah er nicht.

Aus seiner Anamnese ist bekannt, dass er in einem sehr kalten Elternhaus aufgewachsen sei. Zur Mutter hatte und hat er nach wie vor eine schlechte Beziehung. Sie habe ihn körperlich misshandelt, entwertet und provoziere ihn ständig. Der Vater sei kaum präsent gewesen. Schon als Kind habe er sich sehr zurückgezogen. Er war meistens in seinem Zimmer, Freunde hatte er auch in seiner Kindheit nicht.

In der Supervisionsgruppe wurden folgende Gegenübertragungsreaktionen von den Teammitgliedern gegenüber diesem Patienten genannt, die auf einem Flipchart notiert wurden:

- Ihn unterstützen wollen
- Sorge um ihn
- Ihm einen »Stups« geben wollen, damit er sich in die Welt traut, aber auch ihn nicht überfordern wollen
- Ärger, weil er nur an sich denkt und nicht auf andere eingehen kann
- Ihn provozieren wollen, damit er reagiert
- Hoffnungslosigkeit und Resignation
- Patient ist nicht fassbar
- Ihn nicht erreichen können
- Wut
- Trauer

Nachdem eine Liste der Gegenübertragung erstellt war, versuchten wir die genannten Gefühle unterschiedlichen Quellen der Gegenübertragung zuzuordnen. Das Resultat dieser Diskussion fasse ich wie folgt zusammen:

Der Patient hatte in seiner Kindheit wenig Fürsorge und Wärme erlebt. In der Supervisionsgruppe äußerten sich dagegen viele Gruppenmitglieder dahingehend, dass sie sich sehr um den Patienten sorgten und ihn gern unterstützen würden. Einige Teilnehmende berichteten vom Impuls, dem Patienten einen »Stups« geben zu wollen, damit er sich in die Welt traut. Gleichzeitig wurde betont, dass sie ihn aber auch nicht überfordern wollten. In der Gegenübertragung nahmen die Teammitglieder eine elterliche Haltung gegenüber diesem Patienten ein, die er so in seiner Kindheit nicht erfahren hatte. Es kann vermutet werden, dass das Team intuitiv das erlebte Defizit an Fürsorge und Empathie beim Patienten auszugleichen versuchte – eine Rolle, die der Kompensation von Entwicklungsdefiziten des Patienten dient.

Ein Teil des Teams äußerte jedoch auch Ärger, weil der Patient nur an sich zu denken schien und nicht auf andere eingehen konnte. Da der Patient den Kontakt zu ihnen verweigerte, berichteten sie vom Impuls, ihn zu provozieren, damit er »endlich reagieren würde«. Ärger und Provokationen wurden als Einnahme der mütterlichen Rolle interpretiert. Seine Mutter hatte ihn immer wieder zu provozieren versucht, entwertet und auch geschlagen. Da diesem Patienten die Selbst-Objekt-Differenzierung Schwierigkeiten bereitete, tauchte die Vermutung auf, dass ein Teil des Teams mit dem Täteranteil der Mutter in der Gegenübertragung identifiziert sein könnte (Täterintrojekt).

Die Gefühle von Hoffnungslosigkeit und Resignation sowie der Eindruck, dass er nicht fassbar sei, wurden dagegen als Identifikation, richtiger Verschmelzung mit dem Patienten gedeutet. Wie der Patient fühlten sich einige Teammitglieder hoffnungslos und resigniert. Und wie dem Patienten bereitete auch ihnen der emotionale Zugang zu seinem Erleben Schwierigkeiten.

Die beiden auf der Liste letztgenannten Gefühle – Wut, aber auch Trauer – schien der Patient zum Zeitpunkt der Behandlung nicht zu spüren. Diese Gefühle wurden deshalb als Ausdruck einer projektiven Identifikation interpretiert. Einige Gruppenmitglieder erlebten in ihrer Gegenübertragung also die Gefühle, zu denen der Patient in dieser Phase der Therapie noch keinen Zugang hatte.

Aufgrund der Gegenübertragungsanalyse wurde die Hypothese abgeleitet, dass dieser Patient erhebliche Ich-Funktionsdefizite hatte. Täterintrojekte führten dazu, dass die schädigenden Erfahrungen mit der Mutter in aktuellen Beziehungen wiederholt wurden. Gefühle von Trauer, aber auch Wut schien er abspalten zu müssen, um die innere Verbindung zur Mutter nicht zu gefährden.

7.1.2 Gegenübertragung als Indikator für den Stand im Traumaverarbeitungsprozess

In Kapitel 5.2 wird eine weitere Methode im Umgang mit der Gegenübertragung vorgestellt: die Gegenübertragung als Hinweis für den Stand im Traumaverarbeitungsprozess. Ausgehend von spezifischen Eigenschaften der Gegenübertragung wird eine Zuordnung zu unterschiedlichen Symbolisierungsstufen möglich. Die Eigenschaften, die für eine solche Zuweisung relevant sind, möchte ich an dieser Stelle nochmals kurz in Erinnerung rufen: Körpersymptome, Affektintensität, Gefühlsdifferenzierung, Neigung zum Agieren sowie die Fähigkeit zur Selbst-Objekt-Differenzierung.

Betrachten wir die in der Liste aufgeführten Gegenübertragungen, kann vermutet werden, dass sich Herr L. auf Stufe 3 befindet. Die Gefühlsdifferenzierung war gering. Er spürte sich schlecht und klagte über Verspannungen. Gefühle wehrte er ab und die Neigung zum Agieren war groß: Wie die Mutter empfand ein Teil des Teams ihm gegenüber Ärger und Entwertung. Und wie seine Mutter provozierten sie ihn, damit er endlich auf sie reagieren soll. Eine mangelnde Ausprägung der Selbst-Objekt-Differenzierung zeigte sich darin, dass einige Teammitglieder sich kaum vom Patienten abgrenzen konnten. Wie er fühlten sie sich hoffnungslos und resigniert. Sie hatten den Patienten aufgegeben.

Auch die beim Patienten dominierende Abwehr – Spaltungen im Selbst und die Abspaltung von Gefühlen – kann Stufe 3, aber auch Stufe 4 zugeordnet werden. Dieser Patient schien einen Selbstanteil zu haben, der dem Täterintrojekt der Mutter entsprach, konkret der entwertenden und provozierenden Mutter, unter deren körperlicher und emotionaler Gewalt er in seiner Kindheit gelitten hatte. Aufgrund der Abwehr der projektiven Identifikation kann zudem vermutet werden, dass ihm die Traumaintegration emotional nicht gelungen war.

7.1.3 Ableitung der förderlichen therapeutischen Haltung aus der Konfliktpolarität des Patienten

Mithilfe der Gegenübertragung kann eine förderliche therapeutische Haltung aus der Konfliktpolarität des Patienten abgeleitet werden. Um diese Haltung zu bestimmen, kann in einer Gruppe mit dem 5-Punkte-Programm gearbeitet werden.

5-Punkte-Programm

Beim zuvor genannten Patienten (→ Kap. 7.1.1) wurde dessen Konfliktpolarität wie folgt zusammengefasst:

- Punkt 1: Problematisches Verhalten ausfindig machen
  - Pol A: Kein Kontakt
  - Dem Patienten fiel es schwer, sich anderen gegenüber zu öffnen. Er zeigte große Schwierigkeiten darin, sich überhaupt auf andere zu beziehen. Er sprach z. B. in der Gruppe nur von sich. Wie er auf andere wirkte und was sein Verhalten bei anderen auslösen könnte, war für ihn nicht nachvollziehbar. Er fühlte sich einsam und isoliert.
- Punkt 2: Bestimmung eines Gegenpols zum problematischen Verhalten, der auch zu Schwierigkeiten führt
  - Pol Z: Andere müssen nur für ihn da sein
  - Entweder glitt der Patient in unerträgliche Gefühle der Einsamkeit (Pol A) oder er benutzte andere, um sich zu regulieren. Zum Beispiel konzentrierte er sich nur auf eine Mitpatientin, die ihm dann stundenlang zuhören sollte.
- Punkt 3: Suche nach positiven Komponenten, die in den beiden problematischen Beziehungsmustern enthalten sind (A' und Z')
  - Pol A (Kein Kontakt) hat die positive Komponente, dass Abgrenzung möglich ist, auch wenn dieser Patient dies in einer sehr radikalen Form lebte.
  - Pol Z (Andere müssen nur für ihn da sein) impliziert die Suche nach Beziehung, auch wenn er andere mit ihren Bedürfnissen und Wünschen nicht wahrnahm.
- Punkt 4: Verknüpfung der beiden positiven Komponenten
  - Behandlungsziel ist bei diesem Patienten, dass er sich einerseits in Beziehungen zu anderen als eigenständig erlebt und andererseits sein Gegenüber als Mensch mit eigenen Bedürfnissen und Wünschen wahrnimmt. Erst dann wird ihm innere Abgrenzung möglich, anstatt sich räumlich distanzieren zu müssen.

Den fünften Punkt (Suche nach einer Haltung, bei der die beiden positiven Komponenten verknüpft werden) möchte ich vorerst zurückstellen. Anstatt Punkt 5 soll an dieser Stelle auf das Verfahren verwiesen werden, das eine entwicklungsorientierte Haltung der Therapeutin aufgrund der individuellen Konfliktpolarisierung des Patienten erfasst.

Ableitung für die förderliche therapeutische Haltung aus der Konfliktpolarität des Patienten

Ausgangspunkt sind auch hier die beiden Pole A und Z, die das problematische Verhaltensmuster des Patienten verdeutlichen.

Schritt 1: Bestimmung der Konfliktpolarität des Patienten (signiert als Pol A vs. Pol Z)

A: Kein Kontakt	Z: Andere müssen nur für ihn da sein

Schritt 2: Inszenierung der Konfliktpolarität des Patienten in zwischenmenschlichen Beziehungen
Die Inszenierung der Konfliktpolarität des Patienten in zwischenmenschlichen Beziehungen, also wie die Konfliktpolarität sich konkret in Interaktionen zeigt, wird im Folgeschritt ebenfalls unter A und Z aufgelistet.

A: Kein Kontakt	Z: Andere müssen nur für ihn da sein
Isolation	Alles von sich erzählen

Der Patient isolierte sich von der Gruppe, indem er nicht mit anderen redete und sich in sein Zimmer zurückzog. Wenn er Kontakt aufnahm, sprach er nur von sich. Ein Interesse am Befinden seines Gegenübers schien er nicht zu haben. Er erwartete, dass alle nur für ihn da sein sollten.

Schritt 3: Benennung der Gegenübertragung, die mit der Inszenierung der Konfliktpolarität des Patienten in zwischenmenschlichen Beziehungen einhergeht
A: Kein Kontakt

In Pol A zeigte sich Ärger in der Gegenübertragung, weil der Patient nur an sich zu denken schien und nicht auf andere eingehen konnte. Die Teammitglieder hatten den Impuls, ihn zu provozieren, damit er auf sie reagieren soll.

Z: Andere müssen nur für ihn da sein

Pol Z löste dagegen die Gefühle des Patienten aus – Hoffnungslosigkeit und Resignation. Auch der Eindruck, dass der Patient für sie nicht fassbar sei, entsprach dem Erleben des Patienten. Er spürte sich nicht, er hatte keinen Zugang zu seinen Gefühlen. In der Gegenübertragung gelang es den Gruppenmitgliedern der Supervisionsgruppe kaum, sich vom Patienten abzugrenzen.

A: Kein Kontakt	Z: Andere müssen nur für ihn da sein
Isolation	Alles von sich erzählen
Gegenübertragung: Ärger und Impuls, ihn zu provozieren	Gegenübertragung: Hoffnungslosigkeit, Resignation, ihn nicht spüren

Beide Gegenübertragungsreaktionen wurden von unterschiedlichen Teilnehmern der Supervisionsgruppe genannt. Sie entsprachen den Objektanteilen des Patienten, die er selbst nicht verbinden konnte. Distanz- und Nähewünsche wurden nicht als innerer Konflikt erlebt, sondern interpersonell dargestellt.

Aufgrund dieser Beobachtung wird die Hypothese bestätigt, dass dem Befinden des Patienten Entwicklungsdefizite zugrunde liegen. Nähe bedeutete Grenzverlust. Das Bedürfnis nach Distanz war aber ebenfalls gefährlich, weil Trennung inneren Objektverlust zur Folge hatte. Liegt eine solche Konstellation in der Gruppe vor, dann sollten beide Haltungen negiert werden: weder Ärger dem Patienten gegenüber zum Ausdruck bringen noch in Hoffnungslosigkeit verfallen.

Schritt 4: Beschreibung der neuen Beziehungserfahrung in den beiden Polen A und Z

Der vierte Schritt fasst zusammen, wie sich die Beziehungsgestaltung bei den beiden Polen A und Z verändern sollte, signiert mit A' und Z'.

A': Behutsam Beziehung suchen	Z': Mit dem Patienten gemeinsam seine Gefühle explorieren, damit er sich in Beziehungen abgrenzen kann

Mit A' und Z' sind Veränderungsschritte verbunden. Dem Patienten sollte es möglich werden, sich innerlich zu distanzieren, weil er eigene Gefühle spürt (Z'). Und es sollte ihm möglich sein, Beziehungen aufrechtzuerhalten, weil Verbundenheit nicht Zwang und Übergriff bedeutet. Beim Patienten führte die Verbindung von A' und Z' dementsprechend zu folgendem, bereits genannten Konstruktionsschritt: Weil er sich in Beziehungen zu anderen wahrnimmt, muss er sich nicht räumlich trennen.

Schritt 5: Benennung der Entwicklungsschritte, die A' und Z' ermöglichen
Mit Schritt 5 werden die Fähigkeiten benannt, die der vorangehend beschriebene Entwicklungsschritt beinhaltet.

A': Objektkonstanz	Z': Selbst-Objekt-Differenzierung

Wie erwähnt, führte der Wunsch nach Nähe bei diesem Patienten dazu, dass er sich nicht mehr abgrenzen konnte. Distanz hatte bei ihm zur Folge, dass er die Verbindung zu anderen verlor. Er oszillierte zwischen zwei nicht haltbaren Zuständen: Objekt- oder Grenzverlust. Erst wenn Objektkonstanz und Selbst-Objekt-Differenzierung möglich geworden sind, kann der Konflikt gelöst werden.

Behandlungstechnik
An dieser Stelle möchte ich auf den fünften Punkt unseres 5-Punkte-Programms zurückkommen (Suche nach einer Haltung, bei der die beiden positiven Komponenten verknüpft werden). Damit stehen wir vor der Aufgabe, wie die genannten Entwicklungsschritte bei diesem Patienten gefördert werden könnten.

- Beim Patienten war Objektkonstanz nicht ausreichend vorhanden. Unter Objektkonstanz wird die Fähigkeit verstanden, eine libidinöse Besetzung des Objekts aufrechtzuerhalten, unabhängig von der Bedürfnisbefriedigung oder Frustration der Bedürfnisse durch das Objekt. Hierbei ist wichtig, inwieweit Menschen in ihren guten und negativen Eigenschaften wahrgenommen werden können. Genau diese Ambivalenzfähigkeit war bei diesem Patienten kaum möglich. Um ambivalenzfähig zu werden, müssen beide

Anteile – der Anteil, der Bindung sucht, und der Anteil, der vielleicht Wut und Ärger spürt – benannt werden. Das eine schließt das andere nicht aus. Die Spaltung im Selbst muss aufgelöst werden, damit gute und negative Gefühle integriert werden können.

- Die Selbst-Objekt-Differenzierung sollte gezielt gestärkt werden. Nicht nur in Bezug auf die interpersonelle Beziehungsregulation, sondern auch, um die Verschmelzung mit Täterintrojekten aufzulösen. Die therapeutische Beziehung bietet hier die Chance, bewusst Grenzen wahrzunehmen und Abgrenzung zu ermöglichen.
- Weitere Aufgaben der Behandlung sind bei diesem Patienten, dass er die eigenen Affekte überhaupt wahrnehmen und differenzieren kann. Dazu sollen Selbstbeobachtung und Reflexionsfähigkeit sowie die Fähigkeit gestärkt werden, eigene und fremde Befindlichkeiten und Motivationen zu erkennen und zu klären. Durch ein beruhigendes, schützendes und tröstendes elterliches Verhalten sollte zudem eine emotionsregulierende Funktion für die Zustände des Patienten übernommen werden.
- Als Abwehr gebrauchte Herr L. unter anderem die projektive Identifikation. Die Gefühle, die vom Patienten abgespalten werden, werden bei der projektiven Identifikation gewissermaßen in den Therapeuten hineingelegt. Dieser steht vor der Herausforderung, die via projektiver Identifikation vermittelten Gefühle in sich wahrzunehmen und sie dann in einer abgemilderten Form dem Patienten zu spiegeln. In der Gegenübertragung zeichnet sich die projektiver Identifikation durch die Heftigkeit der Gefühle aus. Es ist die Stärke der Affekte, die auch hier den Umgang mit der Gegenübertragung zu einer anspruchsvollen Aufgabe werden lässt, welche mithilfe einer Supervisionsgruppe einfacher gemeistert werden kann als ohne eine triangulierende dritte Position.

7.2 Übertragungen in therapeutischen Gruppen

Bisher blieb die Frage offen, wie es möglich wird, dass Gegenübertragungen fassbar werden, obwohl der Patient in einer Supervisionsgruppe gar nicht anwesend ist. Es kann vermutet werden, dass über den Bericht des fallführenden Therapeuten die Übertragungen des Patienten unbewusst der Gruppe vermittelt werden, auf die dann die einzelnen Gruppenmitglieder mit ihrer Gegenübertragung reagieren. Die unterschiedlichen Gegenübertragungsreaktionen können vermutlich auf die Eigenübertragung der Gruppenmitglieder zurückgeführt werden. Entsprechend der eigenen Geschichte ist ein Gruppenteilnehmer für bestimmte Übertragungsangebote empfänglicher als ein anderer Teilnehmer der Gruppe.

Im Folgenden sollen unterschiedliche Übertragungen aufgezeigt werden, die in Gruppenprozessen eine Rolle spielen. Ausgehend von möglichen Übertragungskonstellationen – so die Hypothese – wird die Ableitung der korrespondierenden Gegenübertragung in der Supervisionsgruppe verständlicher.

- *Die Gruppe als Repräsentanz der Familie:* In älteren Konzepten wird die analytische Gruppe als Repräsentanz der Familie gesehen (Schindler 1951). Die Gruppe repräsentiert die Mutter, die einzelnen Teilnehmer werden in den Übertragungen der Gruppenmitglieder als Geschwister erlebt und der Gruppenleiter wird als Vater wahrgenommen. In dieser Konzeptualisierung handelt es sich um Übertragungen, wo die Selbst-Objekt-Differenzierung erhalten bleibt. Dies ist wichtig für das Verständnis der Gegenübertragung, da sich entsprechende Rollenmuster in der Supervisionsgruppe zeigen.
- *Die Gruppe als Bühne für die Inszenierungen des Patienten:* Die Gruppe kann auch Schauplatz für die Inszenierungen des Patienten sein. Wenn traumatisierte Patienten in der Übertragung die traumatische Situation im Wiederholungszwang externalisierend wiedererleben, stellt die Gruppe eine Art Bühne dar, auf der die Gefühle aufleben, die Traumabetroffene in der traumatischen Situation empfunden haben.
- *Übertragung gespaltener Persönlichkeitsanteile auf Gruppenmitglieder:* In einer Gruppe können auch unterschiedliche Persönlichkeitsanteile ihre Entsprechung bei den verschiedenen Teilnehmern finden. Die gespaltenen Teilobjekte werden auf verschiedene Gruppenmitglieder projiziert, die dann die entsprechenden Rol-

len übernehmen. Ein Beispiel ist die Dynamik bei Borderline-Patienten. Borderline-Patienten haben zum Teil sehr heftige Affekte und können diese nicht kontrollieren. In ihrer Beziehungsfähigkeit sind sie stark eingeschränkt. Sie oszillieren zwischen Idealisierung und Entwertung. Im stationären Setting zeigen sich bei diesen Patienten häufig Spaltungen im Behandlungsteam: Zum Beispiel will ein Teil des Behandlungsteams eine Patientin frühzeitig entlassen, weil sie sich nicht an Regeln hielt, der andere Teil engagiert sich sehr für sie und setzte ihr keine Grenzen. In der Gruppe besteht die Möglichkeit, die Integration der bisher gespaltenen Teilobjektrepräsentanzen zu erreichen, die durch das Verständnis der unterschiedlichen Gegenübertragungsgefühle in der Gruppe möglich wird.

- *Die Gruppe als Container:* Die Gruppe kann auch Ort der nachholenden Entwicklung von Symbolisierung und Mentalisierung sein, an dem vielfältige Spiegelungen möglich sind. Die Funktion der Spiegelung durch die Gruppenmitglieder ist für Siegmund H. Foulkes (1964) ein bedeutender Wirkfaktor der Gruppe. Sie bedeutet, »dass der Patient sich selbst, seine Ängste, Konflikte, Wünsche, Symptome in den anderen Gruppenmitgliedern wie in einem Spiegel sieht, sich quasi in den anderen wiedererkennt« (Finger-Trescher 1991, S. 122). Auch für Matthias Hirsch (2021) hat die Spiegelfunktion in der Gruppe im Vergleich zur Einzeltherapie den großen Vorteil, »dass sie vielfältige Aspekte des Patienten, positive und negative, facettenartig zurückspiegelt, was gerade für Borderline-Patienten, die projektiv-identifikatorisch Feindseligkeit provozieren, um ihre paranoide Voraussage bestätigt zu bekommen, von großem Vorteil ist« (S. 120).

7.3 Übertragungen in Gruppen und korrespondierende Gegenübertragungen

Gehen wir zurück zu unserem Thema, der Gegenübertragung in Supervisionsgruppen. Wie in einer therapeutischen Gruppe können auch die Mitglieder einer Supervisionsgruppe auf den Bericht des

Behandlers entsprechend reagieren, wie der Patient dies aus seiner Familie kennt. In der konkordanten Rolle fühlen die Supervisionsgruppenmitglieder die Gefühle, die der Patient im Traumageschehen hatte, und in der komplementären Rolle empfinden sie so, wie die Bezugsperson sich gefühlt hat. Hier handelt es sich um Übertragungen, wo die Selbst-Objekt-Differenzierung erhalten bleibt. Entsprechend weist auch die Gegenübertragung eine klare Trennung zwischen dem Selbst und dem anderen auf.

Gruppe als Bühne für Inszenierungen. Auch in einer Supervisionsgruppe werden innerhalb der Gruppe die alten Beziehungserfahrungen des Patienten spürbar, die von den Mitgliedern der Supervisionsgruppe jedoch nicht agiert, sondern als solche wahrgenommen und gedeutet werden sollten. Es ist zentral, Inszenierungen in einer Supervisionsgruppe anzusprechen, da nur so die Wiederholung belastender oder sogar traumatisierender Konstellation beendet werden kann.

Die Auflösung einer Inszenierung ist anspruchsvoll, wenn es sich um kaum symbolisierte traumatische Geschehnisse handelt. Ich möchte ein Beispiel anführen, wo die Auflösung der Gegenübertragung nicht gelungen war.

Fallbeispiel: Gruppe übernimmt den Ärger der Therapeutin

Eine Therapeutin berichtete in der Supervision von der Behandlung eines 32-jährigen Patienten, den sie als sehr herausfordernd und belastend erlebte: Der Patient macht keine Fortschritte. Alles, was sie sagt, prallt an ihm ab. Er kann nichts von ihr annehmen. Angst macht ihr seine Aggressivität. Wenn er sich über jemanden geärgert hat, droht er, ihn umzubringen. Die Therapeutin weiß häufig nicht, wie ernst sie seine Drohungen nehmen soll.

Aus seiner Vorgeschichte ist bekannt, dass er eine sehr schwierige Beziehung zu seiner Mutter hatte. Sein Vater hatte die Familie verlassen, als der Patient 1 Jahr alt war. Die Mutter war häufig depressiv und wegen ihrer schweren Depressionen und Wahnvorstellungen immer wieder hospitalisiert worden. Er war ein sehr angepasstes Kind und durfte seine Wut gegenüber der nicht

erreichbaren und willkürlich handelnden Mutter nie zeigen. Sonst wäre er vermutlich in ein Kinderheim gekommen.
Die Mitglieder der Supervisionsgruppe engagierten sich sehr, um der Therapeutin, die den Fall vorgestellt hatte, ein Verständnis der Beziehungsdynamik zu vermitteln. Sie schlugen eine Reihe von möglichen Interventionen vor, aber die Therapeutin schien die Vorschläge der Gruppenmitglieder gar nicht zu hören. Sie beteuerte, dass sie alles bereits ausprobiert habe. Die Supervisionsgruppe prallte mit ihren Bemühungen bei ihr ab. Auch als die Supervisorin ihr die Wiederholung der Mutterbeziehung in der Supervisionsgruppe aufzuzeigen versuchte, hatte sie keine Chance. Wie die Mutter des Patienten konnte die behandelnde Therapeutin nichts von der Gruppe annehmen und ließ die Gruppe verärgert zurück. Die Gruppe hatte den Ärger der Therapeutin übernommen, der der Therapeutin via projektiver Identifikation vom Patienten vermittelt worden war.

Einzelne Gruppenmitglieder als Teilobjekte. Wie in therapeutischen Gruppen werden auch in Supervisionsgruppen gespaltene Teilobjekte des Patienten von verschiedenen Gruppenmitgliedern repräsentiert. Die unterschiedlichen Gegenübertragungsgefühle der Gruppenteilnehmenden spiegeln dann die Objektbeziehungsanteile des Patienten. Ich möchte ein Beispiel anführen:

Fallbeispiel: Einzelne Mitglieder lehnen Patientin ab, andere fühlen mit

Eine Patientin, die schweren sexuellen Missbrauch durch ihren Vater erlebt hatte, zeigte als Abwehr die Spaltung in »nur gut« und »nur böse«, um die innere Bindung zum Vater nicht zu gefährden. Bei der Fallbesprechung wurde deutlich, dass ein Teil der Supervisionsgruppe die Patientin ablehnte und keine Empathie für sie aufbringen konnte, dem anderen Teil der Gruppenmitglieder gelang es dagegen kaum, sich von den Bedürfnissen der Patientin abzugrenzen. Relativ schnell konnten die beschriebenen Positionen als Gegenübertragung erkannt werden. Ein Teil der Gruppe war mit dem Anteil der Patientin identifiziert, der sich die Schuld am Missbrauch gab und keine Empathie für sich aufbringen konnte. Der andere Teil der Gruppe war entsetzt über das, was der Patientin zugestoßen war. Wie die Patientin fühlten sie sich ohnmächtig und handlungsunfähig.

Die triangulierende Funktion der Supervisionsgruppe erleichterte hier die Auflösung der Verschmelzung mit Objektanteilen der Patientin. Es gelang den Teilnehmern relativ rasch, sich sowohl von der Selbstverurteilung der Patientin abzugrenzen als auch die Verschmelzung mit der Patientin aufzulösen.

Gruppe als Container. Die Supervisionsgruppe kann auch für den behandelnden Therapeuten – und damit indirekt für den Patienten – als Container fungieren, der die überwältigenden Affekte des Patienten, die sich in der Gegenübertragung spiegeln, auffängt. Gerade bei schwer traumatisierten Patienten kann die Gegenübertragung sehr belastend sein. Über diese Gefühle in der Gruppe sprechen zu können, entlastet und stabilisiert die Behandlerin, da das Benennen der eigenen Gefühle Distanz zur Gegenübertragung möglich macht.

7.4 Zusammenfassung

Die Gegenübertragungsreaktionen der einzelnen Mitglieder einer Supervisionsgruppe entsprechen den augenblicklichen Objektqualitäten im Erleben des Patienten. Die Gegenübertragung der einzelnen Gruppenmitglieder kann der konkordanten oder komplementären Rolle der verinnerlichen Beziehungsmuster des Patienten entsprechen. Es können sich in der Gegenübertragung auch Objektanteile des Patienten widerspiegeln, die dann von unterschiedlichen Mitgliedern der Gruppe repräsentiert sind. Es ist auch möglich, dass einzelne Gruppenteilnehmende oder die ganze Supervisionsgruppe eine kompensatorische Funktion im Hinblick auf Ich-Funktions-Defizite des Patienten übernimmt.

Um die Gegenübertragung zu erfassen und zu verstehen, kann auch in einer Supervisionsgruppe das Vorgehen eingesetzt werden, wie es für eine Einzelsupervision beschrieben wird.

Die zweite Methodik, die sowohl in der Einzel- als auch in der Supervisionsgruppe angewendet werden kann, ist es, die Gegenübertragung als Indikator für den Stand im Traumaverarbeitungsprozess zu verstehen. Mit dieser Methodik wird es mittels der Zuordnung zu Symbolisierungsstufen aufgrund spezifischer Eigenschaften der Gegenübertragung möglich, nicht nur Aussagen über den Stand der Traumaintegration zu machen, sondern auch zu den Abwehrmechanismen, die die Erinnerung an traumatische Ereignisse prägen.

Die Ableitung für die förderliche therapeutische Haltung aus der Konfliktpolarität des Patienten wird als weitere Methode beschrieben, die auch in Supervisionsgruppen angewendet werden kann. Mit dieser Methode können mögliche Gegenübertragungsprobleme vorweggenommen und das Behandlungsziel bestimmt werden. Setzt sich eine Supervisionsgruppe aus Mitgliedern von verschiedenen Berufsfeldern zusammen, ermöglicht das 5-Punkte-Programm die Erarbeitung eines Ziels, das entsprechend der Arbeitsweise der unterschiedlichen Berufsgruppen umgesetzt werden kann.

Ausgehend von Übertragungen in therapeutischen Gruppen wird schließlich aufgezeigt, wie die korrespondierende Gegenübertragungen sich in Supervisionsgruppen zeigt. Wie in einer therapeutischen Gruppe kann die Gegenübertragung der einzelnen Mitglieder einer Supervisionsgruppe ein Abbild der Familie des Patienten sein oder zur Bühne für Inszenierungen des Patienten werden. Unterschiedliche Gruppenmitglieder können für Teilobjekte des Patienten stehen, die dann die Konflikte des Patienten interpersonell austragen. Die Supervisionsgruppe kann für die fallführende Therapeutin eine Containerfunktion übernehmen, um ihre heftigen Gegenübertragungsgefühle zu mildern und zu verstehen.

Literatur

Aragno, A. (1997). *Symbolization; proposing a developmental paradigm for a new psychoanalytic theory of mind.* International Universities Press.

Argelander, H. (1970). Die szenische Funktion des Ichs und ihr Anteil an der Symptom- und Charakterbildung. *Psyche, 24*, 325–345.

Balint, M. (1973). *Therapeutische Aspekte der Regression. Die Theorie der Grundstörung.* Rowohlt.

Barwinski [Fäh], R. (2005). *Traumabearbeitung in psychoanalytischen Langzeitbehandlungen. Einzelfallstudie und Fallvergleich auf der Grundlage psychotraumatologischer Konzepte und Modelle.* Asanger.

Barwinski, R. (2009). *Die erinnerte Wirklichkeit. Zur Bedeutung von Erinnerungen im Prozess der Traumaverarbeitung.* Asanger.

Barwinski, R. (2010). *Arbeitsunsicherheit und Erwerbslosigkeit als traumatischer Prozess.* Asanger.

Barwinski, R. (2014). Differenzierung der Gegenübertragung anhand entwicklungspsychologischer Konzepte. *Psyche, 68*(6), 517–536.

Barwinski, R. (2016a). Auflösen von Entwicklungsblockaden – Förderung von Resilienz in der Psychotherapie und Beratung. *Trauma, 3*, 6–19.

Barwinski, R. (2016b). *Resilienz in der Psychotherapie. Entwicklungsbockaden bei Trauma, Neurosen und frühen Störungen auflösen.* Klett-Cotta.

Barwinski, R. (2017). Intersubjektivität und Selbstreflexion. *Psychotherapie-Wissenschaft, 1*, 23–31.

Barwinski, R. (2018). Opfer-Täter-Bindung bei Beziehungstraumata. *Trauma, 1*, 16–25.

Barwinski, R. (2020a). *Steuerungsprozesse in der Psychodynamischen Traumatherapie.* Klett-Cotta.

Barwinski, R. (2020b). Transgenerationale Vermittlung von Traumata. Symbolisierung und Gegenübertragung. *Trauma, 3*, 94–103.

Barwinski, R. (2021). Sekundäre Traumatisierung und Gegenübertragung. *Trauma, 3*, 6–15.

Bion, W. R. (1962). The psychoanalytic study of thinking. *International Journal of Psychoanalysis, 43*, 301–345.

Bollas, C. (1997). *Der Schatten des Objekts.* Klett-Cotta.

Calogeras, R. C., & Berti, L. (1986). Der traumatisierte Therapeut. Gegenübertragung bei einem »schwierigen« Patienten. *Psyche, 11*(40), 971–990.

Cremerius, J. (1979). Gibt es zwei psychoanalytische Techniken? *Psyche, 33*, 577–599.

Cusack, K., Jonas, D. E., Forneris, C. A., et al. (2016). Psychological treatment for adults with post-traumatic stress disorder. A systematic review and meta-analysis. *Clinical Psychology Review, 43*, 128–141.

Damasio, A. R. (1995). *Descartes' error. Emotion, reason and the human brain.* Avon Books.

Damasio, A. R. (2003). *Looking for Spinoza. Joy, sorrow, and the feeling brain.* William Heinemann.

Davies, I. M., & Frawley, M. G. (1994). *Treating the adult survivor of childhood sexual abuse. A psychoanalytic perspective.* Basic Books.

Diez-Grieser, M. T. (2022). *Mentalisieren bei Traumatisierungen.* Klett-Cotta.

Diez-Grieser, M. T., & Mahler, R. (2018). *Mentalisieren mit Kindern und Jugendlichen.* Klett-Cotta.

De Waal, F. (2011). *Das Prinzip Empathie. Was wir von der Natur für eine bessere Gesellschaft lernen können.* Carl Hanser.

Deserno, H. (2006). Die gegenwärtige Bedeutung von Symboltheorien für die psychoanalytische Praxis und Forschung. In H. Böker (Hrsg.), *Psychoanalyse und Psychiatrie. Geschichte, Krankheitsmodelle und Therapiepraxis* (S. 345–358). Springer.

Dimberg, U., Thunberg, M., & Elmehed, K. (2000). Unconscious facial reactions to emotional facial expressions. *Psychological Science, 11*, 5–30.

Eckhardt, A. (1996). Die Dissoziation – Klinische Phänomenologie, Ätiologie und Psychodynamik. In. G. H. Seidler (Hrsg.), *Hysterie heute. Metamorphosen eines Paradiesvogels* (S. 37–55). Enke.

Eckhardt-Henn, A. (2002). Dissoziation. In W. Mertens & B. Wandvogel (Hrsg.), *Handbuch psychoanalytischer Grundbegriffe* (S. 141–144). Kohlhammer.

Ermann, M. (2008). *Freud und die Psychoanalyse.* Kohlhammer.

Ermann, M. (2014). Übergangsobjekte und Übergangsräume. In M. Kögler & E. Busch (Hrsg.), *Intersubjektivität im Übergangsraum* (S. 9–24). Psychosozial-Verlag.

Fairbairn, W. R. (1952). *Psychoanalytic studies of the personality.* Routledge & Kegan Paul.

Fairbairn, W. R. (1954). *An object-relations theory of the personality.* Basic Books.

Fenichel, O. (1945). The psychoanalytic theory of neurosis. W. W. Norton.

Ferenczi, S. (1933). Sprachverwirrung zwischen den Erwachsenen und dem Kind. *Internationale Zeitschrift für Psychoanalyse, 19*, 5–15.

Finger-Trescher, U. (1991). *Wirkfaktoren in der Einzel- und Gruppenanalyse.* Frommann-Holzboog.

Fischer, G. (1989). *Dialektik der Veränderung in Psychoanalyse und Psychotherapie. Modell, Theorie und systematische Fallstudie.* Asanger.

Fischer, G. (2007). *Kausale Psychotherapie. Manual zur ätiologieorientierten Behandlung psychotraumatischer und neurotischer Störungen.* Asanger.

Fischer, G. (2008). *Logik der Psychotherapie. Philosophische Grundlagen der Psychotherapiewissenschaft.* Asanger.

Fischer, G., & Riedesser, P. (1998). *Lehrbuch der Psychotraumatologie.* Reinhardt.

Fischer, G., Barwinski, R., & Becker-Fischer, M. (2011). *Emotionale Einsicht und therapeutische Veränderung. Manual der modernen tiefenpsychologischen und analytischen Psychotherapie.* Asanger.

Fischhoff, B. (1975). Hindsight is not equal to foresight. The effect of outcome knowledge on judgment under uncertainty. *Journal of Experimental Psychology, Human Perception and Performance, 1*(3), 288–299.

Fliess, R. (1953). Countertransference and counteridentification. *Journal of the American Psychoanalytic Association, 1,* 268–284.

Fonagy, P. (2003). *Bindungstheorie und Psychoanalyse.* Klett-Cotta.

Fonagy, P., & Target, M. (2006). *Psychoanalyse und die Psychopathologie der Entwicklung.* Klett-Cotta.

Foulkes, S.H. (1964). *Therapeutic group analysis.* George Allen & Unwin.

Freud, A. (1936). Die Identifizierung mit dem Angreifer. In Dies. (Hrsg.), *Das Ich und die Abwehrmechanismen* (S. 125–139). Internationaler Psychoanalytischer Verlag.

Freud, S. (1910). *Die zukünftigen Chancen der psychoanalytischen Therapie.* GW VIII. Fischer.

Freud, S. (1912). *Ratschläge für den Arzt bei der psychoanalytischen Behandlung.* GW X. Fischer.

Freud, S. (1915). *Bemerkungen über die Übertragungsliebe.* GW X. Fischer.

Freud, S. (1920). *Jenseits des Lustprinzips.* GW XIII. Fischer.

Freud, S. (1937). *Konstruktionen in der Analyse.* GW XIIII. Fischer.

Furman, A., & Levy, S. T. (2003). Influential papers from the 1950s. Karnac.

Gitelson, M. (1952). The emotional position of the analyst in the psychoanalytic situation. *International Journal of Psychoanalysis, 33,* 1–10.

Greenson, R. R. (1967). *The technique and practice of psychoanalysis, Bd. I.* International University Press.

Gysling, A. (1995). *Die psychoanalytische Antwort. Eine Geschichte der Gegenübertragung in Form von Autorenportraits.* Psychosozial-Verlag.

Heimann, P. (1950). On counter-transference. *International Journal of Psychoanalysis, 31,* 81–84.

Hinkeldey, S., & Fischer, G. (1999). *Gedächtnisphänomene im Kontext psychotraumatischer Störungen.* Asanger.

Hinshelwood, R. D. (1993). *Wörterbuch der kleinianischen Psychoanalyse.* Verlag Internationale Psychoanalyse.

Hirsch, M. (1996). Zwei Arten der Identifikation mit dem Aggressor – nach Ferenczi und Anna Freud. *Praxis der Kinderpsychologie und Kinderpsychiatrie, 45,* 198–205.

Hirsch, M. (2011). *Trauma.* Psychosozial-Verlag.

Hoffer, W. (1952). The mutual influences in the development of ego and id: earliest stages. *Psychoanalytic Study of the Child, 7,* 31–41.

Holderegger, H. (2003). *Der Umgang mit dem Trauma. Die traumatisierende Übertragung als Schlüssel in der Traumatherapie.* Asanger.

Holderegger, H. (2012). Trauma und Übertragung. *Psyche, 11*, 1102–1117.
Holderegger, H. (2014). Die Bedeutung der Übertragung und Gegenübertragung im Alltag und in der Psychotherapie. Vortrag, gehalten am 17. Mai 2014 an der Interkantonalen Hochschule für Heilpädagogik. *Psychotherapie-Wissenschaft, 4*(1), 35–42.
Jeserich, F., Besch, F., Holmberg, C., et al. (2015). Radikale Körperempathie spiritueller Heiler und somatische Gegenübertragungen im Heilritual. Ein Beispiel für das methodische Spiel mit psychoanalytischen Konzepten in der Religionswissenschaft. In G. Klinkhammer & E. Tolksdorf (Hrsg.), *Somatisierung des Religiösen. Empirische Studien zum resenten religiösen Heilungs- und Therapiemarkt* (S. 339–375). Universität Bremen.
Jungclaussen, I. (2018). *Handbuch Psychotherapie-Antrag* (2. Aufl.). Schattauer.
Kantorowicz, E. (1992). *Die zwei Körper des Königs. Eine Studie zur politischen Theologie des Mittelalters.* Klett-Cotta.
Kernberg, O. F. (1978). *Borderline-Störungen und pathologischer Narzissmus.* Suhrkamp.
Kernberg, O. F. (1995). *Love relations. Normality and pathology.* Yale University Press.
Kesselring, T. (1984). *Die Produktivität der Antinomie. Hegels Dialektik im Lichte der genetischen Erkenntnistheorie und der formalen Logik.* Suhrkamp.
Kesselring, T. (2010). Emotionale Entwicklung. Eine Erweiterung der Piaget'schen Theorie (Teil 1). *Zeitschrift für Psychotraumatologie, Psychotherapiewissenschaft und Psychologische Medizin, 8*, 85–96.
Kesselring, T. (2022). *Dezentrieren. Überwinden von kognitiver und emotionaler Befangenheit.* Vortrag, gehalten am 26. August an der Tagung »Dialektisch-ökologisches Denken in der Tradition von Gottfried Fischer« in Köln.
Khan, M. (1960). Regression and integration in the analytic setting. A clinical essay on the transference and counter-transference aspects of these phenomena. *International Journal of Psychoanalysis, 41*, 130–146.
Klüwer, R. (1983). Agieren und Mitagieren. *Psyche, 37*, 828–840.
Körner, J. (2014). Arbeit in der Übertragung. Fünfundzwanzig Jahre später. *Forum Psychoanalyse, 30*, 341–356.
Koss-Chioino, J. D. (2006). Spiritual transformation, relation and radical empathy: core components of the ritual healing process. *Transcultural Psychiatry, 43*, 652–670.
Körner, J. (2014). Arbeit »in« der Übertragung. *Forum Psychoanalyse, 30*, 341–356.
Krause, R. (1998). *Allgemeine Psychoanalytische Krankheitslehre. Bd. 2, Modelle.* Kohlhammer.
Kris, E. (1956). The recovery of childhood memories in psychoanalysis. *Psychoanalytic Study of the Child, 11*, 54–88.
Kunzke, D. (2011). Grundmerkmale interpersonaler, intersubjektiver und relationaler Ansätze in der Psychotherapie. *Psyche, 7*, 577–617.

Kurthen, M. (2002). Repräsentanz. In W. Mertens & B. Waldvogel (Hrsg.), *Handbuch der psychoanalytischen Grundbegriffe* (2. Aufl., S. 615–620). Kohlhammer.

Langs, R. (Hrsg.) (2004). *Classics in psychoanalytic technique.* Rowman & Littlefield.

Leikert, S. (2019). *Das besinnliche Selbst. Körpergedächtnis und psychoanalytische Behandlungstechnik.* Brandes & Apel.

Leikert, S. (2021). Encapsulates body engrams and somatic narration – integrating body memory into psychoanalytic technique. *International Journal of Psychoanalysis, 28,* 1–18.

Leuziger-Bohleber, M., Emde, R. N., & Pfeifer, R. (2013). *Embodiment. Ein innovatives Konzept für Entwicklungsforschung und Psychoanalyse.* Vandenhoeck & Ruprecht.

Leuzinger-Bohleber, M. (2018). Embodiment und Trauma. In E. Horn & H. Weiss (Hrsg.), *Trauma und unbewusste Phantasie* (S. 105–140). Brandes & Apsel.

Masson, J. (1984). *Was hat man dir, du armes Kind, getan? Sigmund Freuds Unterdrückung der Verführungstheorie.* Rowohlt.

Mentzos, S. (2017). *Lehrbuch der Psychodynamik. Die Funktion der Dysfunktionalität psychischer Störungen* (8. Aufl.). Vandenhoeck & Ruprecht.

Mertens, W. (2009). *Psychoanalytische Erkenntnishaltung und Interventionen.* Kohlhammer.

Mertens, W. (2013). *Psychoanalyse. Grundlagen, Behandlungstechnik und Anwendung.* Kohlhammer.

Mertens, W. (2022). *Handbuch psychoanalytischer Grundbegriffe* (5., überarbeitete Aufl.). Kohlhammer.

Moser, U. (2001). Übertragung, Gegenübertragung und therapeutische Situation am Beispiel »früher Störungen«. *Psyche, 55,* 97–136.

Möller, M. (1977). Zur Theorie der Gegenübertragung. *Psyche 31,* 142–166.

Nunberg, H., & Federn, E. (Hrsg.) (1977). *Protokolle der Wiener Psychoanalytischen Vereinigung.* Fischer.

Ogden, T. H. (2010). Why read Fairbairn? *International Journal of Psychoanalysis, 9,* 101–118.

Orr, D. (1954). Transference and countertransference: a historical survey. *Journal of the American Psychoanalytic Association, 2,* 621–670.

Piaget, J. (1975). *L'équilibration des structures cognitives.* Pressee Universitaires de France.

Racker, H. (1959). *Übertragung und Gegenübertragung. Studien zur analytischen Technik.* Reinhardt.

Sandler, J. (1976). Gegenübertragung und Bereitschaft zur Rollenübernahme. *Psyche, 30,* 297–305.

Sandler, J., Dare, Ch., & Holder, A. (1973). *Die Grundbegriffe der psychoanalytischen Therapie.* Klett-Cotta.

Sandler, J., & Sandler, A. (1978). On the development of object relationship and affects. *International Journal of Psychoanalysis, 59,* 258–296.

Sachsse, U. (1996). Symptomwandel als Zeichen der Progression in der Psychotherapie von Patientinnen mit selbstverletzendem Verhalten (SVV). In E. Wenglein, A. Hellwig & M. Schoof (Hrsg.), *Selbstvernichtung. Psychodynamik und Psychotherapie bei autodestruktivem Verhalten* (S. 160–170). Vandenhoeck & Ruprecht.

Scharff, J. S., & Scharff, D. E. (1994). *Object relations theory of physical and sexual trauma.* Jason Aronson.

Schauenburg, H. (2016). Übertragungsdeutung. Eine wichtige Technik in allen Therapieformen. *Psychotherapie im Dialog, 2,* 10–11.

Schindler, W. (1951). Family pattern in group formation and therapy. *International Journal of Group Psychotherapy, 1,* 100105.

Schlegel, M. (2017). Kriterien wissenschaftlich begründeter Psychotherapie und Aspekte ihrer emanzipierenden säkularen Spiritualität. *Psychotherapie-Wissenschaft, 1,* 57–70.

Schlegel, M. (2021). *Die Biologie der Gegenübertragung. Über den Umgang mit den eigenen Emotionen in der Psychotherapie.* Vortrag auf dem Kolloquium der Wissenschaftskommission des ASP (Assoziation Schweizer Psychotherapeutinnen und Psychotherapeuten) am 19.11. in Zürich.

Shedler, J. (2018). Where is the evidence for »evidence-based« therapy? *Journal of Psychological Therapies in Primary Care, 4,* 47–59.

Spektrum der Wissenschaft (o. J.). *Gegenübertragungswiderstand* (Online-Lexikon). https.//www.spektrum.de/lexikon/psychologie/gegenuebertragungswiderstand/5614

Spiegel, D. (1991). Dissociation and trauma. In A. Tarman & S. Goldfinger (Hrsg.), *American Psychiatric Press review of psychiatry,* 10, S. 261–275). American Psychiatric Association.

Stangl, W. (2022, 8. Juni). *Täterintrojekte.* Online Lexikon für Psychologie und Pädagogik. https.//lexikon.stangl.eu/10883/taeterintrojekte.

Stern, D. N. (1985). *The Interpersonal world of the infant.* Basic Books.

Stolorow, R. D. (2013). Intersubjective-systems theory. A phenomenological-contextualist psychoanalytic perspective. *Psychoanalytic Dialogues, 23,* 383–389.

Tomasello, M. (2006). *Die kulturelle Entwicklung des menschlichen Denkens. Zur Evolution der Kognition.* Suhrkamp.

Tower, L. (1956). Counertransference. *Journal of the American Psychoanalytic Association, 4,* 224–255.

Unfried, N. (2005). Bilder, Visionen und andere Ausdrucksmöglichkeiten am Abrisspunkt. Am Zeitpunkt der Überflutung mit aversiven Reizen. In A. Reiter (Hrsg.), *Liebe, Schwangerschaft. Konflikt und Lösung* (S. 125–140). Mattes Verlag.

Van der Kolk, B., & van der Hart, O. (1991). The intrusive past: the flexibility of memory and the engraving of trauma. *American Imago, 48*(4), 425–454.

Volz-Boers, U. (2007). Psychoanalyse mit Leib und Seele. Körperliche Gegenübertragung als Zugang zu nicht symbolisierter Erfahrung und neuer Repräsentanzenbildung. In P. Geißler & G. Heisterkamp (Hrsg.),

Psychoanalyse der Lebensbewegungen. Zum körperlichen Geschehen in der psychoanalytischen Therapie. Ein Lehrbuch (S. 39–58). Springer.
Werthmann, H. V. (1975). Die zwei Dimensionen der psychoanalytischen Interpretation und der unbewusste Begriff. *Psyche, 2,* 118–130.
Winnicott, D. (1975). *Through paediatrics to psychoanalysis.* Basic Books.
Wöller, W. (2006). Trauma und Persönlichkeitsstörungen. Schattauer.
Wurmser, L. (1987). *Die Flucht vor dem Gewissen.* Springer.
Wurmser, L. (1993). *Das Rätsel des Masochismus.* Springer.
Zeul, M. (2004). »Momente der Begegnung« in einer Traumabehandlung. *Psyche, 58,* 583–607.

Die Autorin

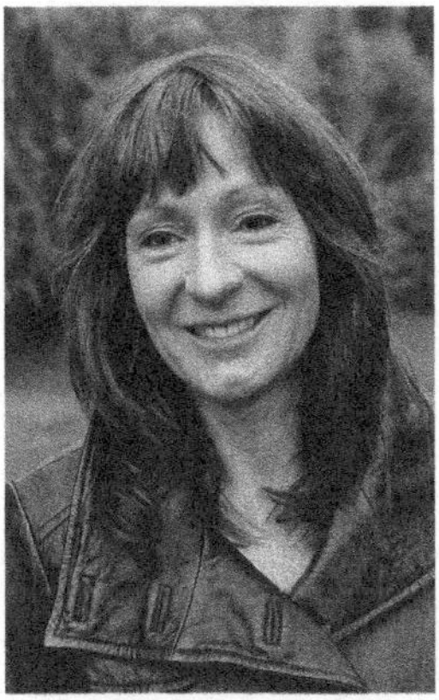

© privat

Rosmarie Barwinski, Prof. em. Dr. phil. habil., ist Psychoanalytikerin, begründete das Schweizer Institut für Psychotraumatologie (SIPT) in Winterthur, das sie bis heute leitet, und lehrte bis 2022 als Privatdozentin an der Universität zu Köln. Außerdem ist sie als Dozentin und Supervisorin am AWI (Aus- und Weiterbildungsinstitut für Psychoanalytische und Tiefenpsychologisch fundierte Psychotherapie) am Universitätsklinikum Freiburg sowie am Psychoanalytischen Seminar in Zürich tätig und arbeitet in eigener Praxis in Winterthur. Sie hat bereits zahlreiche Schriften im Bereich Traumatologie und Therapieforschung veröffentlicht. www.psychotraumatologie-sipt.ch